国家基本医疗保险、工伤保险和生育保险药品目录

（2009 年版）

中华人民共和国人力资源和社会保障部

中国劳动社会保障出版社

图书在版编目(CIP)数据

国家基本医疗保险、工伤保险和生育保险药品目录（2009年版）/人力资源和社会保障部发布. —北京：中国劳动社会保障出版社，2009

ISBN 978-7-5045-8106-8

Ⅰ.国… Ⅱ.人… Ⅲ.①医疗保险-药品-中国-目录②工伤事故-劳动保险-药品-中国-目录 Ⅳ.R97-63

中国版本图书馆 CIP 数据核字(2009)第200446号

中国劳动社会保障出版社出版发行

（北京市惠新东街1号 邮政编码：100029）

出 版 人：张梦欣

*

新华书店经销

北京印刷集团有限责任公司印刷二厂印刷 三河市华东印刷装订厂装订

787毫米×1092毫米 16开本 18.75印张 443千字

2009年12月第1版 2009年12月第1次印刷

定价：45.00元

读者服务部电话：010－64929211

发行部电话：010－64927085

出版社网址：http://www.class.com.cn

关于印发国家基本医疗保险、工伤保险和生育保险药品目录的通知

人社部发［2009］159号

各省、自治区、直辖市人力资源社会保障（劳动保障）厅（局），新疆生产建设兵团劳动保障局：

为贯彻落实《中共中央国务院关于深化医药卫生体制改革的意见》（中发［2009］6号）、《国务院关于印发医药卫生体制改革近期重点实施方案（2009—2011年）的通知》（国发［2009］12号）精神，重点做好与加快医疗保障体系建设、初步建立国家基本药物制度、加强医疗服务监管和探索建立医疗保险谈判机制4方面政策的衔接，我部按照《医药卫生体制五项重点改革2009年工作安排》（国办函［2009］75号）的要求，以及《城镇职工基本医疗保险用药范围管理暂行办法》（劳社部发［1999］15号）和《工伤保险条例》的规定，经过组织专家进行药品遴选，制定了《国家基本医疗保险、工伤保险和生育保险药品目录（2009年版）》（以下简称《药品目录》），现印发各地，请遵照执行。

一、调整制定2009年版《药品目录》，是贯彻落实党中央、国务院深化医药卫生体制改革文件的重要举措，对于完善医疗、工伤、生育保险制度，提高群众的保障水平，逐步实现人人享有基本医疗保障的目标，具有重要的意义。各省（自治区、直辖市）人力资源社会保障部门要统一思想，提高认识，认真做好《药品目录》的组织实施工作。

二、2009年版《药品目录》在保持参保人员用药政策相对稳定连续的基础上，根据临床医药科技进步与参保人员用药需求变化，适当扩大了用药范围和提高了用药水平。本版《药品目录》适用于基本医疗保险、工伤保险和生育保险，是基本医疗保险、工伤保险和生育保险基金支付参保人员药品费用和强化医疗保险医疗服务管理的政策依据及标准。

三、《药品目录》分西药、中成药和中药饮片3部分。其中，西药部分和中成药部分用准入法，规定基金准予支付费用的药品，基本医疗保险支付时区分

甲、乙类，工伤保险和生育保险支付时不分甲、乙类；中药饮片部分用排除法，规定基金不予支付费用的药品。参保人员使用目录内西药、中成药和目录外中药饮片所发生的费用，具体给付标准按基本医疗保险、工伤保险和生育保险的有关规定执行。

四、《国家基本药物目录》内的治疗性药品已全部列入《药品目录》甲类药品。统筹地区对于甲类药品，要按照基本医疗保险的规定全额给付，不得再另行设定个人自付比例。对于乙类药品可根据基金承受能力，先设定一定的个人自付比例，再按基本医疗保险的规定给付。对于国家免费提供的抗艾滋病病毒药物和国家基本公共卫生项目涉及的抗结核病药物、抗疟药物和抗血吸虫病药物，参保人员使用且符合公共卫生支付范围的，基本医疗保险、工伤保险和生育保险基金不予支付；不符合公共卫生支付范围的，基本医疗保险、工伤保险和生育保险基金按规定支付。

五、各地要分步做好《药品目录》的组织实施工作。甲类药品，各省（自治区、直辖市）不再进行调整，各统筹地区应于今年12月份开始执行使用。乙类药品，各省（自治区、直辖市）可按规定进行调整后，再由所辖统筹地区执行使用。民族药和中药饮片部分，各地按现有政策继续执行。各省（自治区、直辖市）应于2010年3月31日前发布本地基本医疗保险、工伤保险和生育保险药品目录，各统筹地区要在2010年6月30日前完成计算机信息管理系统药品数据库的更新工作。

六、各省（自治区、直辖市）调整乙类药品时，不得要求企业申报，不得以任何名目向企业收取费用。对国家基本药物和仅限工伤保险的品种，不得将其从目录中调出。对《药品目录》规定的药品限定支付范围，可以进行调整但不得取消。对药品名称不得使用或标注商品名。各省（自治区、直辖市）乙类药品调整品种应按规定报我部备案，调整品种总数（含调入、调出和调整限定支付范围的药品品种）不得超过243个。

七、各统筹地区要严格执行本省（自治区、直辖市）基本医疗保险、工伤保险和生育保险药品目录，并按照有关规定更新定点医疗机构纳入基金支付范围的医院制剂清单，但不得以任何名义调整药品目录或另行制订药品目录。要根据辖区内医疗机构和零售药店药品使用情况，做好《药品目录》内药品名称的对应工作，及时更新信息管理系统的药品数据库，有条件的省（自治区、直辖市）可统一更新药品数据库。要按照药品通用名称支付参保人员药品费用，

不得按商品名进行限定，不能以药品数据库没有更新为由拒付参保人员费用。

八、各地要加强《药品目录》使用情况的监测与分析。通过统一药品代码、完善分析指标，逐步建立药品使用情况的监测分析体系。要充分利用药品使用情况基础数据，对参保人员各类药品用量和各项保险费用支出情况进行分析，加强对用量大、费用支出多药品的重点监测，有重点、有针对性地采取监管措施，以加强对医疗过程中药品滥用等不良行为的控制。

九、各地要加强定点医疗机构和零售药店使用《药品目录》的管理。医师开具西药处方须符合西医疾病诊治原则，开具中成药处方须遵循中医辨证施治原则和理法方药，对于每一最小分类下的同类药品原则上不宜叠加使用。对按西医诊断开具中成药、按中医诊断开具西药等不合理用药、重复用药和药物滥用等，要明确相应的处罚措施并纳入定点协议管理。要采取措施鼓励医师按照先甲类后乙类、先口服制剂后注射制剂、先常释剂型后缓（控）释剂型等原则选择药品，鼓励药师在调配药品时首先选择相同品种剂型中价格低廉的药品。

十、各地要参照卫生等有关部门制定的处方管理办法、临床技术操作规范、临床诊疗指南和药物临床应用指导原则等，加强对临床用药合理性的监督检查，进一步明确药品限定支付范围，完善药品费用审核办法，严格药品费用支付管理。要将定点医疗机构和定点零售药店执行使用《药品目录》的情况，纳入定点服务协议管理和定点服务考核范围，并进一步完善管理考核指标，加大监督检查力度。

十一、各地要进一步完善医疗保险用药分类支付管理办法。对于《药品目录》内同一品种剂型规格的药品，可探索设定最高支付限额标准。对乙类药品中主要起辅助治疗作用的药品，可适当加大个人自付比例，拉开与其他乙类药品的支付比例档次。对临床紧急抢救与特殊疾病治疗所必需的目录外药品，要建立定点医疗机构申报制度并明确相应的审核管理办法。对于《药品目录》内可用于自我药疗的药品，原则上规定为，参保人员住院使用时由基本医疗保险统筹基金支付；门诊使用时限个人账户支付。对于未列入《药品目录》但由目录内西药品种组成的复合药（包括含药大输液），如果其价格不高于其所组成药品价格之和的，可视同乙类药品按规定予以支付，具体管理办法由各地制订。

十二、做好药品目录管理与医疗服务项目管理和费用结算管理的衔接。本版《药品目录》未列入的放射性同位素类药物，将纳入医疗服务项目范围进行管理，各地在具体办法出台前仍可按原有政策执行。对于《药品目录》内的影

像诊断用药，要结合医疗服务项目管理，加强费用的审核支付。对实行按总额、按病种、按定额等结算办法的地区，要从保障参保人员获得必需药品的角度出发，探索完善相应的考核管理措施，以确保在控制费用、强化管理和建立风险共担机制的同时，保障参保人员的基本权益。

十三、本次发布的《药品目录》中未包括谈判准入的药品。我部将会同有关部门研究制订药品谈判机制的有关规则，建立相应的工作组织体系，确定谈判准入的药品类别，组织社会保险经办机构与药品供应商，对临床疗效确切有重大创新价值但价格昂贵可能对基金产生风险的部分药品品种及其费用支付方式和标准进行谈判。具体办法另行发布。

十四、各地在《药品目录》调整工作和组织实施过程中，如有重大问题，要及时报告。

人力资源和社会保障部

二〇〇九年十一月二十七日

凡　例

《国家基本医疗保险、工伤保险和生育保险药品目录》（简称《药品目录》）是基本医疗保险、工伤保险和生育保险基金支付药品费用的标准。临床医师根据病情开具处方和参保人员购买与使用药品不受《药品目录》的限制。

“凡例”是对《药品目录》中药品的分类与编号、名称与剂型、限定支付范围等内容的解释和说明，是《药品目录》的组成部分，其内容具有政策约束力。

一、目录构成

（一）《药品目录》分西药、中成药和中药饮片 3 部分。

西药部分和中成药部分所列药品为基本医疗保险、工伤保险和生育保险基金准予支付费用的药品。其中，基本医疗保险、工伤保险和生育保险基金均准予支付费用的西药品种 1 140 个，中成药 987 个，民族药 45 个；仅限工伤保险基金准予支付费用的西药品种 20 个；仅限生育保险基金准予支付费用的西药品种 4 个。

中药饮片部分所列中药饮片为基本医疗保险、工伤保险和生育保险基金不予支付费用的中药饮片，包括中药饮片 127 种及 1 个类别。其中，单方不予支付的有 99 种；单、复方均不予支付的有 28 种和 1 个类别。

（二）西药部分和中成药部分基本医疗保险药品分甲、乙类。西药部分甲类药品品种 349 个，乙类药品品种 791 个；中成药部分甲类药品品种 154 个，乙类药品品种 833 个。

工伤保险和生育保险在药品费用支付时不分甲、乙类。

二、编排与分类

（三）西药、中成药、民族药分别按药品品种编号，同一品种只编一个号，重复出现时标注“★”，并在括号内标注该品种编号。药品编号的先后次序无特别含义。

（四）西药主要依据临床药理学和临床科室用药分类，中成药主要依据临床科室用药和功能主治分类。临床各科医师依据病情用药，不受《药品目录》分类的限制。

三、名称与剂型

（五）除在“备注”一栏标有“◇”的药品外，西药名称采用中文通用名和英文国际非专利药名（INN）中表达化学成分的部分，未包括命名中的盐基、酸根部分和“儿童”、“小儿”、“婴幼儿”、“儿童用”、“小儿用”或“婴幼儿用”等，剂型单列。

中成药名称采用中文通用名，剂型不单列。为使编排简洁，在甲乙分类、给药途径相同的情况下，同一通用名称下的不同剂型并列，其先后次序无特别含义。

（六）西药剂型在《中国药典》现行版“制剂通则”规定的基础上归类处理，未归类的剂型以《药品目录》标注的为准。归类后标注的剂型所包含的具体剂型见下表：

标注的剂型	包含的剂型
口服常释剂型	普通片剂（片剂、肠溶片、包衣片、薄膜衣片、糖衣片、浸膏片、分散片、划痕片）、硬胶囊、软胶囊（胶丸）、肠溶胶囊
缓释控释剂型	缓释片、缓释包衣片、控释片；缓释胶囊、控释胶囊
口服液体剂	口服溶液剂、口服混悬剂、干混悬剂、口服乳剂、胶浆剂、口服液、乳液、乳剂、胶体溶液、合剂、酊剂、滴剂、混悬滴剂、糖浆剂（含干糖浆剂）
丸剂	丸剂、滴丸
颗粒剂	颗粒剂、肠溶颗粒剂
口服散剂	散剂、药粉、粉剂
外用散剂	散剂、粉剂、撒布剂、撒粉
软膏剂	软膏剂、乳膏剂、霜剂、糊剂、油膏剂
贴剂	贴剂、贴膏剂、膜剂、透皮贴剂
外用液体剂	外用溶液剂、洗剂、漱口剂、含漱液、胶浆剂、搽剂、酊剂、油剂
硬膏剂	硬膏剂、亲水硬膏剂
凝胶剂	乳胶剂、凝胶剂
涂剂	涂剂、涂膜剂、涂布剂
栓剂	栓剂、肛门栓、阴道栓
滴眼剂	滴眼剂、滴眼液

续表

标注的剂型	包含的剂型
滴耳剂	滴耳剂、滴耳液
滴鼻剂	滴鼻剂、滴鼻液
吸入剂	喷剂、气雾剂、喷鼻剂、喷粉剂、喷雾剂、雾化吸入剂、雾化混悬液、雾化溶液剂、雾化吸入液、吸入性粉剂、干粉剂、干粉吸入剂、粉末吸入剂、干粉吸剂、吸入性溶液剂、吸入性混悬液
注射剂	注射剂、注射液、注射用溶液剂、静脉滴注用注射液、注射用混悬液、注射用无菌粉末、静脉注射针剂、水针、注射用乳剂、粉针剂、针剂、无菌粉针、冻干粉针

表中“口服液体剂”所包含的“干混悬剂”（第★（118）号、第373号和第1122号除外）和“干糖浆剂”，仅限儿童使用时支付。

中成药剂型中，丸剂包括水丸、蜜丸、水蜜丸、糊丸、浓缩丸和微丸，不含滴丸；胶囊剂是指硬胶囊，不含软胶囊；其他剂型没有归并。

（七）有关名称与剂型的解释：

1. 通用名称中主要化学成分部分与《药品目录》中名称一致且剂型相同，而商品名或规格或生产厂家不同的西药，属于《药品目录》的药品。

2. 通用名称中主要化学成分部分与《药品目录》中的名称一致且剂型相同，而酸根或盐基不同的西药，属于《药品目录》的药品。

3. 通用名称中主要化学成分部分与《药品目录》中名称一致且剂型相同，前面冠有“儿童”、“小儿”、“婴幼儿”、“儿童用”、“小儿用”、“婴幼儿用”等的西药，属于《药品目录》的药品。

4. 通用名称中剂型前的部分与《药品目录》中名称剂型前的部分一致且剂型相同，而商品名或规格或生产厂家不同的中成药，属于《药品目录》的药品。

（八）“备注”栏标有“◇”的药品，因其组成和适应症类似而进行了归类，所标注的名称为一类药品的统称。具体如下：

1. 西药部分第141号“抗艾滋病用药”，是指国家免费治疗艾滋病的药品。

2. 西药部分第151号“青蒿素类药物”，是指卫生部《抗疟药使用原则和用药方案》中所列的以青蒿素类药物为基础的处方制剂、联合用药的药物和青蒿素类药物注射剂。

3. 西药部分第196号“动物骨多肽注射制剂”包括骨肽注射剂、鹿瓜多肽注射剂和骨瓜提取物注射剂。

4. 西药部分第198号“缓解感冒症状的复方OTC制剂”具体包括以下非处方药品种：

序号	药品名称	序号	药品名称
1	氨酚咖黄烷胺片	29	酚咖片
2	氨酚美伪滴剂	30	酚麻美敏胶囊
3	氨酚美伪麻片	31	酚麻美敏片
4	氨酚美伪麻片与苯酚伪麻片	32	酚麻美软胶囊
5	氨酚那敏三味浸膏胶囊	33	酚美愈伪麻口服液
6	氨酚烷胺咖敏胶囊	34	酚明伪麻片
7	氨酚烷胺那敏胶囊	35	复方氨酚美沙糖浆
8	氨酚伪麻胶囊	36	复方氨酚那敏颗粒
9	氨酚伪麻咀嚼片	37	复方氨酚葡锌片
10	氨酚伪麻颗粒剂	38	复方氨酚葡锌片
11	氨酚伪麻美那敏片	39	复方氨酚烷胺胶囊
12	氨酚伪麻那敏胶囊	40	复方氨酚烷胺颗粒
13	氨酚伪麻那敏胶囊（夜用）	41	复方氨酚烷胺片
14	氨酚伪麻那敏咀嚼片	42	复方北豆根氨酚那敏片
15	氨酚伪麻那敏片	43	复方贝母氯化铵片
16	氨酚伪麻那敏溶液	44	复方酚咖伪麻胶囊
17	氨酚伪麻片	45	复方甘草氯化铵糖浆
18	氨金黄敏颗粒	46	复方甘草浙贝氯化铵片
19	氨咖黄敏胶囊	47	复方氯丙那林鱼腥草素钠片
20	氨咖黄敏片	48	复方枇杷氯化铵糖浆
21	氨咖麻敏胶囊	49	复方氢溴酸右美沙芬胶囊
22	氨咖愈敏溶液	50	复方氢溴酸右美沙芬糖浆
23	贝敏伪麻片	51	复方忍冬藤阿司匹林片
24	布洛伪麻分散片	52	复方锌布颗粒剂
25	布洛伪麻胶囊	53	复方盐酸伪麻黄碱缓释胶囊
26	布洛伪麻颗粒剂	54	复方银翘氨敏胶囊
27	布洛伪麻片	55	复方愈创木酚磺酸钾口服溶液
28	酚咖麻敏胶囊	56	复方愈酚喷托那敏糖浆

续表

序号	药品名称	序号	药品名称
57	咖酚伪麻片	74	双扑口服液
58	科达琳	75	双扑伪麻分散片
59	柳酚咖敏片	76	双扑伪麻胶囊
60	美尔伪麻溶液	77	双扑伪麻颗粒
61	美酚伪麻片	78	双扑伪麻片
62	美敏伪麻口服液	79	伪麻那敏胶囊
63	美扑伪麻口服液	80	伪麻那敏片
64	美扑伪麻片	81	锌布片
65	美息伪麻片	82	右美沙芬愈创甘油醚糖浆
66	美愈伪麻胶囊	83	愈创维林那敏片
67	美愈伪麻口服溶液	84	愈酚喷托异丙嗪颗粒
68	美愈伪麻口服液	85	愈酚维林片
69	喷托维林氯化铵片	86	愈酚伪麻颗粒
70	喷托维林氯化铵糖浆	87	愈酚伪麻片
71	扑尔伪麻片	88	愈美胶囊
72	双分伪麻胶囊	89	愈美颗粒剂
73	双分伪麻片	90	愈美片

5. 西药部分第 7.2 类下的氨基酸型肠内营养剂、短肽型肠内营养剂、疾病特异型肠内营养剂和整蛋白型肠内营养剂 4 类药品，包括符合条件的各个品种。

6. 西药部分第 339 号的“动物源胰岛素”包括：短效胰岛素（如普通胰岛素）、中效胰岛素（如低精蛋白锌胰岛素）、长效胰岛素（如鱼精蛋白锌胰岛素）和预混胰岛素。

7. 西药部分第 340 号的“重组人胰岛素”包括：短效胰岛素、中效胰岛素（如低精蛋白锌重组人胰岛素）和不同比例预混人胰岛素（如混合重组人胰岛素）。

8. 西药部分第 341 号的“超短效人胰岛素类似物”包括门冬胰岛素和赖脯胰岛素。

9. 西药部分第 342 号的“长效人胰岛素类似物”包括甘精胰岛素、重组甘精胰岛素和地特胰岛素。

10. 西药部分第 387 号“α-干扰素”包括经国家食品药品监督管理局在 2009 年 6 月 30 日之前批准的所有 α-干扰素及其亚型。

11. 西药部分第 670 号“动物源肺表面活性物质”包括牛肺表面活性剂、猪肺磷脂等从动物中提取的肺表面活性物质。

12. 西药部分第 760 号“缓解消化道不适症状的复方 OTC 制剂”具体包括以下非处方药品种：

序号	药品名称	序号	药品名称
1	复方丙谷胺西咪替丁片	19	复方胰酶散
2	复方颠茄铋镁片	20	复合乳酸菌胶囊
3	复方颠茄氢氧化铝片	21	盖胃平片
4	复方颠茄氢氧化铝散	22	海藻酸铝镁颗粒
5	复方淀粉酶口服溶液	23	硫糖铝小檗碱片
6	复方雷尼替丁胶囊	24	龙胆碳酸氢钠片（健胃片）
7	复方龙胆碳酸氢钠片	25	龙胆碳酸氢钠散
8	复方芦荟维 U 片	26	铝镁颠茄片
9	复方木香铝镁片	27	铝镁混悬液
10	复方木香小檗碱片	28	铝镁加混悬液
11	复方尿囊素片	29	神黄钠铝胶囊
12	复方嗜酸乳杆菌片	30	鼠李铋镁片
13	复方碳酸钙咀嚼片	31	碳酸钙甘氨酸胶囊
14	复方维生素 U 胶囊	32	维 U 颠茄铝胶囊
15	复方胃蛋白酶颗粒	33	维 U 颠茄铝胶囊Ⅱ
16	复方消化酶胶囊	34	维 U 颠茄铝镁胶囊
17	复方溴丙胺太林铝镁片	35	维 U 颠茄铝镁片
18	复方延胡索氢氧化铝片	36	维 U 颠茄铝镁片Ⅱ

13. 西药部分第 1148 号的“抗蛇毒血清注射制剂”包括：抗蝮蛇毒血清注射剂、抗眼镜蛇毒血清注射剂、抗银环蛇毒血清注射剂、抗五步蛇毒血清注射剂、抗蝰蛇毒血清注射剂、抗蛇毒血清注射剂等。

14. 中成药部分第★（385）号的“薯蓣皂苷口服制剂”包括：地奥心血康颗粒（片）、薯蓣皂苷片。

15. 中成药部分第 433 号的“银杏叶口服制剂”包括：杏灵颗粒（胶囊、片）、银杏叶丸（颗粒、胶囊、片、滴丸、口服液）、银杏蜜环口服溶液、银杏酮酯滴丸。

第★（433）号的“银杏叶注射制剂”包括：银杏叶提取物注射液、注射用银杏叶提取物、舒血宁注射液（银杏叶注射液）、银杏达莫注射液。

16. 中成药部分第★（436）号的“灯盏细辛注射制剂”包括：灯盏细辛注射液、灯盏花素注射液、注射用灯盏花素。

17. 中成药部分第 437 号的“三七皂苷注射制剂”包括：血塞通注射液、血栓通注射液、注射用血塞通（冻干）、注射用血栓通（冻干）。

第★（437）号“三七皂苷口服制剂”包括：血塞通颗粒（胶囊、片）、血栓通胶囊、三七通舒胶囊。

18. 中成药部分第 597 号的“雷公藤口服制剂”包括：雷公藤片、雷公藤多甙片。

19. 中成药部分第★（671）号的“复方红曲口服制剂”包括：脂必泰胶囊、血脂康片、脂必妥片。

20. 中成药部分第 773 号的“虫草菌发酵制剂”包括百令胶囊（片）、金水宝胶囊（片）、至灵胶囊、宁心宝胶囊。

四、限定支付范围

（九）《药品目录》“备注”栏中对部分药品的限定支付范围，是指符合限定支付所规定情况下参保人员发生的药品费用，可按规定由基本医疗、工伤、生育保险基金支付。经办机构在支付费用前，应核查相关证据。

1. “备注”一栏标有“△”的药品，是基本医疗保险参保人员住院使用时由基本医疗保险统筹基金按规定支付、门诊使用时由个人账户支付的药品。工伤保险、生育保险用药不受此限定。

2. “备注”一栏标为“限工伤保险”的药品，是仅限于工伤保险基金支付的药品，不属于基本医疗保险和生育保险基金支付范围。

3. “备注”一栏标为“限生育保险”的药品，是仅限于生育保险基金支付的药品，不属于基本医疗保险、工伤保险基金支付范围。

4. “备注”一栏标注“限***和工伤保险”的，是指符合***情况下发生的医疗费用可由基本医疗保险基金按规定支付，工伤保险基金支付不受此限制。

5. “备注”一栏标注了适应症的药品，是指参保人员出现适应症限定范围情况并有相应的临床体征、实验室和辅助检查证据以及相应的临床诊断依据，使用该药品所发生的费用可按规定支付。该限定不是对药品法定说明书的修改，临床医师应依据病情需要，按照药品法定说明书用药。

6.“备注”一栏标注为“限二线用药”的药品，支付时应有使用《药品目录》一线药品无效或不能耐受的依据。

（十）西药部分第1.5类涉及的国家免费提供的抗艾滋病用药，不属于国家免费治疗艾滋病范围的参保人员使用时，基本医疗保险基金方可按规定支付费用。

第1.3.1类和第2.1类中国家公共卫生项目涉及的抗结核病和抗血吸虫病药物，不属于国家公共卫生支付范围的参保人员使用时，基本医疗保险基金方可按规定支付费用。

五、其他

（十一）本目录所列的胰岛素和胰岛素类似物等药品，不含注射器等辅助器具。

（十二）中成药部分药品处方中含有的“麝香”是指人工麝香，“牛黄”是指人工牛黄、体内培植牛黄和体外培育牛黄。

目　　录

国家基本医疗保险、工伤保险和生育保险药品目录（2009 年版） …………（1）

一、西药部分 …………（2）

1 抗微生物药物 …………（2）

1.1 抗生素类药物 …………（2）

1.1.1 β内酰胺类药物 …………（2）

1.1.1.1 青霉素类药物 …………（2）

1.1.1.1.1 窄谱天然青霉素类药物 …………（2）

1.1.1.1.2 窄谱耐酶青霉素类药物 …………（2）

1.1.1.1.3 广谱氨苄青霉素类药物 …………（2）

1.1.1.1.4 广谱抗假绿铜单胞菌青霉素类药物 …………（3）

1.1.1.1.5 β内酰胺酶抑制药物及复方青霉素制剂 …………（3）

1.1.1.2 头孢菌素类药物 …………（3）

1.1.1.2.1 第一代头孢菌素类药物 …………（4）

1.1.1.2.1.1 口服用 …………（4）

1.1.1.2.1.2 注射用 …………（4）

1.1.1.2.2 第二代头孢菌素类药物 …………（4）

1.1.1.2.2.1 口服用 …………（4）

1.1.1.2.2.2 注射用 …………（4）

1.1.1.2.3 第三代头孢菌素类药物 …………（5）

1.1.1.2.3.1 口服用 …………（5）

1.1.1.2.3.2 注射用 …………（5）

1.1.1.2.4 第四代头孢菌素类药物 …………（5）

1.1.2 碳青霉烯类药物 …………（5）

1.1.3 氨基糖苷类药物 …………（6）

1.1.4 酰胺醇类药物 …………（6）

1.1.5 四环素类药物 …………（7）

1.1.6 大环内酯类药物 …………（7）

1.1.7 糖肽类药物 …………………………………………………………………………（7）
1.1.8 林可酰胺类药物 ……………………………………………………………………（8）
1.1.9 其他 ……………………………………………………………………………………（8）
1.2 合成抗菌药物 ………………………………………………………………………………（8）
1.2.1 磺胺类及甲氧苄啶类药物 …………………………………………………………（9）
1.2.2 喹诺酮类药物 ………………………………………………………………………（9）
1.2.3 硝基咪唑类药物 ……………………………………………………………………（10）
1.2.4 硝基呋喃类药物 ……………………………………………………………………（10）
1.3 抗分枝杆菌药物 ……………………………………………………………………………（10）
1.3.1 抗结核病类药物 ……………………………………………………………………（10）
1.3.2 抗麻风病类药物 ……………………………………………………………………（11）
1.4 抗真菌药物 …………………………………………………………………………………（12）
1.4.1 吡咯类药物 …………………………………………………………………………（12）
1.4.1.1 咪唑类药物 ………………………………………………………………………（12）
1.4.1.2 三唑类药物 ………………………………………………………………………（12）
1.4.2 多烯类药物 …………………………………………………………………………（12）
1.4.3 棘白菌素类药物 ……………………………………………………………………（13）
1.4.4 其他 ……………………………………………………………………………………（13）
1.5 抗病毒药物 …………………………………………………………………………………（13）
1.5.1 广谱类药物(非逆转录酶抑制) ……………………………………………………（13）
1.5.2 核苷类逆转录酶抑制剂 ……………………………………………………………（14）
1.5.3 蛋白酶抑制剂 ………………………………………………………………………（14）
1.5.4 其他抗病毒药物 ……………………………………………………………………（14）
1.6 其他抗菌药物 ………………………………………………………………………………（14）
2 抗寄生虫病药物 ……………………………………………………………………………（15）
2.1 抗吸虫病药物 ………………………………………………………………………………（15）
2.2 抗疟药物 ……………………………………………………………………………………（15）
2.2.1 青蒿素类药物 ………………………………………………………………………（15）
2.2.2 其他 ……………………………………………………………………………………（15）
2.3 驱肠虫药物 …………………………………………………………………………………（16）
2.4 抗丝虫病及抗黑热病药物 …………………………………………………………………（17）
2.5 抗阿米巴病药物及抗滴虫病药物 …………………………………………………………（17）
3 解热镇痛及非甾体抗炎药物 ………………………………………………………………（17）
3.1 解热镇痛及非甾体抗炎药物 ………………………………………………………………（17）
3.1.1 非选择性 COX 抑制剂 ……………………………………………………………（17）
3.1.2 选择性 COX-2 抑制剂 ……………………………………………………………（19）

3.1.3 其他 …………………………………………………………………………（19）
3.2 抗痛风药物 ……………………………………………………………………（20）
4 镇痛药物 ………………………………………………………………………（20）
4.1 阿片类镇痛药物 ………………………………………………………………（20）
4.2 非阿片类镇痛药物 ……………………………………………………………（21）
5 麻醉用药物 ……………………………………………………………………（22）
5.1 全身麻醉药物 …………………………………………………………………（22）
5.1.1 吸入麻醉药物 ………………………………………………………………（22）
5.1.2 静脉麻醉药物 ………………………………………………………………（23）
5.2 局部麻醉药物 …………………………………………………………………（23）
5.2.1 酯类局部麻醉药物 …………………………………………………………（23）
5.2.2 酰胺类局部麻醉药物 ………………………………………………………（23）
5.3 麻醉辅助药物 …………………………………………………………………（24）
5.3.1 肌松药物 ……………………………………………………………………（24）
5.3.1.1 非去极化型肌肉松弛药物 ………………………………………………（24）
5.3.1.2 中枢性肌肉松弛药物 ……………………………………………………（24）
5.3.2 其他辅助药物 ………………………………………………………………（24）
6 维生素及矿物质缺乏症用药物 …………………………………………………（25）
6.1 维生素类药物 …………………………………………………………………（25）
6.1.1 维生素 A 类药物……………………………………………………………（25）
6.1.2 维生素 B 类药物……………………………………………………………（25）
6.1.3 维生素 C 类药物……………………………………………………………（25）
6.1.4 维生素 D 类药物……………………………………………………………（26）
6.1.5 复方维生素制剂 ……………………………………………………………（26）
6.2 矿物质类药物 …………………………………………………………………（26）
6.2.1 钙剂 …………………………………………………………………………（26）
6.2.2 其他 …………………………………………………………………………（27）
7 营养治疗药物 ……………………………………………………………………（27）
7.1 肠外营养药物 …………………………………………………………………（27）
7.1.1 氨基酸类肠外营养药物 ……………………………………………………（27）
7.1.1.1 平衡型氨基酸制剂 ………………………………………………………（27）
7.1.1.2 疾病适用型氨基酸制剂 …………………………………………………（27）
7.1.1.2.1 用于肾病的氨基酸制剂 ………………………………………………（27）
7.1.1.2.2 用于肝病的氨基酸制剂 ………………………………………………（27）
7.1.1.2.3 用于创伤的氨基酸制剂(应激型) ………………………………………（28）
7.1.1.2.4 肠内营养的氨基酸制剂 ………………………………………………（28）

7.1.2 脂肪乳类药物 …… (28)
7.1.2.1 长链脂肪乳剂 …… (28)
7.1.2.2 中/长链脂肪乳剂 …… (28)
7.1.3 多腔袋类药物 …… (29)
7.2 肠内营养药物 …… (29)
7.2.1 氨基酸型肠内营养药物 …… (29)
7.2.2 短肽型肠内营养药物 …… (29)
7.2.3 整蛋白型肠内营养药物 …… (29)
7.2.4 其他 …… (29)
8 激素及调节内分泌功能药物 …… (29)
8.1 下丘脑垂体激素及其类似物 …… (29)
8.2 肾上腺皮质激素类药物 …… (30)
8.3 雄激素、抗雄激素及同化激素类药物 …… (31)
8.3.1 雄激素及抗雄激素类药物 …… (31)
8.3.2 同化激素类药物 …… (32)
8.4 雌激素、孕激素及抗孕激素类药物 …… (32)
8.4.1 雌激素类药物 …… (32)
8.4.2 孕激素及抗孕激素类药物 …… (32)
8.4.2.1 孕激素类药物 …… (33)
8.4.2.2 抗孕激素类药物 …… (33)
8.5 胰岛素及其他影响血糖的药物 …… (33)
8.5.1 胰岛素 …… (33)
8.5.2 口服降糖药物 …… (34)
8.5.2.1 磺酰脲类药物 …… (34)
8.5.2.2 双胍类药物 …… (34)
8.5.2.3 α-葡糖苷酶抑制剂 …… (34)
8.5.2.4 胰岛素增敏剂 …… (35)
8.5.3 其他 …… (35)
8.6 甲状腺激素及抗甲状腺药物 …… (35)
8.6.1 甲状腺激素类药物 …… (35)
8.6.2 抗甲状腺药物 …… (35)
8.7 钙代谢调节药物 …… (36)
8.7.1 降钙素类药物 …… (36)
8.7.2 维生素 D 类药物 …… (36)
8.7.3 双膦酸盐类药物 …… (36)
8.7.4 其他 …… (37)

8.8 其他激素及调节内分泌功能药物 …… (37)
9 调节免疫功能药物 …… (37)
9.1 免疫抑制药物 …… (37)
9.2 生物反应调节药物 …… (38)
9.2.1 细菌类生物制剂 …… (38)
9.2.2 干扰素类药物 …… (38)
9.2.3 白介素类药物 …… (39)
9.2.4 其他 …… (39)
10 抗肿瘤药物 …… (39)
10.1 细胞毒药物 …… (40)
10.1.1 作用于DNA化学结构药物 …… (40)
10.1.2 影响核酸合成药物 …… (41)
10.1.3 作用于核酸转录药物 …… (43)
10.1.4 作用于拓扑异构酶抑制剂 …… (43)
10.1.5 M期,干扰微管蛋白合成药物 …… (43)
10.1.6 其他细胞毒药物 …… (44)
10.2 激素类药物 …… (44)
10.2.1 抗雄激素药物 …… (44)
10.2.2 抗雌激素药物 …… (44)
10.2.3 芳香化酶抑制剂 …… (44)
10.3 辅助药物 …… (45)
10.4 其他 …… (45)
11 抗变态反应药物 …… (46)
11.1 H1受体阻断药物 …… (46)
11.1.1 烷基胺类药物 …… (46)
11.1.2 单乙醇胺类药物 …… (46)
11.1.3 吩噻嗪类药物 …… (46)
11.1.4 哌嗪类药物 …… (46)
11.1.5 哌啶类药物 …… (46)
11.1.6 其他 …… (47)
11.2 其他 …… (47)
12 神经系统用药物 …… (47)
12.1 抗帕金森病药物 …… (47)
12.1.1 拟多巴胺类药物 …… (47)
12.1.1.1 左旋多巴类药物 …… (47)
12.1.1.2 促多巴胺释放剂 …… (48)

12.1.1.3 多巴胺受体激动剂 …………………………………………………………（48）
12.1.1.4 单胺氧化酶 B 型(MAO-B)抑制剂 ……………………………………（48）
12.1.1.5 儿茶酚-氧位-甲基转移酶(COMT)抑制剂……………………………（48）
12.1.2 抗胆碱类药物 …………………………………………………………………（48）
12.2 抗重症肌无力药物 ……………………………………………………………（48）
12.3 抗癫痫药物 ………………………………………………………………………（49）
12.3.1 全面性发作治疗药物 ………………………………………………………（49）
12.3.2 部分性发作治疗药物 ………………………………………………………（49）
12.3.3 癫痫持续状态治疗药物 ……………………………………………………（50）
12.4 脑血管病用药物 …………………………………………………………………（50）
12.5 抗阿尔茨海默病药物 ……………………………………………………………（51）
12.6 中枢兴奋药物 ……………………………………………………………………（51）
12.7 镇静催眠药物 ……………………………………………………………………（52）
12.8 抗偏头痛药物 ……………………………………………………………………（53）
12.9 其他 ………………………………………………………………………………（53）
13 治疗精神障碍药物 ……………………………………………………………（54）
13.1 抗精神病药物 ……………………………………………………………………（54）
13.1.1 典型抗精神病药物(第一代抗精神病药物) ………………………………（54）
13.1.1.1 吩噻嗪类药物 …………………………………………………………（54）
13.1.1.2 丁酰苯类药物 …………………………………………………………（54）
13.1.1.3 硫杂蒽类药物 …………………………………………………………（55）
13.1.1.4 苯甲酰胺类药物 ………………………………………………………（55）
13.1.2 非典型抗精神病药物(第二代抗精神病药物) ……………………………（56）
13.1.3 其他 …………………………………………………………………………（56）
13.2 抗焦虑药物 ………………………………………………………………………（56）
13.2.1 镇静抗焦虑药物(BDZ 类) …………………………………………………（56）
13.2.2 非镇静抗焦虑药物(非 BDZ 类) ……………………………………………（57）
13.3 抗抑郁药物 ………………………………………………………………………（57）
13.3.1 三环类抗抑郁药物 …………………………………………………………（57）
13.3.2 四环类抗抑郁药物 …………………………………………………………（57）
13.3.3 选择性 5-HT 再摄取抑制剂 ………………………………………………（57）
13.3.4 5-HT 及去甲肾上腺素再摄取抑制剂………………………………………（58）
13.3.5 拟去甲肾上腺素能 5-HT 药物 ……………………………………………（58）
13.3.6 单胺氧化酶抑制剂 …………………………………………………………（58）
13.3.7 5-HT 受体拮抗剂/再摄取抑制剂 …………………………………………（58）
13.3.8 选择性去甲肾上腺素再摄取抑制剂 ………………………………………（58）

13.3.9 其他 …………………………………………………………………………（58）
13.4 抗躁狂药物 ……………………………………………………………………（59）
14 呼吸系统药物 ……………………………………………………………（59）
14.1 祛痰药物 ………………………………………………………………………（59）
14.2 镇咳药物 ………………………………………………………………………（59）
14.3 平喘药物 ………………………………………………………………………（60）
14.3.1 茶碱类药物 ………………………………………………………………（60）
14.3.2 抗胆碱类药物 ……………………………………………………………（61）
14.3.3 β受体激动药物……………………………………………………………（61）
14.3.4 激素类药物 ………………………………………………………………（61）
14.3.5 白三烯拮抗药物 …………………………………………………………（62）
14.3.6 其他 ………………………………………………………………………（62）
14.4 其他 ……………………………………………………………………………（62）
15 消化系统药物 ……………………………………………………………（62）
15.1 抗酸药物及抗溃疡病药物 …………………………………………………（62）
15.1.1 抗酸药物及胃粘膜保护药物 ……………………………………………（62）
15.1.2 抑酸药物 …………………………………………………………………（63）
15.1.2.1 H2 受体阻断药物…………………………………………………………（63）
15.1.2.2 质子泵抑制药物 ………………………………………………………（64）
15.2 助消化药物 ……………………………………………………………………（64）
15.3 胃肠解痉药物 …………………………………………………………………（64）
15.4 胃动力药物 ……………………………………………………………………（65）
15.5 止吐药物 ………………………………………………………………………（65）
15.6 催吐药物 ………………………………………………………………………（66）
15.7 泻药 ……………………………………………………………………………（66）
15.8 止泻药物 ………………………………………………………………………（67）
15.9 微生态制剂 ……………………………………………………………………（67）
15.10 肝病辅助治疗药物……………………………………………………………（67）
15.11 利胆药物………………………………………………………………………（69）
15.12 肛肠科用药物…………………………………………………………………（69）
15.13 其他消化系统药物……………………………………………………………（70）
16 循环系统药物 ……………………………………………………………（70）
16.1 强心药物 ………………………………………………………………………（71）
16.2 抗心律失常药物 ………………………………………………………………（71）
16.3 硝酸酯类药物 …………………………………………………………………（72）
16.4 钙拮抗药物 ……………………………………………………………………（72）

16.5 β受体阻滞药物……（73）
16.6 作用于α受体的药物……（74）
16.7 血管紧张素转换酶抑制药物……（75）
16.8 血管紧张素Ⅱ受体拮抗药物……（75）
16.9 其他降压药物……（76）
16.10 抗休克血管活性药物……（76）
16.11 调血脂药物……（77）
16.11.1 他汀类药物……（77）
16.11.2 其他……（77）
16.12 其他药物……（78）
17 泌尿系统药物……（78）
17.1 利尿药物……（79）
17.1.1 高效能利尿药物……（79）
17.1.2 中效能利尿药物……（79）
17.1.3 低效能利尿药物……（79）
17.2 脱水药物……（79）
17.3 前列腺疾病用药物……（79）
17.4 其他……（80）
18 血液系统药物……（80）
18.1 止血药物及抗纤维蛋白溶解药物……（81）
18.2 抗凝血药物及溶栓药物……（82）
18.2.1 抗凝血药物……（82）
18.2.1.1 肝素及低分子量肝素类药物……（82）
18.2.1.2 其他……（82）
18.2.2 溶栓药物……（83）
18.3 抗贫血药物……（83）
18.3.1 铁剂……（83）
18.3.2 其他……（83）
18.4 升白细胞药物……（84）
18.5 抗血小板药物……（85）
18.6 升血小板药物……（85）
19 调节水、电解质及酸碱平衡药物……（85）
19.1 糖类……（85）
19.2 盐类……（86）
19.3 酸碱平衡调节药物……（86）
19.4 血容量扩充药物……（87）

19.5 其他 …………………………………………………………………………………………（87）
20 专科特殊用药物 ……………………………………………………………………………（87）
20.1 皮肤科外用药物 ………………………………………………………………………（87）
20.1.1 抗感染药物 …………………………………………………………………………（87）
20.1.1.1 抗细菌感染药物 …………………………………………………………………（87）
20.1.1.2 抗真菌感染药物 …………………………………………………………………（88）
20.1.1.3 抗其他感染药物 …………………………………………………………………（89）
20.1.2 角质促成剂及溶解药物 ……………………………………………………………（90）
20.1.2.1 角质促成药物 ……………………………………………………………………（90）
20.1.2.2 角质溶解药物 ……………………………………………………………………（90）
20.1.3 肾上腺皮质激素类药物 ……………………………………………………………（90）
20.1.4 其他 …………………………………………………………………………………（91）
20.2 眼科用药物 ……………………………………………………………………………（93）
20.2.1 抗感染药物 …………………………………………………………………………（93）
20.2.1.1 抗细菌感染药物 …………………………………………………………………（93）
20.2.1.2 抗病毒感染药物 …………………………………………………………………（94）
20.2.1.3 抗真菌感染药物 …………………………………………………………………（94）
20.2.2 抗青光眼药物 ………………………………………………………………………（94）
20.2.2.1 拟胆碱能药物 ……………………………………………………………………（94）
20.2.2.2 拟肾上腺素药物 …………………………………………………………………（94）
20.2.2.3 β受体拮抗药物………………………………………………………………………（95）
20.2.2.4 碳酸酐酶抑制药物 ………………………………………………………………（95）
20.2.2.5 前列腺素类药物 …………………………………………………………………（95）
20.2.3 散瞳药物 ……………………………………………………………………………（95）
20.2.4 肾上腺皮质激素类药物 ……………………………………………………………（96）
20.2.5 其他 …………………………………………………………………………………（96）
20.3 耳鼻喉科用药物 ………………………………………………………………………（97）
20.4 口腔科用药物 …………………………………………………………………………（99）
20.5 妇产科用药物 …………………………………………………………………………（99）
20.5.1 子宫收缩药物 ………………………………………………………………………（99）
20.5.2 子宫松弛药物 ………………………………………………………………………（100）
20.5.3 局部抗感染药物 ……………………………………………………………………（100）
20.5.4 其他 …………………………………………………………………………………（101）
21 解毒药物 ……………………………………………………………………………………（101）
21.1 重金属、类金属中毒解毒药物……………………………………………………………（101）
21.2 氰化物中毒解毒药物 …………………………………………………………………（102）

21.3 有机磷酸酯类解毒药物 …………(102)
21.4 其他解毒药物 …………(102)
22 诊断用药物 …………(103)
22.1 造影剂 …………(103)
22.1.1 一般 x 线造影剂 …………(103)
22.1.2 主要用于 CT 造影剂 …………(104)
22.1.3 磁共振造影剂 …………(104)
22.1.4 其他造影剂 …………(105)
22.2 其他 …………(105)
23 生物制品 …………(105)
二、中成药部分 …………(108)
1 内科用药 …………(108)
1.1 解表剂 …………(108)
1.1.1 辛温解表剂 …………(108)
1.1.2 辛凉解表剂 …………(108)
1.1.3 表里双解剂 …………(109)
1.1.4 扶正解表剂 …………(110)
1.2 祛暑剂 …………(110)
1.2.1 解表祛暑剂 …………(110)
1.2.2 清热祛暑剂 …………(110)
1.2.3 健胃祛暑剂 …………(111)
1.3 泻下剂 …………(111)
1.4 清热剂 …………(112)
1.4.1 清热泻火剂 …………(112)
1.4.2 清热解毒剂 …………(112)
1.4.3 清脏腑热剂 …………(114)
1.4.3.1 清热理肺剂 …………(114)
1.4.3.2 清肝解毒剂 …………(115)
1.4.3.3 清肝胆湿热剂 …………(116)
1.4.3.4 清利肠胃湿热剂 …………(117)
1.5 温里剂 …………(117)
1.5.1 温中散寒剂 …………(117)
1.5.1.1 温中散寒剂 …………(117)
1.5.1.2 温中除湿剂 …………(118)
1.5.2 回阳救逆剂 …………(118)

1.6 化痰、止咳、平喘剂 …………………………………………………………… (118)
1.6.1 温化寒痰剂 ……………………………………………………………… (119)
1.6.2 理肺止咳剂 ……………………………………………………………… (119)
1.6.3 清热化痰剂 ……………………………………………………………… (120)
1.6.4 润肺化痰剂 ……………………………………………………………… (121)
1.6.5 平喘剂 …………………………………………………………………… (122)
1.7 开窍剂 ……………………………………………………………………… (123)
1.7.1 清热开窍剂 ……………………………………………………………… (123)
1.7.2 芳香、化痰开窍剂 ……………………………………………………… (123)
1.8 固涩剂 ……………………………………………………………………… (124)
1.8.1 固精止遗剂 ……………………………………………………………… (124)
1.8.2 固涩止泻剂 ……………………………………………………………… (124)
1.8.3 补肾缩尿剂 ……………………………………………………………… (124)
1.9 扶正剂 ……………………………………………………………………… (124)
1.9.1 补气剂 …………………………………………………………………… (124)
1.9.1.1 健脾益气剂 …………………………………………………………… (124)
1.9.1.2 健脾和胃剂 …………………………………………………………… (125)
1.9.2 养血剂 …………………………………………………………………… (126)
1.9.3 滋阴剂 …………………………………………………………………… (127)
1.9.3.1 滋补肾阴剂 …………………………………………………………… (127)
1.9.3.2 滋补心肺剂 …………………………………………………………… (127)
1.9.3.3 滋补肝肾剂 …………………………………………………………… (127)
1.9.3.4 养阴清热、和胃剂 …………………………………………………… (128)
1.9.4 温阳剂 …………………………………………………………………… (128)
1.9.5 阴阳双补剂 ……………………………………………………………… (128)
1.9.6 气血双补剂 ……………………………………………………………… (128)
1.9.7 益气养阴剂 ……………………………………………………………… (129)
1.9.8 益气复脉剂 ……………………………………………………………… (130)
1.10 安神剂 ……………………………………………………………………… (130)
1.10.1 养心安神剂 ……………………………………………………………… (130)
1.10.2 益气养血安神剂 ………………………………………………………… (131)
1.10.3 清肝安神剂 ……………………………………………………………… (131)
1.10.4 补肾安神剂 ……………………………………………………………… (131)
1.10.5 重镇安神剂 ……………………………………………………………… (131)
1.11 止血剂 ……………………………………………………………………… (131)
1.12 祛瘀剂 ……………………………………………………………………… (132)

1.12.1 益气活血剂 …………………………………………………………… (132)
1.12.2 行气活血剂 …………………………………………………………… (133)
1.12.3 养血活血剂 …………………………………………………………… (134)
1.12.4 温阳活血剂 …………………………………………………………… (135)
1.12.5 滋阴活血剂 …………………………………………………………… (135)
1.12.6 补肾活血剂 …………………………………………………………… (135)
1.12.7 化瘀宽胸剂 …………………………………………………………… (136)
1.12.8 化瘀通脉剂 …………………………………………………………… (137)
1.12.9 活血消癥剂 …………………………………………………………… (138)
1.12.10 祛瘀化痰剂 ………………………………………………………… (138)
1.13 理气剂 ………………………………………………………………… (138)
1.13.1 疏肝解郁剂 …………………………………………………………… (139)
1.13.2 疏肝和胃剂 …………………………………………………………… (139)
1.14 消导剂 ………………………………………………………………… (141)
1.15 治风剂 ………………………………………………………………… (142)
1.15.1 疏散外风剂 …………………………………………………………… (142)
1.15.2 平肝熄风剂 …………………………………………………………… (143)
1.15.3 平肝潜阳剂 …………………………………………………………… (143)
1.15.4 化痰熄风剂 …………………………………………………………… (144)
1.15.5 化瘀祛风剂 …………………………………………………………… (144)
1.15.6 养血祛风剂 …………………………………………………………… (145)
1.15.7 祛风通络剂 …………………………………………………………… (145)
1.16 祛湿剂 ………………………………………………………………… (146)
1.16.1 散寒除湿剂 …………………………………………………………… (146)
1.16.2 清热除湿剂 …………………………………………………………… (146)
1.16.3 祛风除湿剂 …………………………………………………………… (147)
1.16.4 化瘀祛湿剂 …………………………………………………………… (147)
1.16.5 消肿利水剂 …………………………………………………………… (148)
1.16.6 清热通淋剂 …………………………………………………………… (148)
1.16.7 化瘀通淋剂 …………………………………………………………… (150)
1.16.8 扶正祛湿剂 …………………………………………………………… (150)
1.17 化浊降脂剂 …………………………………………………………… (151)
2 外科用药 ……………………………………………………………………… (152)
2.1 清热剂 …………………………………………………………………… (152)
2.1.1 清利肝胆剂 …………………………………………………………… (152)
2.1.2 清热解毒剂 …………………………………………………………… (153)

2.1.3 清热利湿剂 …… (154)
2.1.4 通淋消石剂 …… (155)
2.2 温经理气活血散结剂 …… (156)
3 肿瘤用药 …… (156)
3.1 抗肿瘤药 …… (156)
3.2 肿瘤辅助用药 …… (157)
4 妇科用药 …… (158)
4.1 理血剂 …… (158)
4.1.1 理气养血剂 …… (159)
4.1.2 活血化瘀剂 …… (159)
4.1.3 止血剂 …… (160)
4.2 清热剂 …… (160)
4.2.1 内服药 …… (160)
4.2.2 外用药 …… (161)
4.3 扶正剂 …… (161)
4.4 消肿散结剂 …… (162)
5 眼科用药 …… (163)
5.1 清热剂 …… (163)
5.2 扶正剂 …… (164)
5.3 祛瘀剂 …… (164)
6 耳鼻喉科用药 …… (165)
6.1 耳病 …… (165)
6.2 鼻病 …… (165)
6.3 咽喉病 …… (166)
6.4 牙病 …… (167)
6.5 口腔病 …… (167)
7 骨伤科用药 …… (167)
7.1 活血化瘀剂 …… (167)
7.1.1 内服药 …… (167)
7.1.2 外用药 …… (168)
7.2 活血通络剂 …… (169)
7.2.1 内服药 …… (169)
7.2.2 外用药 …… (169)
7.3 补肾壮骨剂 …… (170)
8 皮肤科用药 …… (171)
9 民族药 …… (172)

国家基本医疗保险、工伤保险和生育保险药品目录

（2009 年版）

一、西药部分

分类	编号	中文名称	英文名称	剂型	备注
1 抗微生物药物					
1.1 抗生素类药物					
1.1.1 β 内酰胺类药物					
1.1.1.1 青霉素类药物					
1.1.1.1.1 窄谱天然青霉素类药物					
甲类	1	青霉素	Benzylpenicillin	注射剂	
	2	青霉素 V	Phenoxymethylpenicillin	口服常释剂型 颗粒剂	
乙类	3	苄星青霉素	Benzathine Benzylpenicillin	注射剂	
	4	普鲁卡因青霉素	Procaine Benzylpenicillin	注射剂	
1.1.1.1.2 窄谱耐酶青霉素类药物					
甲类	5	苯唑西林	Oxacillin	注射剂	
	6	氯唑西林	Cloxacillin	注射剂	
乙类	★(5)	苯唑西林	Oxacillin	口服常释剂型	
1.1.1.1.3 广谱氨苄青霉素类药物					
甲类	7	阿莫西林	Amoxicillin	口服常释剂型	
	8	氨苄西林	Ampicillin	注射剂	
乙类	★(7)	阿莫西林	Amoxicillin	口服液体剂 颗粒剂	限儿童及吞咽困难者

续表

分类	编号	中文名称	英文名称	剂型	备注
1.1.1.1.4 广谱抗假绿铜单胞菌青霉素类药物					
甲类	9	哌拉西林	Piperacillin	注射剂	
乙类	10	阿洛西林	Azlocillin	注射剂	
	11	磺苄西林	Sulbenicillin	注射剂	
	12	美洛西林	Mezlocillin	注射剂	
1.1.1.1.5 β内酰胺酶抑制药物及复方青霉素制剂					
甲类	13	阿莫西林克拉维酸	Amoxicillin and Clavulanate	口服常释剂型	
乙类	★(13)	阿莫西林克拉维酸	Amoxicillin and Clavulanate	注射剂	限重度感染
	★(13)	阿莫西林克拉维酸	Amoxicillin and Clavulanate	口服液体剂 颗粒剂	限儿童及吞咽困难者
	14	阿莫西林舒巴坦	Amoxicillin and Sulbactam	注射剂	限重度感染
	15	氨苄西林舒巴坦	Ampicillin and Sulbactam	注射剂	限重度感染
	16	美洛西林舒巴坦	Mezlocillin and Sulbactam	注射剂	限重度感染
	17	哌拉西林舒巴坦	Piperacillin and Sulbactam	注射剂	限重度感染
	18	哌拉西林他唑巴坦 (哌拉西林三唑巴坦)	Piperacillin and Tazobactam	注射剂	限重度感染
	19	舒巴坦	Sutbactam	注射剂	限重度感染
	20	替卡西林克拉维酸	Ticarcillin and Clavulanate	注射剂	限重度感染
1.1.1.2 头孢菌素类药物					

续表

分类	编号	中文名称	英文名称	剂型	备注
1.1.1.2.1 第一代头孢菌素类药物					
1.1.1.2.1.1 口服用					
甲类	21	头孢氨苄	Cefalexin	口服常释剂型 颗粒剂	
	22	头孢拉定	Cefradine	口服常释剂型	
乙类	23	头孢羟氨苄	Cefadroxil	口服常释剂型 颗粒剂	
1.1.1.2.1.2 注射用					
甲类	24	头孢唑林	Cefazolin	注射剂	
乙类	★(22)	头孢拉定	Cefradine	注射剂	
	25	头孢硫脒	Cephathiamidine	注射剂	限二线用药
1.1.1.2.2 第二代头孢菌素类药物					
1.1.1.2.2.1 口服用					
甲类	26	头孢呋辛	Cefuroxime	口服常释剂型	
乙类	27	头孢丙烯	Cefprozil	口服常释剂型	
	28	头孢克洛	Cefaclor	口服常释剂型 缓释控释剂型 颗粒剂	
1.1.1.2.2.2 注射用					
甲类	★(26)	头孢呋辛	Cefuroxime	注射剂	
乙类	29	头孢美唑	Cefmetazole	注射剂	

续表

分类	编号	中文名称	英文名称	剂型	备注
	30	头孢替安	Cefotiam	注射剂	
	31	头孢西丁	Cefoxitin	注射剂	
1.1.1.2.3 第三代头孢菌素类药物					
1.1.1.2.3.1 口服用					
乙类	32	头孢地尼	Cefdinir	口服常释剂型	
	33	头孢克肟	Cefixime	口服常释剂型 颗粒剂	
1.1.1.2.3.2 注射用					
甲类	34	头孢噻肟	Cefotaxime	注射剂	
	35	头孢曲松	Ceftriaxone	注射剂	
乙类	36	拉氧头孢	Latamoxef	注射剂	
	37	头孢米诺	Cefminox	注射剂	
	38	头孢哌酮舒巴坦	Cefoperazone and Sulbactam	注射剂	
	39	头孢他啶	Ceftazidime	注射剂	
	40	头孢唑肟	Ceftizoxime	注射剂	
1.1.1.2.4 第四代头孢菌素类药物					
乙类	41	头孢吡肟	Cefepime	注射剂	限重度感染
	42	头孢匹罗	Cefpirome	注射剂	限重度感染
1.1.2 碳青霉烯类药物					

续表

分类	编号	中文名称	英文名称	剂型	备注
乙类	43	比阿培南	Biapenem	注射剂	限其他抗生素治疗无效的重度感染
	44	法罗培南	Faropenem	口服常释剂型	限其他抗生素治疗无效的重度感染
	45	美罗培南	Meropenem	注射剂	限其他抗生素治疗无效的重度感染
	46	帕尼培南倍他米隆	Panipenem and Betamipron	注射剂	限其他抗生素治疗无效的重度感染
	47	亚胺培南西司他丁	Imipenem and Cilastatin	注射剂	限其他抗生素治疗无效的重度感染
1.1.3 氨基糖苷类药物					
甲类	48	阿米卡星	Amikacin	注射剂	
	49	庆大霉素	Gentamycin	注射剂	
乙类	50	大观霉素	Spectinomycin	注射剂	
	51	奈替米星	Netilmicin	注射剂	限二线用药
	★(49)	庆大霉素	Gentamycin	口服常释剂型	△
	52	妥布霉素	Tobramycin	注射剂	
	53	依替米星	Etimicin	注射剂	限二线用药
	54	异帕米星	Isepamicin	注射剂	限二线用药
1.1.4 酰胺醇类药物					
甲类	55	氯霉素	Chloramphenicol	注射剂	

续表

分类	编号	中文名称	英文名称	剂型	备注
1.1.5 四环素类药物					
甲类	56	多西环素	Doxycycline	口服常释剂型	
	57	四环素	Tetracycline	口服常释剂型	
	58	土霉素	Oxytetracycline	口服常释剂型	
乙类	59	米诺环素	Minocycline	口服常释剂型 颗粒剂	
1.1.6 大环内酯类药物					
甲类	60	阿奇霉素	Azithromycin	口服常释剂型 颗粒剂	
	61	红霉素	Erythromycin	口服常释剂型	
	★(61)	红霉素	Erythromycin	注射剂	
乙类	★(60)	阿奇霉素	Azithromycin	注射剂	
	62	地红霉素	Dirithromycin	口服常释剂型	
	63	琥乙红霉素	Erythromycin Ethylsuccinate	口服常释剂型 颗粒剂	
	64	克拉霉素	Clarithromycin	口服常释剂型 颗粒剂	
	65	罗红霉素	Roxithromycin	口服常释剂型	
	66	乙酰螺旋霉素	Acetylspiramycin	口服常释剂型	
1.1.7 糖肽类药物					

续表

分类	编号	中文名称	英文名称	剂型	备注
乙类	67	去甲万古霉素	Norvancomycin	注射剂	限耐甲氧西林金葡球菌感染
	68	替考拉宁	Teicoplanin	注射剂	限耐甲氧西林金葡球菌感染
	69	万古霉素	Vancomycin	注射剂	限耐甲氧西林金葡球菌感染
1.1.8 林可酰胺类药物					
甲类	70	克林霉素	Clindamycin	口服常释剂型	
	★(70)	克林霉素	Clindamycin	注射剂	
	71	林可霉素	Lincomycin	注射剂	
乙类	★(71)	林可霉素	Lincomycin	口服常释剂型	
1.1.9 其他					
甲类	72	磷霉素	Fosfomycin	注射剂	
乙类	73	氨曲南	Aztreonam	注射剂	
	74	多粘菌素 B(多粘菌素)	Polymyxin B	注射剂	
	75	夫西地酸	Fusidic Acid	注射剂	限重度感染
	76	抗敌素	Colistin	注射剂	
	★(72)	磷霉素	Fosfomycin	口服常释剂型 口服散剂	
	★(76)	粘菌素(黏菌素)	Colistin	口服常释剂型	
1.2 合成抗菌药物					

续表

分类	编号	中文名称	英文名称	剂型	备注
1.2.1 磺胺类及甲氧苄啶类药物					
甲类	77	复方磺胺甲噁唑	Compound Sulfamethoxazole	口服常释剂型	
	78	磺胺嘧啶	Sulfadiazine	口服常释剂型	
	★(78)	磺胺嘧啶	Sulfadiazine	注射剂	
乙类	★(77)	复方磺胺甲噁唑	Compound Sulfamethoxazole	注射剂	
	79	甲氧苄啶	Trimethoprim	口服常释剂型	
	80	联磺甲氧苄啶	Sulfamethoxazole, Sulfadiazine and Trimethoprim	口服常释剂型	
1.2.2 喹诺酮类药物					
甲类	81	吡哌酸	Pipemidic Acid	口服常释剂型	
	82	环丙沙星	Ciprofloxacin	口服常释剂型	
	★(82)	环丙沙星	Ciprofloxacin	注射剂	
	83	诺氟沙星	Norfloxacin	口服常释剂型	
	84	氧氟沙星	Ofloxacin	注射剂	
	85	左氧氟沙星	Levofloxacin	口服常释剂型	
	★(85)	左氧氟沙星	Levofloxacin	注射剂	
乙类	86	氟罗沙星	Fleroxacin	注射剂	限二线用药
	87	吉米沙星	Gemifloxacin	口服常释剂型	限二线用药
	88	洛美沙星	Lomefloxacin	口服常释剂型	
	★(88)	洛美沙星	Lomefloxacin	注射剂	

续表

分类	编号	中文名称	英文名称	剂型	备注
	89	莫西沙星	Maxifloxacin	口服常释剂型	限二线用药
	★(89)	莫西沙星	Maxifloxacin	注射剂	限二线用药
	★(84)	氧氟沙星	Ofloxacin	口服常释剂型	
1.2.3 硝基咪唑类药物					
甲类	90	甲硝唑	Metronidazole	口服常释剂型	△
	★(90)	甲硝唑	Metronidazole	注射剂	
乙类	91	奥硝唑	Ornidazole	注射剂	
	92	替硝唑	Tinidazole	口服常释剂型	
	★(92)	替硝唑	Tinidazole	注射剂	
	93	左奥硝唑	Levornidazole	注射剂	限二线用药
1.2.4 硝基呋喃类药物					
甲类	94	呋喃妥因	Nitrofurantoin	口服常释剂型	
	95	呋喃唑酮	Furazolidone	口服常释剂型	
1.3 抗分枝杆菌药物					
1.3.1 抗结核病类药物					
甲类	96	吡嗪酰胺	Pyrazinamide	口服常释剂型	
	97	对氨基水杨酸钠	Sodium Aminosalicylate	口服常释剂型	
	★(97)	对氨基水杨酸钠	Sodium Aminosalicylate	注射剂	
	98	利福喷丁(利福喷汀)	Rifapentine	口服常释剂型	

续表

分类	编号	中文名称	英文名称	剂型	备注
	99	利福平	Rifampicin	口服常释剂型	
	100	链霉素	Streptomycin	注射剂	
	101	乙胺丁醇	Ethambutol	口服常释剂型	
	102	异烟肼	Isoniazid	口服常释剂型	
	★(102)	异烟肼	Isoniazid	注射剂	
乙类	103	丙硫异烟胺	Protionamide	口服常释剂型	
	104	卷曲霉素	Capreomycin	注射剂	
	105	利福布汀	Rifabutin	口服常释剂型	
	106	利福霉素	Rifamycin	注射剂	
	★(99)	利福平	Rifampicin	注射剂	
	107	帕司烟肼	Pasiniazid	口服常释剂型	
	108	乙胺吡嗪利福异烟 II	Ethambutol,Pyrazinamide,Rifampicin and Isoniazid II	口服常释剂型	
	109	乙胺利福异烟	Ethambutol Rifampicin and Isoniazid	口服常释剂型	
	110	异福(异烟肼/利福平)	Isoniazid and Rifampicin	口服常释剂型	
	111	异福酰胺(异烟肼/利福平/吡嗪酰胺)	Isoniazid,Rifampicin and Pyrazinamide	口服常释剂型	
1.3.2 抗麻风病类药物					
甲类	112	氨苯砜	Dapsone	口服常释剂型	

续表

分类	编号	中文名称	英文名称	剂型	备注
	113	醋氨苯砜	Acedapsone	注射剂	
乙类	114	氯法齐明	Clofazimine	口服常释剂型	
1.4 抗真菌药物					
1.4.1 吡咯类药物					
1.4.1.1 咪唑类药物					
乙类	115	克霉唑	Clotrimazole	口服常释剂型	
	116	咪康唑	Miconazole	口服常释剂型	
	★(116)	咪康唑	Miconazole	注射剂	
1.4.1.2 三唑类药物					
甲类	117	氟康唑	Fluconazol	口服常释剂型	
乙类	118	伏立康唑	Voriconazole	口服常释剂型	限重症真菌感染
	★(118)	伏立康唑	Voriconazole	口服液体剂	限儿童及吞咽困难者的重症真菌感染
	★(118)	伏立康唑	Voriconazole	注射剂	限重症真菌感染
	★(117)	氟康唑	Fluconazol	注射剂	
	119	伊曲康唑	Itraconazole	口服常释剂型	
	★(119)	伊曲康唑	Itraconazole	口服液体剂	限伊曲康唑注射剂的序贯治疗
	★(119)	伊曲康唑	Itraconazole	注射剂	限重症真菌感染
1.4.2 多烯类药物					

续表

分类	编号	中文名称	英文名称	剂型	备注
甲类	120	制霉素	Nysfungin	口服常释剂型	
乙类	121	两性霉素 B	Amphotericin B	注射剂	
1.4.3 棘白菌素类药物					
乙类	122	卡泊芬净	Caspofungin	注射剂	限工伤保险
	123	米卡芬净	Micafungin	注射剂	限工伤保险
1.4.4 其他					
乙类	124	氟胞嘧啶	Flucytosine	口服常释剂型	
	★(124)	氟胞嘧啶	Flucytosine	注射剂	
	125	特比萘芬	Terbinafine	口服常释剂型	△
1.5 抗病毒药物					
1.5.1 广谱类药物(非逆转录酶抑制)					
甲类	126	阿昔洛韦	Aciclovir	口服常释剂型	
	127	利巴韦林	Ribavirin	口服常释剂型 颗粒剂	
	★(127)	利巴韦林	Ribavirin	注射剂	
乙类	★(126)	阿昔洛韦	Aciclovir	注射剂	
	128	伐昔洛韦	Valaciclovir	口服常释剂型	
	129	泛昔洛韦	Famciclovir	口服常释剂型	
	★(129)	泛昔洛韦	Famciclovir	注射剂	
	130	更昔洛韦	Ganciclovir	口服常释剂型	

续表

分类	编号	中文名称	英文名称	剂型	备注
	★(130)	更昔洛韦	Ganciclovir	注射剂	
1.5.2 核苷类逆转录酶抑制剂					
乙类	131	阿德福韦酯	Adefovir Dipivoxil	口服常释剂型	限艾滋病病毒感染
	132	恩夫韦肽	Enfuvirtide	注射剂	限艾滋病病毒感染
	133	恩曲他滨	Emtricitabine	口服常释剂型	限艾滋病病毒感染
	134	恩替卡韦	Entecavir	口服常释剂型	限活动性肝炎
	135	拉米夫定	Lamivudine	口服常释剂型	限活动性肝炎
	136	齐多拉米双夫定	Zidovudine and Lamivudine	口服常释剂型	限艾滋病病毒感染
	137	替比夫定	Telbivudin	口服常释剂型	限活动性肝炎
1.5.3 蛋白酶抑制剂					
乙类	138	奥司他韦	Oseltamivir	口服常释剂型	限流感重症患者
	139	金刚乙胺	Rimantadine	口服常释剂型 口服液体剂 颗粒剂	限儿童
	140	沙奎那韦	Saquinavir	口服常释剂型	限艾滋病病毒感染
1.5.4 其他抗病毒药物					
甲类	141	抗艾滋病用药			◇
乙类	142	膦甲酸钠	Foscarnet Sodium	注射剂	
1.6 其他抗菌药物					
甲类	143	小檗碱	Berberine	口服常释剂型	△

续表

分类	编号	中文名称	英文名称	剂型	备注
	144	鱼腥草素	Houttuyfonate	口服常释剂型	
乙类	145	大蒜素	Garlicin	口服常释剂型	
	★(145)	大蒜素	Garlicin	注射剂	
	146	利奈唑胺	Linezolid	口服常释剂型	限万古霉素治疗无效或不可耐受的重症感染患者的序贯治疗
	★(146)	利奈唑胺	Linezolid	注射剂	限万古霉素治疗无效或不可耐受的重症感染
2 抗寄生虫病药物					
2.1 抗吸虫病药物					
甲类	147	吡喹酮	Praziquantel	口服常释剂型	
	148	硫氯酚	Bithionol	口服常释剂型	
	149	乙胺嗪	Diethylcarbamazine	口服常释剂型	
2.2 抗疟药物					
2.2.1 青蒿素类药物					
甲类	150	蒿甲醚	Artemether	口服常释剂型	
	151	青蒿素类药物			◇
乙类	152	青蒿素	Artemisinin	栓剂	
2.2.2 其他					
甲类	153	伯氨喹	Primaquine	口服常释剂型	

分类	编号	中文名称	英文名称	剂型	备注
	154	奎宁	Quinine	口服常释剂型	
	155	氯喹	Chloroquine	口服常释剂型	
	★(155)	氯喹	Chloroquine	注射剂	
	156	乙胺嘧啶	Pyrimethamine	口服常释剂型	
乙类	157	磺胺多辛	Sulfadoxine	口服常释剂型	
	★(154)	奎宁	Quinine	注射剂	
	158	咯萘啶	Malaridine	口服常释剂型	
	★(158)	咯萘啶	Malaridine	注射剂	
	159	哌喹	Piperaquine	口服常释剂型	
	160	羟氯喹	Hydroxychloroquine	口服常释剂型	
	★(156)	乙胺嘧啶	Pyrimethamine	贴剂	
2.3 驱肠虫药物					
甲类	161	甲苯咪唑	Mebendazol	口服常释剂型	
	162	阿苯达唑	Albendazole	口服常释剂型	△
乙类	163	氯硝柳胺	Niclosamide	口服常释剂型	
	164	哌嗪	Piperazine	口服常释剂型	△
	★(164)	哌嗪	Piperazine	锭剂	△
	165	双羟萘酸噻嘧啶	Pyrantel Pamoate	口服常释剂型	△
	★(165)	双羟萘酸噻嘧啶	Pyrantel Pamoate	软膏剂	

续表

分类	编号	中文名称	英文名称	剂型	备注
2. 4 抗丝虫病及抗黑热病药物					
甲类	166	葡萄糖酸锑钠	Sodium Stibogluconate	口服常释剂型	
	★(166)	葡萄糖酸锑钠	Sodium Stibogluconate	注射剂	
	167	喷他脒	Pentamidine	口服常释剂型	
乙类	★(167)	喷他脒	Pentamidine	注射剂	
2. 5 抗阿米巴病药物及抗滴虫病药物					
甲类	★(90)	甲硝唑	Metronidazole	口服常释剂型	△
	★(90)	甲硝唑	Metronidazole	注射剂	
乙类	168	双碘喹啉	Diiodohydroxyquinoline	口服常释剂型	
	169	依米丁	Emetine	注射剂	
3 解热镇痛及非留体抗炎药物					
3. 1 解热镇痛及非留体抗炎药物					
3. 1. 1 非选择性 COX 抑制剂					
甲类	170	阿司匹林	Aspirin	口服常释剂型	△
	171	布洛芬	Ibuprofen	口服常释剂型	△
	172	对乙酰氨基酚	Paracetamol	口服常释剂型 颗粒剂	△
	173	双氯芬酸	Diclofenac	口服常释剂型 缓释控释剂型	△
	174	吲哚美辛	Indometacin	栓剂	

续表

分类	编号	中文名称	英文名称	剂型	备注
乙类	175	安乃近	Metamizole	口服常释剂型	
	176	吡罗昔康	Piroxicam	口服常释剂型 缓释控释剂型	
	★(171)	布洛芬	Ibuprofen	口服液体剂 缓释控释剂型 颗粒剂	△
	★(171)	布洛芬	Ibuprofen	栓剂	△;限儿童
	★(171)	布洛芬	Ibuprofen	乳膏剂	△
	177	醋氯芬酸	Aceclofenac	口服常释剂型	
	★(172)	对乙酰氨基酚	Paracetamol	缓释控释剂型 口服液体剂	△
	178	氟比洛芬酯	Flurbiprofen Axetil	注射剂	限术后镇痛和工伤保险
	179	复方阿司匹林	Compound Aspirin Preparations	口服常释剂型	△
	180	复方对乙酰氨基酚	Compound Paracetamol	口服常释剂型	△
	181	精氨酸布洛芬	Ibuprofen Arginine	颗粒剂 口服散剂	
	182	赖氨匹林	Lysine Acetylsalicylate	注射剂	
	183	氯诺昔康	Lornoxicam	注射剂	
	184	洛索洛芬	Loxoprofen	口服常释剂型	
	185	美洛昔康	Meloxicam	口服常释剂型	

续表

分类	编号	中文名称	英文名称	剂型	备注
	186	萘丁美酮	Nabumetone	口服常释剂型 缓释控释剂型	
	187	萘普生	Naproxen	口服常释剂型 缓释控释剂型	△
	188	舒林酸	Sulindac	口服常释剂型 缓释控释剂型	
	189	双氯芬酸二乙胺	Didofenac Diethylamine	软膏剂 凝胶剂	限工伤保险
	★(174)	吲哚美辛	Indometacin	口服常释剂型 缓释控释剂型 缓控释颗粒剂	
3.1.2 选择性 COX-2 抑制剂					
乙类	190	尼美舒利	Nimesulide	口服常释剂型	
	191	帕瑞昔布	Parecoxib	注射剂	限术后镇痛和工伤保险
	192	塞来昔布	Celecoxib	口服常释剂型	限有严重胃肠道溃疡及出血史的患者
3.1.3 其他					
甲类	193	去痛片(索米痛)	Compound Aminopyrine Phenacetin Tablets (Somedon)	口服常释剂型	
乙类	194	氨基葡萄糖	Glucosamine	口服常释剂型	△
	195	氨糖美辛	Glucosamine Indomethacin	口服常释剂型	

续表

分类	编号	中文名称	英文名称	剂型	备注
	196	动物骨多肽注射制剂		注射剂	◇;限重度骨质疏松患者确诊为骨折延迟愈合后3个月内使用和工伤保险
	197	复方氯唑沙宗	Compound Chlorzoxazone	口服常释剂型	△
	198	缓解感冒症状的复方OTC制剂			◇;△
	199	辣椒碱	Capsaicin	软膏剂	△
	200	来氟米特	Leflunomide	口服常释剂型	
3.2 抗痛风药物					
甲类	201	秋水仙碱	Colchicine	口服常释剂型	
	202	别嘌醇	Allopurinol	口服常释剂型	
乙类	203	苯溴马隆	Benzbromarone	口服常释剂型	
	★(202)	别嘌醇	Allopurinol	缓释控释剂型	
	204	丙磺舒	Probenecid	口服常释剂型	
4 镇痛药物					
4.1 阿片类镇痛药物					
甲类	205	芬太尼	Fentanyl	注射剂	
	206	哌替啶	Pethidine	注射剂	
	207	吗啡	Morphine	口服常释剂型	

续表

分类	编号	中文名称	英文名称	剂型	备注
	★(207)	吗啡	Morphine	注射剂	
乙类	208	氨酚羟考酮 (对乙酰氨基酚羟考酮)	Oxycodone Acetaminophen	口服常释剂型	
	209	布托啡诺	Butorphanol	注射剂	
	★(205)	芬太尼	Fentanyl	贴剂	限癌症疼痛病人口服和注射镇痛失败者
	★(207)	吗啡	Morphine	缓释控释剂型	
	210	美沙酮	Methadone	口服常释剂型 口服液体剂	
	★(210)	美沙酮	Methadone	注射剂	
	211	羟考酮	Oxycodone	口服常释剂型 缓释控释剂型	
	212	瑞芬太尼	Remifentanil	注射剂	限手术麻醉
	213	舒芬太尼	Sufentanyl	注射剂	
	214	双氢可待因	Dihydrocodeine	口服常释剂型 缓释控释剂型	
4.2 非阿片类镇痛药物					
乙类	215	氨酚待因[I号,II号]	Paracetamol and Codeine Phosphate	口服常释剂型	
	216	氨酚曲马多	Paracetamol and Tramadol	口服常释剂型	限重度疼痛
	217	氨酚双氢可待因(对乙酰氨基酚双氢可待因)	Paracetamol and Dihydrocodeine	口服常释剂型	

分类	编号	中文名称	英文名称	剂型	备注
	218	布桂嗪	Bucinnazine	口服常释剂型	
	★(218)	布桂嗪	Bucinnazine	注射剂	
	219	草乌甲素	Bulleyaconitine A	口服常释剂型	
	220	复方丙氧氨酚	Propoxyphene Napsylate and Paracetamol	口服常释剂型	
	221	罗通定	Rotundine	口服常释剂型	△
	★(221)	罗通定	Rotundine	注射剂	
	222	洛芬待因(布洛芬可待因)	Ibuprofen and Codeine	口服常释剂型 缓释控释剂型	
	223	曲马多	Tramadol	口服常释剂型 缓释控释剂型 口服液体剂	
	★(223)	曲马多	Tramadol	注射剂	
	224	四氢帕马丁	Tetrahydropalmatine	口服常释剂型	
5 麻醉用药物					
5.1 全身麻醉药物					
5.1.1 吸入麻醉药物					
甲类	225	恩氟烷	Enflurane	液体剂型	
	226	异氟烷	Isoflurane	液体剂型	
乙类	227	地氟烷	Desflurane	液体剂型	
	228	七氟烷	Sevoflurane	液体剂型	

续表

分类	编号	中文名称	英文名称	剂型	备注
	229	氧化亚氮	Nitrous Oxide	气体剂型	
5.1.2 静脉麻醉药物					
甲类	230	丙泊酚	Propofol	注射剂	
	231	硫喷妥钠	Thiopental Sodium	注射剂	
	232	氯胺酮	Ketamine	注射剂	
	233	咪达唑仑	Midazolam	注射剂	
乙类	234	丙泊酚中/长链脂肪乳	Propofol Medium and Long Chain Fat Emulsion	注射剂	限丙泊酚(编号:230)不能耐受
	235	羟丁酸钠	Sodium Hydroxybutyrate	注射剂	
	236	依托咪酯	Etomidate	注射剂	
5.2 局部麻醉药物					
5.2.1 酯类局部麻醉药物					
甲类	237	丁卡因	Tetracaine	注射剂	
	238	普鲁卡因	Procaine	注射剂	
乙类	★(237)	丁卡因	Tetracaine	口服液体剂 溶液剂	
5.2.2 酰胺类局部麻醉药物					
甲类	239	布比卡因	Bupivacaine	注射剂	
	240	利多卡因	Lidocaine	注射剂	
乙类	241	复方阿替卡因制剂	Compound Articaine Preparations	注射剂	

分类	编号	中文名称	英文名称	剂型	备注
	★(240)	利多卡因	Lidocaine	外用液体剂 吸入剂 凝胶剂	
	★(240)	利多卡因(Ⅰ)	Lidocaine(Ⅰ)	胶浆剂	
	242	罗哌卡因	Ropivacaine	注射剂	
	243	左布比卡因	Levobupivacaine	注射剂	限布比卡因(编号:239)不能耐受的患者
5.3 麻醉辅助药物					
5.3.1 肌松药物					
5.3.1.1 非去极化型肌肉松弛药物					
甲类	244	阿曲库铵	Atracurium	注射剂	
	245	维库溴铵	Vecuronium Bromide	注射剂	
乙类	246	罗库溴铵	Rocuronium Bromide	注射剂	
	247	哌库溴铵	Pipecuronium Bromide	注射剂	
	248	泮库溴铵	Pancuronium Bromide	注射剂	
	249	顺苯磺阿曲库铵	Cisatracurium Besylate	注射剂	限阿曲库铵(编号:244)不能耐受的患者
5.3.1.2 中枢性肌肉松弛药物					
甲类	250	氯化琥珀胆碱	Suxamethonium Chloride	注射剂	
乙类	251	巴氯芬	Baclofen	口服常释剂型	
5.3.2 其他辅助药物					

续表

分类	编号	中文名称	英文名称	剂型	备注
甲类	252	麻黄碱	Ephedrine	注射剂	
乙类	253	艾司洛尔	Esmolol	注射剂	
6 维生素及矿物质缺乏症用药物					
6.1 维生素类药物					
6.1.1 维生素 A 类药物					
乙类	254	维生素 A	Vitamin A	口服常释剂型	△
6.1.2 维生素 B 类药物					
甲类	255	维生素 B_1	Vitamin B_1	注射剂	
	256	维生素 B_2	Vitamin B_2	口服常释剂型	△
	257	维生素 B_6	Vitamin B_6	注射剂	
	258	维生素 B_{12}	Vitamin B_{12}	注射剂	
乙类	★(255)	维生素 B_1	Vitamin B_1	口服常释剂型	△
	★(256)	维生素 B_2	Vitamin B_2	注射剂	
	★(257)	维生素 B_6	Vitamin B_6	口服常释剂型	△
	259	烟酸	Nicotinic Acid	口服常释剂型 缓释控释剂型	△
	★(259)	烟酸	Nicotinic Acid	注射剂	
	260	烟酰胺	Nicotinamide	注射剂	
6.1.3 维生素 C 类药物					
甲类	261	维生素 C	Vitamin C	注射剂	

续表

分类	编号	中文名称	英文名称	剂型	备注
乙类	★(261)	维生素 C	Vitamin C	口服常释剂型	△
6.1.4 维生素 D 类药物					
甲类	262	维生素 D_2	Vitamin D_2	注射剂	
	★(262)	维生素 D_2	Vitamin D_2	口服常释剂型	
	263	维生素 D_3	Vitamin D_3	注射剂	
乙类	★(263)	维生素 D_3	Vitamin D_3	口服常释剂型	
6.1.5 复方维生素制剂					
乙类	264	复合维生素 B	Compound Vitamin B	口服常释剂型	△
	265	干酵母	Dried Yeast	口服常释剂型	△
	266	水溶性维生素	Water-soluble Vitamin	注射剂	限配合肠外营养用
	267	脂溶性维生素(I,II)	Fat-soluble Vitamin(I,II)	注射剂	限配合肠外营养用
6.2 矿物质类药物					
6.2.1 钙剂					
甲类	268	葡萄糖酸钙	Calcium Gluconate	口服常释剂型	△
	★(268)	葡萄糖酸钙	Calcium Gluconate	注射剂	
乙类	269	氯化钙	Calcium Chloride	注射剂	
	270	碳酸钙	Calcium Carbonate	口服常释剂型	△
	271	碳酸钙 D_3(维生素 D_3 碳酸钙)	Calcium Carbonate and Vitamin D_3	口服常释剂型	△

续表

分类	编号	中文名称	英文名称	剂型	备注
	★(271)	碳酸钙 D_3（维生素 D_3 碳酸钙）	Calcium Carbonate and Vitamin D_3	颗粒剂	限佝偻病
6.2.2 其他					
乙类	272	多种微量元素(I,II)	Multi-Trace Elements(I,II)	注射剂	限配合肠外营养用
	273	硫酸锌	Zinc Sulfate	口服常释剂型	△
	274	硒酵母	Selenious Yeast	口服常释剂型	△
7 营养治疗药物					
7.1 肠外营养药物					
7.1.1 氨基酸类肠外营养药物					
7.1.1.1 平衡型氨基酸制剂					
甲类	275	复方氨基酸(18AA)	Compound Amino Acid (18AA)	注射剂	限有重度营养风险患者
乙类	276	复方氨基酸(19AA-1)	Compound Amino Acid (19AA-1)	注射剂	限儿童
7.1.1.2 疾病适用型氨基酸制剂					
7.1.1.2.1 用于肾病的氨基酸制剂					
乙类	277	复方氨基酸(9AA)	Compound Amino Acid (9AA)	注射剂	
7.1.1.2.2 用于肝病的氨基酸制剂					
乙类	278	复方氨基酸(3AA)	Compound Amino Acid (3AA)	注射剂	

续表

分类	编号	中文名称	英文名称	剂型	备注
	279	复方氨基酸(6AA)	Compound Amino Acid (6AA)	注射剂	
	280	复方氨基酸(20AA)	Compound Amino Acid (20AA)	注射剂	
7.1.1.2.3 用于创伤的氨基酸制剂(应激型)					
乙类	281	复方氨基酸(15AA)	Compound Amino Acid (15AA)	注射剂	限重度创伤患者
	282	复方氨基酸 (18AA-Ⅶ,18B)	Compound Amino Acid (18AA-Ⅶ,18B)	注射剂	限重度创伤患者
7.1.1.2.4 肠内营养的氨基酸制剂					
乙类	283	丙氨酰谷氨酰胺	Alanyl Glutamine	注射剂	
7.1.2 脂肪乳类药物					
7.1.2.1 长链脂肪乳剂					
乙类	284	脂肪乳(C14-24)(大豆油)	Fat Emulsion (C14-24)	注射剂	
	285	ω-3 鱼油脂肪乳(C14-24)	ω-3 Fish Oil Fat Emulsion	注射剂	限工伤保险
7.1.2.2 中/长链脂肪乳剂					
乙类	286	中/长链脂肪乳(C6-24)	Medium and Long Chain Fat Emulsion (C6-24)	注射剂	
	287	中/长链脂肪乳 (C8-24,Ve)	Medium and Long Chain Fat Emulsion(C8-24,Ve)	注射剂	

续表

分类	编号	中文名称	英文名称	剂型	备注
7.1.3 多腔袋类药物					
乙类	288	脂肪乳氨基酸葡萄糖	Fat Emulsion Amino Acids and Glucose	注射剂	限小肠功能缺失患者
7.2 肠内营养药物					
7.2.1 氨基酸型肠内营养药物					
乙类	289	氨基酸型肠内营养剂	Enteral Nutritional Powder (AA)	口服散剂	◇;限有营养风险和不能进食的重症患者
7.2.2 短肽型肠内营养药物					
乙类	290	短肽型肠内营养剂	Enteral Nutritional Powder (TP)	口服散剂 口服液体剂	◇;限有营养风险和不能进食的重症患者
7.2.3 整蛋白型肠内营养药物					
乙类	291	疾病特异型肠内营养剂	Disease-specific Enteral Nutrition Agent	口服散剂 口服液体剂	◇;限有营养风险和不能进食的重症患者
	292	整蛋白型肠内营养剂	High Energy Enteral Nutritional Polymeric Diet	口服散剂 口服液体剂	◇;限有营养风险和不能进食的重症患者
7.2.4 其他					
乙类	293	复方 α-酮酸	Compound α-Ketoacid	口服常释剂型	
8 激素及调节内分泌功能药物					
8.1 下丘脑垂体激素及其类似物					
甲类	294	促皮质素	Corticotrophin	注射剂	

续表

分类	编号	中文名称	英文名称	剂型	备注
	295	去氨加压素	Desmopressin	口服常释剂型	
	296	绒促性素	Chorionic Gonadotrophin	注射剂	
乙类	297	垂体后叶	Posterior Pituitary Powder	吸入剂	
	298	戈那瑞林	Gonadorelin	注射剂	
	299	戈舍瑞林	Goserelin	缓释植入剂	
	★(299)	戈舍瑞林	Goserelin	口服常释剂型	
	300	亮丙瑞林	Leuprorelin	注射剂	
	301	尿促性素	Menotropins	注射剂	
	302	曲普瑞林	Triptorelin	注射剂	
	★(295)	去氨加压素	Desmopressin	吸入剂	
	★(295)	去氨加压素	Desmopressin	注射剂	
	303	鞣酸加压素	Vasopressin Tannate	吸入剂	
	★(303)	鞣酸加压素	Vasopressin Tannate	注射剂	
	304	重组人生长激素	Recombinant Human Somatropin (Recombinant Human Growth Hormone)	注射剂	限儿童原发性生长激素缺乏症和工伤保险
8.2 肾上腺皮质激素类药物					
甲类	305	地塞米松	Dexamethasone	口服常释剂型	
	★(305)	地塞米松	Dexamethasone	注射剂	
	306	泼尼松	Prednisone	口服常释剂型	

续表

分类	编号	中文名称	英文名称	剂型	备注
	307	氢化可的松	Hydrocortisone	口服常释剂型	
	★(307)	氢化可的松	Hydrocortisone	注射剂	
乙类	308	倍他米松	Betamethasone	口服常释剂型	
	★(308)	倍他米松	Betamethasone	注射剂	
	309	甲泼尼龙	Methylprednisolone	口服常释剂型	
	★(309)	甲泼尼龙	Methylprednisolone	注射剂	
	310	可的松	Cortisone	口服常释剂型	
	311	泼尼松龙	Prednisolone	口服常释剂型	
	★(311)	泼尼松龙	Prednisolone	注射剂	
	312	曲安奈德	Triamcinolone Acetonide	注射剂	
	313	曲安西龙	Triamcinolone	口服常释剂型	
	★(313)	曲安西龙	Triamcinolone	注射剂	
8.3 雄激素、抗雄激素及同化激素类药物					
8.3.1 雄激素及抗雄激素类药物					
甲类	314	丙酸睾酮	Testosterone Propionate	注射剂	
	315	甲睾酮	Methyltestosterone	口服常释剂型	
乙类	316	达那唑	Danazol	口服常释剂型	
	317	普拉睾酮	Prasterone	注射剂	
	318	十一酸睾酮	Testosterone Undecanoate	口服常释剂型	

续表

分类	编号	中文名称	英文名称	剂型	备注
	★(318)	十一酸睾酮	Testosterone Undecanoate	注射剂	
8.3.2 同化激素类药物					
甲类	319	苯丙酸诺龙	Nandrolone Phenylpropionate	注射剂	
乙类	320	司坦唑醇	Stanozolol	口服常释剂型	
	321	替勃龙	Tibolone	口服常释剂型	
8.4 雌激素、孕激素及抗孕激素类药物					
8.4.1 雌激素类药物					
甲类	322	己烯雌酚	Diethylstilbestrol	口服常释剂型	
	★(322)	己烯雌酚	Diethylstilbestrol	注射剂	
乙类	323	苯甲酸雌二醇	Estradiol Benzoate	注射剂	
	324	雌二醇	Estradiol	凝胶剂	△
	325	结合雌激素	Conjugated Estrogens	口服常释剂型	△
	326	结合雌激素/甲羟孕酮	Conjugated Estrogens and Medroxyprogesterone	口服常释剂型	△
	327	尼尔雌醇	Nilestriol	口服常释剂型	△
	328	炔雌醇	Ethinylestradiol	口服常释剂型	
	329	戊酸雌二醇	Estradiol Valerate	口服常释剂型	△
	330	烯丙雌醇	Allylestrenol	口服常释剂型	
8.4.2 孕激素及抗孕激素类药物					

续表

分类	编号	中文名称	英文名称	剂型	备注
8.4.2.1 孕激素类药物					
甲类	331	黄体酮	Progesterone	注射剂	
	332	甲羟孕酮	Medroxyprogesterone	口服常释剂型	
乙类	333	地屈孕酮	Dydrogesterone	口服常释剂型	
	★(331)	黄体酮	Progesterone	口服常释剂型	
	334	己酸羟孕酮	Hydroxyprogesterone Caproate	注射剂	
	335	甲地孕酮	Megestrol	口服常释剂型	
	★(332)	甲羟孕酮	Medroxyprogesterone	注射剂	
	336	炔诺酮	Norethisterone	口服常释剂型 丸剂	△
8.4.2.2 抗孕激素类药物					
乙类	337	孕三烯酮	Gestrinone	口服常释剂型	
	338	米非司酮	Mifepristone	口服常释剂型	限生育保险
8.5 胰岛素及其他影响血糖的药物					
8.5.1 胰岛素					
甲类	339	动物源胰岛素	Insulin of Animal Origin	注射剂	◇
乙类	340	重组人胰岛素	Recombinant Human Insulin	注射剂	◇
	341	超短效人胰岛素类似物	Ultrashort-Acting Insulin Similitude	注射剂	◇;限反复发作低血糖的Ⅰ型、脆性糖尿病患者

续表

分类	编号	中文名称	英文名称	剂型	备注
	342	长效人胰岛素类似物	Long-Acting Insulin Similitude	注射剂	◇;限反复发作低血糖或有重度合并症的老年糖尿病患者
8.5.2 口服降糖药物					
8.5.2.1 磺酰脲类药物					
甲类	343	格列本脲	Glibenclamide	口服常释剂型	
	344	格列吡嗪	Glipizide	口服常释剂型	
乙类	★(344)	格列吡嗪	Glipizide	缓释控释剂型	
	345	格列喹酮	Gliquidone	口服常释剂型	
	346	格列美脲	Glimepiride	口服常释剂型	
	347	格列齐特	Gliclazide	口服常释剂型 缓释控释剂型	
	348	那格列奈	Nateglinide	口服常释剂型	
	349	瑞格列奈	Repaglinide	口服常释剂型	
8.5.2.2 双胍类药物					
甲类	350	二甲双胍	Metformin	口服常释剂型	
乙类	★(350)	二甲双胍	Metformin	缓释控释剂型	
8.5.2.3 α-葡糖苷酶抑制剂					
乙类	351	阿卡波糖	Acarbose	口服常释剂型	
	352	伏格列波糖	Voglibose	口服常释剂型	

续表

分类	编号	中文名称	英文名称	剂型	备注
8.5.2.4 胰岛素增敏剂					
乙类	353	吡格列酮	Pioglitazone	口服常释剂型	限不适用胰岛素药物且使用其他口服降糖药物无效的患者
	354	罗格列酮	Rosiglitazone	口服常释剂型	限不适用胰岛素药物且使用其他口服降糖药物无效的患者
8.5.3 其他					
乙类	355	α-硫辛酸	α-Lipoic Acid	注射剂	
	356	依帕司他	Epalrestat	口服常释剂型	
8.6 甲状腺激素及抗甲状腺药物					
8.6.1 甲状腺激素类药物					
甲类	357	甲状腺片	Thyroid Tablets	口服常释剂型	
乙类	358	碘塞罗宁	Liothyronine	口服常释剂型	
*	359	左旋甲状腺素	Levothyroxine	口服常释剂型	
8.6.2 抗甲状腺药物					
甲类	360	丙硫氧嘧啶	Propylthiouracil	口服常释剂型	
	361	复方碘溶液	Compound Iodine Solution	口服液体剂	
	362	甲巯咪唑	Thiamazole	口服常释剂型	
乙类	363	卡比马唑	Carbimazole	口服常释剂型	

续表

分类	编号	中文名称	英文名称	剂型	备注
8.7 钙代谢调节药物					
8.7.1 降钙素类药物					
乙类	364	降钙素	Calcitonin	注射剂	限高钙血症患者和工伤保险
	★(364)	降钙素	Calcitonin	吸入剂	限高钙血症患者和工伤保险
8.7.2 维生素 D 类药物					
甲类	★(262)	维生素 D_2	Vitamin D_2	注射剂	
	★(262)	维生素 D_2	Vitamin D_2	口服常释剂型	
	★(263)	维生素 D_3	Vitamin D_3	注射剂	
乙类	★(263)	维生素 D_3	Vitamin D_3	口服常释剂型	
8.7.3 双膦酸盐类药物					
乙类	365	阿仑膦酸钠	Alendronate Sodium	口服常释剂型	限重度骨质疏松和工伤保险
	366	利塞膦酸钠	Sodium Risedronate	口服常释剂型	限重度骨质疏松和工伤保险
	367	氯膦酸二钠	Clodronate Disodium	注射剂	限癌症骨转移和工伤保险
	★(367)	氯膦酸二钠	Clodronate Disodium	口服常释剂型	限癌症骨转移和工伤保险
	368	帕米膦酸二钠	Pamidronate Disodium	注射剂	限癌症骨转移和工伤保险

续表

分类	编号	中文名称	英文名称	剂型	备注
	369	羟乙膦酸钠	Etidronate Disodium	口服常释剂型	限重度骨质疏松和工伤保险
	370	唑来膦酸	Zoledronic Acid	注射剂	限重度骨质疏松骨折、癌症骨转移和工伤保险
8.7.4 其他					
乙类	371	阿法骨化醇	Alfacalcidol	口服常释剂型	限重度骨质疏松、肾性骨病、甲状旁腺功能减退症
	372	骨化三醇	Calcitriol	口服常释剂型	限重度骨质疏松、肾性骨病、甲状旁腺功能减退症
	373	雷奈酸锶	Strontium Ranelate	干混悬剂	限工伤保险
8.8 其他激素及调节内分泌功能药物					
乙类	374	高血糖素	Glucagon	注射剂	限严重低血糖症和儿童
	375	溴隐亭	Bromocriptine	口服常释剂型	
	376	胰激肽原酶	Pancreatic Kininogenase	口服常释剂型	限糖尿病致微循环障碍性疾病
	★(376)	胰激肽原酶	Pancreatic Kininogenase	注射剂	限糖尿病致微循环障碍性疾病
9 调节免疫功能药物					
9.1 免疫抑制药物					

续表

分类	编号	中文名称	英文名称	剂型	备注
甲类	377	环孢素	Ciclosporin	口服常释剂型 口服液体剂	限器官移植、再生障碍性贫血和工伤保险
	★(377)	环孢素	Ciclosporin	注射剂	限器官移植、再生障碍性贫血和工伤保险
	378	雷公藤多苷	Tripterysium Glucosides	口服常释剂型	
	379	硫唑嘌呤	Azathioprine	口服常释剂型	
乙类	380	吗替麦考酚酯	Mycophenolate Mofetil	口服常释剂型	限器官移植和工伤保险
	381	麦考酚钠	Mycophenolate Sodium	口服常释剂型	限器官移植和工伤保险
	382	咪唑立宾	Mizoribine	口服常释剂型	限器官移植和工伤保险
	383	他克莫司	Tacrolimus	口服常释剂型	限器官移植和工伤保险
	384	西罗莫司	Sirolimus	口服常释剂型 口服液体剂	限器官移植和工伤保险
9.2 生物反应调节药物					
9.2.1 细菌类生物制剂					
乙类	385	乌苯美司	Ubenimex	口服常释剂型	
	386	草分枝杆菌 F. U. 36	Mycobacterium Phlei F. U. 36	注射剂	
9.2.2 干扰素类药物					
乙类	387	α-干扰素	α-Interferon	注射剂	◇;限白血病、淋巴瘤、黑色素瘤、肾癌、多发性骨髓瘤、丙肝

续表

分类	编号	中文名称	英文名称	剂型	备注
	388	聚乙二醇干扰素 α-2a[α-2b]	Peginterferon α-2a[α-2b]	注射剂	限乙肝和丙肝治疗，乙肝治疗限连续使用不超过 12 个月，丙肝治疗连续使用 6 个月无效时停药
9.2.3 白介素类药物					
乙类	389	重组人白介素-2	Recombinant Human Interleukin-2	注射剂	限肾细胞癌、黑色素瘤
	390	重组人白介素-11	Recombinant Human Interleukin-11	注射剂	限放化疗引起的血小板减少患者在三级医院治疗时使用
	★(390)	重组人白介素-11[Ⅰ]	Recombinant Human Interleukin-11[Ⅰ]	注射剂	限放化疗引起的血小板减少患者在三级医院治疗时使用
9.2.4 其他					
乙类	391	白芍总苷	Total Glycosides of Paeony	口服常释剂型	
	392	静脉注射用人免疫球蛋白(pH4)	Human Immunoglobulin (pH4) for Intravenous Injection	注射剂	限儿童重度病毒感染和工伤保险
	393	沙利度胺	Thalidomide	口服常释剂型	
	394	胸腺肽 α1	Thymosin α1	注射剂	限重症乙肝患者的住院治疗
10 抗肿瘤药物					

分类	编号	中文名称	英文名称	剂型	备注
10.1 细胞毒药物					
10.1.1 作用于DNA化学结构药物					
甲类	395	阿霉素	Doxorubicin	注射剂	
	396	白消安	Busulfan	口服常释剂型	
	397	丙卡巴肼	Procarbazine	口服常释剂型	
	398	氮芥	Chlormethine	注射剂	
	399	环磷酰胺	Cyclophosphamide	口服常释剂型	
	★(399)	环磷酰胺	Cyclophosphamide	注射剂	
	400	卡铂	Carboplatin	注射剂	
	401	柔红霉素	Daunorubicin	注射剂	
	402	塞替派	Thiotepa	注射剂	
	403	顺铂	Cisplatin	注射剂	
	404	丝裂霉素	Mitomycin	注射剂	
	405	司莫司汀	Semustine	口服常释剂型	
乙类	406	阿柔比星	Aclarubicin	注射剂	
	407	安吖啶	Amsacrine	注射剂	
	408	奥沙利铂	Oxaliplatin	注射剂	
	★(396)	白消安	Busulfan	注射剂	限二线用药
	409	苯丁酸氮芥	Chlorambucil	口服常释剂型	

续表

分类	编号	中文名称	英文名称	剂型	备注
	410	吡柔比星	Pirarubicin	注射剂	
	411	表柔比星	Epirubicin	注射剂	
	412	氮甲	Formylmerphalan	口服常释剂型	
	413	福莫司汀	Fotemustine	注射剂	限二线用药
	414	甲异靛	Meisoindigotin	口服常释剂型	
	415	卡莫司汀	Carmustine	注射剂	
	416	六甲蜜胺	Altretamine	口服常释剂型	
	417	洛铂	Lobaplatin	注射剂	限其他铂类药物无效或不能耐受者
	418	洛莫司汀	Lomustine	口服常释剂型	
	419	美法仑	Melphalan	口服常释剂型	
	420	奈达铂	Nedaplatin	注射剂	限二线用药
	421	尼莫司汀	Nimustine	注射剂	限二线用药
	422	顺铂氯化钠	Cisplatin Sodium Chloride	注射剂	
	423	替莫唑胺	Temozolomide	口服常释剂型	限二线用药
	424	硝卡芥	Nitrocaphane	注射剂	
	425	异环磷酰胺	Ifosfamide	注射剂	
10.1.2 影响核酸合成药物					
甲类	426	阿糖胞苷	Cytarabine	注射剂	
	427	氟尿嘧啶	Fluorouracil	口服常释剂型	

续表

分类	编号	中文名称	英文名称	剂型	备注
	★(427)	氟尿嘧啶	Fluorouracil	注射剂	
	428	甲氨蝶呤	Methotrexate	口服常释剂型	
	★(428)	甲氨蝶呤	Methotrexate	注射剂	
	429	羟基脲	Hydroxycarbamide	口服常释剂型	
	430	替加氟	Tegafur	口服常释剂型	
乙类	431	达卡巴嗪	Dacarbazine	注射剂	
	432	氟达拉滨	Fludarabine	注射剂	限三级综合、肿瘤专科医院二线用药
	433	氟尿嘧啶氯化钠	Fluorouracil and Sodium Chloride	注射剂	
	434	氟尿嘧啶葡萄糖	Fluorouracil and Glucose	注射剂	
	435	吉西他滨	Gemcitabine	注射剂	
	436	卡莫氟	Carmofur	口服常释剂型	
	437	卡培他滨	Capecitabine	口服常释剂型	
	438	硫鸟嘌呤	Tioguanine	口服常释剂型	
	439	米托蒽醌	Mitoxantrone	注射剂	
	440	巯嘌呤	Mercaptopurine	口服常释剂型	
	441	去氧氟尿苷(脱氧氟尿苷)	Doxifluridine	口服常释剂型	
	442	替吉奥	Tegafur,Gimeracil and Oteracil Potassium	口服常释剂型	

续表

分类	编号	中文名称	英文名称	剂型	备注
	★(430)	替加氟	Tegafur	注射剂	
	★(430)	替加氟	Tegafur	栓剂	
	443	盐酸米托蒽醌葡萄糖	Mitoxantrone Hydrochloride	注射剂	
10.1.3 作用于核酸转录药物					
甲类	444	放线菌素 D	Dactinomycin	注射剂	
	445	平阳霉素	Bleomycin A5	注射剂	
乙类	446	博来霉素	Bleomycin Hydrochloride	注射剂	
10.1.4 作用于拓扑异构酶抑制剂					
甲类	447	羟喜树碱	Hydroxycamptothecin	注射剂	
乙类	448	羟基喜树碱氯化钠	Hydroxycamptothecinum and Sodium Chloride	注射剂	
	449	拓扑替康	Topotecan	注射剂	
	450	伊立替康	Irinotecan	注射剂	限三级综合、肿瘤专科医院二线用药
10.1.5 M 期,干扰微管蛋白合成药物					
甲类	451	长春新碱	Vincristine	注射剂	
	452	高三尖杉酯碱	Homoharringtonine	注射剂	
	453	依托泊苷	Etoposide	注射剂	
乙类	454	长春地辛	Vindesine	注射剂	
	455	长春碱	Vinblastine	注射剂	限二线用药

续表

分类	编号	中文名称	英文名称	剂型	备注
	456	长春瑞滨	Vinorelbine	注射剂	
	457	雌莫司汀	Estramustine	口服常释剂型	
	458	多西他赛	Docetaxel	注射剂	限二线用药
	459	高三尖杉酯碱氯化钠	Homoharringtonine and Sodium Chloride	注射剂	
	460	三尖杉酯碱	Harringtonine	注射剂	
	461	替尼泊苷	Teniposide	注射剂	限二线用药
	★(453)	依托泊苷	Etoposide	口服常释剂型	
	462	紫杉醇	Paclitaxel	注射剂	
10.1.6 其他细胞毒药物					
甲类	463	门冬酰胺酶	Asparaginase	注射剂	
10.2 激素类药物					
10.2.1 抗雄激素药物					
乙类	464	氟他胺	Flutamide	口服常释剂型	
10.2.2 抗雌激素药物					
甲类	465	他莫昔芬	Tamoxifen	口服常释剂型	
乙类	466	雷洛昔芬	Raloxifene	口服常释剂型	
	467	氯米芬	Clomifene	口服常释剂型	
	468	托瑞米芬	Toremifene	口服常释剂型	
10.2.3 芳香化酶抑制剂					

续表

分类	编号	中文名称	英文名称	剂型	备注
甲类	469	氨鲁米特	Aminoglutethimide	口服常释剂型	
乙类	470	阿那曲唑	Anastrozole	口服常释剂型	
	471	比卡鲁胺	Bicalutamide	口服常释剂型	
	472	来曲唑	Letrozole	口服常释剂型	
	473	依西美坦	Exemestane	口服常释剂型	
10.3 辅助药物					
乙类	474	甘氨双唑钠	Sodium Glycididazole	注射剂	限工伤保险
	475	榄香烯	Elemene	注射剂	限出现癌性胸水的患者和工伤保险
	★(475)	榄香烯	Elemene	口服液体剂	限出现癌性胸水的患者
	476	美司钠	Mesna	注射剂	
	477	亚叶酸钙	Calcium Folinate	口服常释剂型	
	★(477)	亚叶酸钙	Calcium Folinate	注射剂	
	478	右丙亚胺	Dexrazoxane	注射剂	限使用阿霉素治疗后出现心脏损害的患者和工伤保险
10.4 其他					
乙类	479	维 A 酸	Tretinoin	口服常释剂型	
	480	亚砷酸(三氧化二砷)	Arsenious Acid(Arsenic Trioxide)	注射剂	

分类	编号	中文名称	英文名称	剂型	备注
	481	亚砷酸氯化钠	Arsenious Acid and Sodium Chloride	注射剂	
11 抗变态反应药物					
11.1 H1 受体阻断药物					
11.1.1 烷基胺类药物					
甲类	482	氯苯那敏	Chlorphenamine	口服常释剂型	△
乙类	★(482)	氯苯那敏	Chlorphenamine	注射剂	
11.1.2 单乙醇胺类药物					
甲类	483	苯海拉明	Diphenhydramine	口服常释剂型	△
	★(483)	苯海拉明	Diphenhydramine	注射剂	
11.1.3 吩噻嗪类药物					
甲类	484	异丙嗪	Promethazine	口服常释剂型	△
	★(484)	异丙嗪	Promethazine	注射剂	
11.1.4 哌嗪类药物					
乙类	485	羟嗪	Hydroxyzine	口服常释剂型	
	486	去氯羟嗪	Decloxizine	口服常释剂型	△
	487	西替利嗪	Cetirizine	口服常释剂型	△
	488	左西替利嗪	Levocetirizine	口服常释剂型 口服液体剂	限西替利嗪(编号:487)治疗失败的患者
11.1.5 哌啶类药物					

续表

分类	编号	中文名称	英文名称	剂型	备注
甲类	489	赛庚啶	Cyproheptadine	口服常释剂型	△
乙类	490	阿伐斯汀	Acrivastine	口服常释剂型	
	491	氯雷他定	Loratadine	口服常释剂型	△
	492	咪唑斯汀	Mizolastine	口服常释剂型 缓释控释剂型	
	493	依巴斯汀	Ebastine	口服常释剂型	限二线用药
11.1.6 其他					
乙类	494	茶苯海明	Dimenhydrinate	口服常释剂型	△
	495	曲普利啶	Triprolidine	口服常释剂型	△
11.2 其他					
乙类	496	酮替芬	Ketotifen	口服常释剂型	△
12 神经系统用药物					
12.1 抗帕金森病药物					
12.1.1 拟多巴胺类药物					
12.1.1.1 左旋多巴类药物					
甲类	497	左旋多巴	Levodopa	口服常释剂型	
乙类	498	多巴丝肼	Levodopa and Benserazide	口服常释剂型	
	499	卡比多巴	Carbidopa	口服常释剂型	
	500	左旋多巴/卡比多巴	Carbidopa and Levodopa	口服常释剂型 缓释控释剂型	

续表

分类	编号	中文名称	英文名称	剂型	备注
12.1.1.2 促多巴胺释放剂					
甲类	501	金刚烷胺	Amantadine	口服常释剂型	
乙类	502	美金刚	Memantine	口服常释剂型	限三级医院重症患者
12.1.1.3 多巴胺受体激动剂					
乙类	503	普拉克索	Pramipexole	口服常释剂型	
	504	吡贝地尔	Piribedil	缓释控释剂型	
12.1.1.4 单胺氧化酶 B 型(MAO-B)抑制剂					
乙类	505	司来吉兰	Selegiline	口服常释剂型	
12.1.1.5 儿茶酚-氧位-甲基转移酶(COMT)抑制剂					
乙类	506	恩他卡朋	Entacapone	口服常释剂型	限三级医院重症患者
12.1.2 抗胆碱类药物					
甲类	507	苯海索	Trihexyphenidyl	口服常释剂型	
12.2 抗重症肌无力药物					
甲类	508	新斯的明	Neostigmine	注射剂	
	509	溴吡斯的明	Pyridostigmine Bromide	口服常释剂型	
	510	溴新斯的明	Neostigmine Bromide	口服常释剂型	
乙类	511	加兰他敏	Galanthamine	口服常释剂型	
	★(511)	加兰他敏	Galanthamine	注射剂	
	★(509)	溴吡斯的明	Pyridostigmine Bromide	注射剂	

续表

分类	编号	中文名称	英文名称	剂型	备注
	512	依酚氯铵	Edrophonium Chloride	注射剂	
12.3 抗癫痫药物					
12.3.1 全面性发作治疗药物					
甲类	513	苯妥英钠	Phenytoin Sodium	口服常释剂型	
	★(513)	苯妥英钠	Phenytoin Sodium	注射剂	
	514	丙戊酸钠	Sodium Valproate	口服常释剂型	
	515	卡马西平	Carbamazepine	口服常释剂型	
乙类	516	奥卡西平	Oxcarbazepine	口服常释剂型 口服液体剂	
	517	丙戊酸镁	Magnesium Valproate	缓释控释剂型	
	★(514)	丙戊酸钠	Sodium Valproate	缓释控释剂型	
	★(515)	卡马西平	Carbamazepine	缓释控释剂型	
	518	拉莫三嗪	Lamotrigine	口服常释剂型	
	519	扑米酮	Primidone	口服常释剂型	
	520	托吡酯	Topiramate	口服常释剂型	
	521	乙琥胺	Ethosuximide	口服常释剂型	
	★(521)	乙琥胺	Ethosuximide	口服液体剂	
	522	左乙拉西坦	Levetiracetam	口服常释剂型	
12.3.2 部分性发作治疗药物					
乙类	523	加巴喷丁	Gabapentin	口服常释剂型	

分类	编号	中文名称	英文名称	剂型	备注
12.3.3 癫痫持续状态治疗药物					
乙类	★(514)	丙戊酸钠	Sodium Valproate	注射剂	
12.4 脑血管病用药物					
甲类	524	麦角胺咖啡因	Ergotamine Caffeine	口服常释剂型	
	525	尼莫地平	Nimodipine	口服常释剂型	
乙类	526	阿米三嗪萝巴新	Almitrine and Raubasine	口服常释剂型	
	527	巴曲酶(降纤酶)	Batroxobin (Defibrase)	注射剂	
	528	倍他司汀	Betahistine	口服常释剂型	
	★(528)	倍他司汀	Betahistine	注射剂	
	529	长春西汀	Vinpocetine	注射剂	
	★(529)	长春西汀	Vinpocetine	口服常释剂型	限工伤保险
	530	丹参酮 IIA	Tanshinon IIA	注射剂	
	531	丁苯酞	Butylphthalide	口服常释剂型	
	532	丁咯地尔	Buflomedil	口服常释剂型	
	★(532)	丁咯地尔	Buflomedil	注射剂	
	533	二氢麦角碱	Dihydroergotoxine	口服常释剂型 缓释控释剂型	
	534	法舒地尔	Fasudil	注射剂	限蛛网膜下腔出血后患者在三级医院使用
	535	氟桂利嗪	Flunarizine	口服常释剂型	

续表

分类	编号	中文名称	英文名称	剂型	备注
	536	葛根素	Puerarin	注射剂	
	537	桂利嗪	Cinnarizine	口服常释剂型	
	538	桂哌齐特	Cinepazide	注射剂	限雷诺氏病和工伤保险
	539	己酮可可碱	Pentoxifylline	口服常释剂型 缓释控释剂型	
	★(539)	己酮可可碱	Pentoxifylline	注射剂	
	540	尼麦角林	Nicergoline	口服常释剂型 缓释控释剂型	
	★(525)	尼莫地平	Nimodipine	注射剂	
	541	七叶皂苷	Aescine	注射剂	
	542	双氢麦角胺	Dihydroergotamine	口服常释剂型	
	543	依达拉奉	Edaravone	注射剂	限三级医院和工伤保险
12.5 抗阿尔茨海默病药物					
乙类	544	多奈哌齐	Donepezil	口服常释剂型	限三级医院治疗中度以上痴呆
	545	卡巴拉汀	Rivastigmine	口服常释剂型	限三级医院治疗中度以上痴呆
	546	石杉碱甲	Huperzine A	口服常释剂型	
12.6 中枢兴奋药物					
甲类	547	胞磷胆碱	Citicoline	注射剂	
	548	洛贝林	Lobeline	注射剂	

分类	编号	中文名称	英文名称	剂型	备注
	549	尼可刹米	Nikethamide	注射剂	
乙类	★(547)	胞磷胆碱	Citicoline	口服常释剂型	
	550	吡拉西坦	Piracetam	口服常释剂型	
	★(550)	吡拉西坦	Piracetam	注射剂	
	551	吡硫醇	Pyritinol	注射剂	
	552	多沙普仑	Doxapram	注射剂	
	553	二甲弗林	Dimefline	注射剂	
	554	茴拉西坦	Aniracetam	口服常释剂型 颗粒剂	
	555	甲氯芬酯	Meclofenoxate	口服常释剂型	
	556	哌甲酯	Methylphenidate	口服常释剂型	
	★(556)	哌甲酯	Methylphenidate	缓释控释剂型	限儿童
	★(556)	哌甲酯	Methylphenidate	注射剂	
	557	托莫西汀	Tomoxetine	口服常释剂型	
12.7 镇静催眠药物					
甲类	558	苯巴比妥	Phenobarbital	口服常释剂型	
	★(558)	苯巴比妥	Phenobarbital	注射剂	
乙类	559	司可巴比妥	Secobarbital	口服常释剂型	
	560	异戊巴比妥	Amobarbital	注射剂	
	561	右佐匹克隆	Eszopiclone	口服常释剂型	限工伤保险

续表

分类	编号	中文名称	英文名称	剂型	备注
	562	扎来普隆	Zaleplon	口服常释剂型	
	563	佐匹克隆	Zopiclone	口服常释剂型	
	564	唑吡坦	Zolpidem	口服常释剂型	
12.8 抗偏头痛药物					
乙类	565	利扎曲普坦	Rizatriptan	口服常释剂型	限偏头痛急性发作二线用药,3 日内使用
	566	米格来宁	Antipyrine and Caffeine Citrate	口服常释剂型	
	567	舒马普坦	Sumatriptan	口服常释剂型	限偏头痛急性发作二线用药,3 日内使用
	568	佐米曲普坦	Zolmitriptan	口服常释剂型	限偏头痛急性发作二线用药,3 日内使用
12.9 其他					
甲类	569	甘露醇	Mannitol	注射剂	
	570	甘油果糖	Glycerol Fructose	注射剂	
乙类	571	谷维素	Oryzanol	口服常释剂型	△
	572	甲钴胺	Mecobalamin	口服常释剂型	
	★(572)	甲钴胺	Mecobalamin	注射剂	
	573	替扎尼定	Tizanidine	口服常释剂型	
	574	腺苷钴胺	Cobamamide	口服常释剂型	△
	★(574)	腺苷钴胺	Cobamamide	注射剂	

续表

分类	编号	中文名称	英文名称	剂型	备注
	575	乙哌立松	Eperisone	口服常释剂型	
13 治疗精神障碍药物					
13.1 抗精神病药物					
13.1.1 典型抗精神病药物(第一代抗精神病药物)					
13.1.1.1 吩噻嗪类药物					
甲类	576	奋乃静	Perphenazine	口服常释剂型	
	★(576)	奋乃静	Perphenazine	注射剂	
	577	氯丙嗪	Chlorpromazine	口服常释剂型	△
	★(577)	氯丙嗪	Chlorpromazine	注射剂	
	578	氯氮平	Clozapine	口服常释剂型	
	579	三氟拉嗪	Trifluoperazine	口服常释剂型	
乙类	580	氟奋乃静	Fluphenazine	口服常释剂型	
	★(580)	氟奋乃静	Fluphenazine	注射剂	
	581	复方盐酸氯丙嗪	Compound Chlorpromazine Hydrochloridein	注射剂	
	582	癸氟奋乃静	Fluphenazine Decanoate	注射剂	
	583	硫利达嗪	Thioridazine	口服常释剂型	
	584	哌泊塞嗪	Pipotiazine	注射剂	
13.1.1.2 丁酰苯类药物					
甲类	585	氟哌啶醇	Haloperidol	口服常释剂型	

续表

分类	编号	中文名称	英文名称	剂型	备注
	★(585)	氟哌啶醇	Haloperidol	注射剂	
乙类	586	奥氮平	Olanzapine	口服常释剂型	
	587	氟哌利多	Droperidol	注射剂	
	588	喹硫平	Quetiapine	口服常释剂型	
	589	利培酮	Risperidone	口服常释剂型 口服液体剂	
	★(589)	利培酮	Risperidone	口腔崩解片	限不配合服药患者
	590	五氟利多	Penfluridol	口服常释剂型	
	591	注射用利培酮微球	Risperidone for Depot Suspension	注射剂	限不配合服药患者
13.1.1.3 硫杂蒽类药物					
乙类	592	氟哌噻吨	Flupentixol	口服常释剂型	
	★(592)	氟哌噻吨	Flupentixol	注射剂	
	593	氟哌噻吨美利曲辛	Flupentixol and Melitracen	口服常释剂型	
	594	氯哌噻吨	Clopenthixol	注射剂	
	595	氯普噻吨	Chlorprothixene	口服常释剂型	
	★(595)	氯普噻吨	Chlorprothixene	注射剂	
13.1.1.4 苯甲酰胺类药物					
甲类	596	舒必利	Sulpiride	口服常释剂型	
	★(596)	舒必利	Sulpiride	注射剂	

续表

分类	编号	中文名称	英文名称	剂型	备注
乙类	597	氨磺必利	Amisulpride	口服常释剂型	限二线用药
	598	硫必利	Tiapride	注射剂	
	599	舒托必利	Sultopride	注射剂	限二线用药
13.1.2 非典型抗精神病药物(第二代抗精神病药物)					
乙类	600	帕利哌酮	Paliperidone	口服常释剂型	
	601	齐拉西酮	Ziprasidone	口服常释剂型	
13.1.3 其他					
乙类	602	阿立哌唑	Aripiprazole	口服常释剂型	
	★(602)	阿立哌唑	Aripiprazole	口腔崩解片	限不配合服药患者
13.2 抗焦虑药物					
13.2.1 镇静抗焦虑药物(BDZ 类)					
甲类	603	阿普唑仑	Alprazolam	口服常释剂型	
	604	艾司唑仑	Estazolam	口服常释剂型	
	605	地西泮	Diazepam	口服常释剂型	
	★(605)	地西泮	Diazepam	注射剂	
乙类	606	奥沙西泮	Oxazepam	口服常释剂型	
	607	劳拉西泮	Lorazepam	口服常释剂型	
	608	氯硝西泮	Clonazepam	口服常释剂型	
	★(608)	氯硝西泮	Clonazepam	注射剂	

续表

分类	编号	中文名称	英文名称	剂型	备注
	★(233)	咪达唑仑	Midazolam	口服常释剂型	
	609	硝西泮	Nitrazepam	口服常释剂型	
13.2.2 非镇静抗焦虑药物(非 BDZ 类)					
乙类	610	丁螺环酮	Buspirone	口服常释剂型	
	★(485)	羟嗪	Hydroxyzine	口服常释剂型	
	611	坦度螺酮	Tandospirone	口服常释剂型	
13.3 抗抑郁药物					
13.3.1 三环类抗抑郁药物					
甲类	612	阿米替林	Amitriptyline	口服常释剂型	
	613	丙米嗪	Imipramine	口服常释剂型	
	614	多塞平	Doxepin	口服常释剂型	
	615	氯米帕明	Clomipramine	注射剂	
乙类	★(615)	氯米帕明	Clomipramine	口服常释剂型	
13.3.2 四环类抗抑郁药物					
乙类	616	马普替林	Maprotiline	口服常释剂型 口服液体剂	
	★(616)	马普替林	Maprotiline	注射剂	
	617	米安色林	Mianserin	口服常释剂型	限二线用药
13.3.3 选择性 5-HT 再摄取抑制剂					
乙类	618	艾司西酞普兰	Escitalopram	口服常释剂型	限二线用药

续表

分类	编号	中文名称	英文名称	剂型	备注
	619	氟伏沙明	Fluvoxamine	口服常释剂型	
	620	氟西汀	Fluoxetine	口服常释剂型	
	621	帕罗西汀	Paroxetine	口服常释剂型	
	622	舍曲林	Sertraline	口服常释剂型	
	623	西酞普兰	Citalopram	口服常释剂型	
13.3.4 5-HT 及去甲肾上腺素再摄取抑制剂					
乙类	624	文拉法辛	Venlafaxine	口服常释剂型 缓释控释剂型	
13.3.5 拟去甲肾上腺素能 5-HT 药物					
乙类	625	米氮平	Mirtazapine	口服常释剂型	
13.3.6 单胺氧化酶抑制剂					
乙类	626	吗氯贝胺	Moclobemide	口服常释剂型	
13.3.7 5-HT 受体拮抗剂/再摄取抑制剂					
乙类	627	曲唑酮	Trazodone	口服常释剂型	
13.3.8 选择性去甲肾上腺素再摄取抑制剂					
乙类	628	度洛西汀	Duloxetine	口服常释剂型	
	629	瑞波西汀	Reboxetine	口服常释剂型	
13.3.9 其他					
乙类	630	氯美扎酮	Chlormezanone	口服常释剂型	△
	631	噻奈普汀	Tianeptine	口服常释剂型	

续表

分类	编号	中文名称	英文名称	剂型	备注
13.4 抗躁狂药物					
甲类	632	碳酸锂	Lithium Carbonate	口服常释剂型	
乙类	★(632)	碳酸锂	Lithium Carbonate	缓释控释剂型	
14 呼吸系统药物					
14.1 祛痰药物					
甲类	633	溴己新	Bromhexine	口服常释剂型	△
	634	氨溴索	Ambroxol	口服常释剂型 口服液体剂	△
乙类	★(634)	氨溴索	Ambroxol	注射剂	
	635	标准桃金娘油	Myrtol Standardized	口服常释剂型	△
	636	糜蛋白酶	Chymotrypsin	注射剂	
	637	羧甲司坦	Carbocisteine	口服常释剂型 口服液体剂	△
	★(633)	溴己新	Bromhexine	注射剂	
	638	乙酰半胱氨酸	Acetylcysteine	口服常释剂型	
	★(638)	乙酰半胱氨酸	Acetylcysteine	吸入剂	△
14.2 镇咳药物					
甲类	639	复方甘草制剂	Compound Liquorice (Glycyrrhiza)Preparations	口服常释剂型 口服液体剂	
	640	喷托维林	Pentoxyverine	口服常释剂型	△

续表

分类	编号	中文名称	英文名称	剂型	备注
乙类	641	二氧丙嗪	Dioxopromethazine	口服常释剂型	
	642	复方磷酸可待因	Compound Codeine Phosphate	溶液剂	
	643	可待因	Codeine	口服常释剂型	
	★(643)	可待因	Codeine	注射剂	
	644	可愈糖浆	Codeine and Guaifenesin Syrup	口服液体剂	△;限二线用药
	645	右美沙芬	Dextromethorphan	口服常释剂型 颗粒剂	△
14.3 平喘药物					
14.3.1 茶碱类药物					
甲类	646	氨茶碱	Aminophylline	口服常释剂型 缓释控释剂型	
	★(646)	氨茶碱	Aminophylline	注射剂	
	647	茶碱	Theophylline	口服常释剂型 缓释控释剂型	
乙类	648	多索茶碱	Doxofylline	口服常释剂型	限二线用药
	★(648)	多索茶碱	Doxofylline	注射剂	限二线用药
	649	二羟丙茶碱	Diprophylline	口服常释剂型	△
	★(649)	二羟丙茶碱	Diprophylline	注射剂	
	650	复方茶碱	Compound Theophylline Preparations	口服常释剂型	

续表

分类	编号	中文名称	英文名称	剂型	备注
14.3.2 抗胆碱类药物					
乙类	651	噻托溴铵	Tiotropium Bromide	吸入剂	
	652	异丙托溴铵	Ipratropium Bromide	吸入剂	
14.3.3 β 受体激动药物					
甲类	653	沙丁胺醇	Salbutamol	吸入剂	
乙类	654	班布特罗	Bambuterol	口服常释剂型	
	655	丙卡特罗	Procaterol	口服常释剂型	
	656	福莫特罗	Formoterol	吸入剂	限二线用药
	657	克仑特罗	Clenbuterol	口服常释剂型	
	★(657)	克仑特罗	Clenbuterol	栓剂	
	658	氯丙那林	Clorprenaline	口服常释剂型	
	★(653)	沙丁胺醇	Salbutamol	口服常释剂型 缓释控释剂型	
	★(653)	沙丁胺醇	Salbutamol	注射剂	
	659	沙美特罗	Salmeterol	吸入剂	限二线用药
	660	特布他林	Terbutaline	口服常释剂型 口服液体剂	
	★(660)	特布他林	Terbutaline	吸入剂	
	★(660)	特布他林	Terbutaline	注射剂	
14.3.4 激素类药物					

续表

分类	编号	中文名称	英文名称	剂型	备注
乙类	661	倍氯米松	Beclometasone Dipropionate	吸入剂	△
	662	布地奈德	Budesonide	吸入剂	△
	663	氟替卡松	Fluticasone	吸入剂	△
14.3.5 白三烯拮抗药物					
乙类	664	孟鲁司特	Montelukast	口服常释剂型	
	665	色甘酸钠	Sodium Cromoglicate	吸入剂	△
	666	扎鲁司特	Zafirlukast	口服常释剂型	限二线用药
14.3.6 其他					
乙类	667	布地奈德福莫特罗	Budesonide and Formoterol	吸入剂	限二线用药
	668	氟替卡松沙美特罗	Fluticasone and Salmeterol	吸入剂	限二线用药
	669	复方异丙托溴铵（异丙托溴铵沙丁胺醇）	Ipratropine Bromide and Salbutamol	吸入剂	限二线用药
14.4 其他					
乙类	670	动物源肺表面活性物质		注射剂	◇;限新生儿
	671	复方甲氧那明	Compound Methoxyphenamine	口服常释剂型	
15 消化系统药物					
15.1 抗酸药物及抗溃疡病药物					
15.1.1 抗酸药物及胃粘膜保护药物					
甲类	672	大黄碳酸氢钠	Rnei and Sodium Bicabronate	口服常释剂型	△

续表

分类	编号	中文名称	英文名称	剂型	备注
	673	复方氢氧化铝	Compound Aluminium Hydroxide	口服常释剂型	△
	674	枸橼酸铋钾	Bismuth Potassium Citrate	口服常释剂型	△
	675	碳酸氢钠	Sodium Bicarbonate	口服常释剂型	△
乙类	676	复方铝酸铋	Compound Bismuth Aluminate	颗粒剂	△
	677	吉法酯	Gefarnate	口服常释剂型	
	678	胶体果胶铋	Colloidal Bismuth Pectin	口服常释剂型	△
	★(674)	枸橼酸铋钾	Bismuth Potassium Citrate	颗粒剂	△
	679	硫糖铝	Sucralfate	口服常释剂型 口服液体剂	△
	680	铝碳酸镁	Hydrotalcite	口服常释剂型	△
	681	瑞巴派特	Rebamipide	口服常释剂型	△
	682	替普瑞酮	Teprenone	口服常释剂型	△
15. 1. 2 抑酸药物					
15. 1. 2. 1 H2 受体阻断药物					
甲类	683	法莫替丁	Famotidine	口服常释剂型	△
	★(683)	法莫替丁	Famotidine	注射剂	
	684	雷尼替丁	Ranitidine	口服常释剂型	△
	★(684)	雷尼替丁	Ranitidine	注射剂	

续表

分类	编号	中文名称	英文名称	剂型	备注
	685	西咪替丁	Cimetidine	口服常释剂型	△
	★(685)	西咪替丁	Cimetidine	注射剂	
15.1.2.2 质子泵抑制药物					
甲类	686	奥美拉唑	Omeprazole	口服常释剂型	△
乙类	687	埃索美拉唑	Esomeprazole	口服常释剂型	
	★(687)	埃索美拉唑	Esomeprazole	注射剂	
	★(686)	奥美拉唑	Omeprazole	注射剂	
	688	兰索拉唑	Lansoprazole	口服常释剂型	
	★(688)	兰索拉唑	Lansoprazole	注射剂	
	689	雷贝拉唑	Rabeprazole	口服常释剂型	
	690	泮托拉唑	Pantoprazole	口服常释剂型	
	★(690)	泮托拉唑	Pantoprazole	注射剂	
15.2 助消化药物					
甲类	691	乳酶生	Lactasin	口服常释剂型	△
乙类	692	米曲菌胰酶	Oryz-Aspergillus Enzyme and Pancreatin	口服常释剂型	△
	693	胰酶	Pancreatin	口服常释剂型	△
15.3 胃肠解痉药物					
甲类	694	阿托品	Atropine	口服常释剂型	

续表

分类	编号	中文名称	英文名称	剂型	备注
	695	颠茄	Belladonna	口服常释剂型 口服液体剂	△
	696	山莨菪碱	Anisodamine	口服常释剂型	△
	★(696)	山莨菪碱	Anisodamine	注射剂	
乙类	697	丁溴东莨菪碱	Scopolamine Butylbromide	口服常释剂型	
	★(697)	丁溴东莨菪碱	Scopolamine Butylbromide	注射剂	
	698	东莨菪碱	Scopolamine	口服常释剂型	
	★(698)	东莨菪碱	Scopolamine	注射剂	
	699	匹维溴铵	Pinaverium Bromide	口服常释剂型	
	700	曲美布汀	Trimebutine	口服常释剂型	
	701	溴丙胺太林	Propantheline Bromide	口服常释剂型	△
15.4 胃动力药物					
甲类	702	多潘立酮	Domperidone	口服常释剂型	△
乙类	★(702)	多潘立酮	Domperidone	栓剂	限儿童及吞咽困难者
	703	莫沙必利	Mosapride	口服常释剂型 颗粒剂	△
	704	伊托必利	Itopride	口服常释剂型	△
	705	依托必利	Itopride	口服常释剂型	△
15.5 止吐药物					
甲类	706	甲氧氯普胺	Metoclopramide	口服常释剂型	

续表

分类	编号	中文名称	英文名称	剂型	备注
	★(706)	甲氧氯普胺	Metoclopramide	注射剂	
乙类	707	昂丹司琼	Ondansetron	口服常释剂型	
	★(707)	昂丹司琼	Ondansetron	注射剂	限二线用药
	708	格拉司琼	Granisetron	口服常释剂型	
	★(708)	格拉司琼	Granisetron	注射剂	限二线用药
	709	托烷司琼	Tropisetron	注射剂	限二线用药
	710	溴米因	Bromosoval and Procaine	注射剂	限二线用药
15.6 催吐药物					
甲类	711	阿扑吗啡	Apomorphine	注射剂	
15.7 泻药					
甲类	712	酚酞	Phenolphthalein	口服常释剂型	
	713	开塞露	Glycerine Enema	溶液剂	
	714	开塞露(甘油)	Glycerini Enema	灌肠剂	△
	715	硫酸镁	Magnesium Sulfate	口服散剂 口服液体剂	
乙类	716	蓖麻油	Castor Oil	口服液体剂	
	717	聚乙二醇	Polyethylene Glycol	口服散剂	
	★(717)	[复方]聚乙二醇电解质	Polyethylene Glycol Electrolytes	口服散剂	
	718	甘油	Glycerin	栓剂 灌肠剂	△

续表

分类	编号	中文名称	英文名称	剂型	备注
	719	液状石蜡	Liquid Paraffin	溶液剂	
15.8 止泻药物					
甲类	720	复方地芬诺酯	Compound Diphenoxylate	口服常释剂型	
	721	蒙脱石	Smectite	口服散剂	△
乙类	722	复方樟脑酊	Compound Camphor	口服液体剂	
	723	利福昔明	Rifaximin	口服常释剂型	
	724	洛哌丁胺	Loperamide	口服常释剂型	
	725	消旋卡多曲	Racecadotril	颗粒剂	限儿童
15.9 微生态制剂					
乙类	726	地衣芽胞杆菌活菌制剂	Bacillus Licheniformis	口服常释剂型	△;限菌群失调
	727	枯草杆菌、肠球菌二联活菌制剂	Live Combined B. Subtilis and E. Faecium	口服常释剂型	△;限菌群失调
	728	枯草杆菌二联活菌制剂	Live Combined Bacillus Subtilis and Enterococcus Faecium	口服常释剂型	△;限菌群失调
	729	双歧杆菌、嗜酸乳杆菌、肠球菌三联活菌制剂	Live Combined Bifidobacterium, Lactobacillus and Enterococcus	口服常释剂型 口服散剂	△;限菌群失调
	730	双歧杆菌活菌制剂	Live Bifidobacterium Preparation	口服常释剂型	△;限菌群失调
15.10 肝病辅助治疗药物					

续表

分类	编号	中文名称	英文名称	剂型	备注
甲类	731	谷氨酸	Glutamate	注射剂	
	732	精氨酸	Arginine	注射剂	
	733	联苯双酯	Bifendate	口服常释剂型 滴丸剂	
乙类	734	促肝细胞生长素	Hepatocyte Growth-Promoting Factors	注射剂	限工伤保险
	735	多烯磷脂酰胆碱	Polyene Phosphatidyl Choline	口服常释剂型	△
	★(735)	多烯磷脂酰胆碱	Polyene Phosphatidyl Choline	注射剂	限抢救、肝功能衰竭
	736	复方甘草甜素（复方甘草酸苷）	Compound Glycyrrhizin	口服常释剂型	△
	★(736)	复方甘草甜素（复方甘草酸苷）	Compound Glycyrrhizin	注射剂	限抢救、肝功能衰竭和工伤保险
	737	甘草酸二铵	Diammonium Glycyrrhizinate	口服常释剂型	△
	★(737)	甘草酸二铵	Diammonium Glycyrrhizinate	注射剂	限抢救、肝功能衰竭和工伤保险
	738	还原型谷胱甘肽	Glutathione	注射剂	
	★(738)	还原型谷胱甘肽	Glutathione	口服常释剂型	限工伤保险
	739	苦参素（苦参总碱）	Marine	注射剂	
	740	硫普罗宁	Tiopronin	口服常释剂型	
	★(740)	硫普罗宁	Tiopronin	注射剂	
	741	门冬氨酸鸟氨酸（鸟氨酸天门冬氨酸）	Ornithine and Aspartate	注射剂	

续表

分类	编号	中文名称	英文名称	剂型	备注
	742	葡醛内酯	Glucurolactone	口服常释剂型	△
	★(742)	葡醛内酯	Glucurolactone	注射剂	
	743	乳果糖	Lactulose	糖浆剂 口服散剂 口服液体剂	△
	744	双环醇	Bicyclol	口服常释剂型	
	★(744)	双环醇	Bicyclol	注射剂	
	745	水飞蓟宾	Silibinin	口服常释剂型	
	746	腺苷蛋氨酸	Ademetionine	注射剂	限重症肝硬化和工伤保险
	747	异甘草酸镁	Magnesium Isoglycyrrhizinate	注射剂	限抢救、肝功能衰竭和工伤保险
15.11 利胆药物					
甲类	748	熊去氧胆酸	Ursodeoxycholic Acid	口服常释剂型	
乙类	749	苯丙醇	Phenylpropanol	口服常释剂型	△
	750	复方阿嗪米特	Compound Azintamide	口服常释剂型	△
	751	茴三硫	Anethol Trithione	口服常释剂型	
	752	曲匹布通	Trepibutone	口服常释剂型	
	753	去氢胆酸	Dehydrocholic Acid	口服常释剂型	△
15.12 肛肠科用药物					
乙类	754	草木犀流浸液	Melilotus	口服常释剂型	

续表

分类	编号	中文名称	英文名称	剂型	备注
	755	地奥司明	Diosmin	口服常释剂型	
	756	复方角菜酸酯	Compound Carraghenates Suppositories	栓剂	△
15.13 其他消化系统药物					
甲类	757	柳氮磺吡啶	Sulfasalazine	口服常释剂型	
	★(757)	柳氮磺吡啶	Sulfasalazine	栓剂	
乙类	758	奥曲肽[8 肽]	Octreotide	注射剂	限胰腺炎、食道静脉出血
	759	二甲硅油	Dimethicone	口服常释剂型	△
	760	缓解消化道不适症状的复方 OTC 制剂			◇;△
	761	加贝酯	Gabexate	注射剂	
	762	聚桂醇	Lauromacrogol	注射剂	限严重消化道大出血
	763	美沙拉嗪	Mesalazine	口服常释剂型 缓释控释剂型 缓控释颗粒剂	
	★(763)	美沙拉嗪	Mesalazine	栓剂 灌肠剂	
	764	生长抑素[14 肽]	Somatostatin	注射剂	限胰腺炎、食道静脉出血
	765	乌司他丁	Ulinastatin	注射剂	
16 循环系统药物					

续表

分类	编号	中文名称	英文名称	剂型	备注
16.1 强心药物					
甲类	766	地高辛	Digoxin	口服常释剂型	
	★(766)	地高辛	Digoxin	注射剂	
	767	毒毛花苷 K	Strophanthin K	注射剂	
	768	毛花苷丙	Lanatoside C	注射剂	
	769	去乙酰毛花苷	Deslanoside	注射剂	
乙类	★(766)	地高辛	Digoxin	口服液体剂	
	770	米力农	Milrinone	注射剂	
16.2 抗心律失常药物					
甲类	771	胺碘酮	Amiodarone	口服常释剂型	
	★(771)	胺碘酮	Amiodarone	注射剂	
	772	奎尼丁	Quinidine	口服常释剂型	
	773	美西律	Mexiletine	口服常释剂型	
	774	普鲁卡因胺	Procainamide	注射剂	
	775	普罗帕酮	Propafenone	口服常释剂型	
	★(775)	普罗帕酮	Propafenone	注射剂	
乙类	776	丙吡胺	Disopyramide	口服常释剂型	
	777	莫雷西嗪	Moracizine	口服常释剂型	
	778	托西溴苄铵	Bretylium Tosilate	注射剂	

续表

分类	编号	中文名称	英文名称	剂型	备注
16.3 硝酸酯类药物					
甲类	779	硝酸甘油	Nitroglycerin	口服常释剂型	
	★(779)	硝酸甘油	Nitroglycerin	注射剂	
	780	硝酸异山梨酯	Isosorbide Dinitrate	口服常释剂型	
	★(780)	硝酸异山梨酯	Isosorbide Dinitrate	注射剂	
乙类	781	单硝酸异山梨酯	Isosorbide Mononitrate	口服常释剂型 缓释控释剂型	
	★(781)	单硝酸异山梨酯	Isosorbide Mononitrate	注射剂	
	★(779)	硝酸甘油	Nitroglycerin	舌下片剂	
	★(780)	硝酸异山梨酯	Isosorbide Dinitrate	缓释控释剂型	
16.4 钙拮抗药物					
甲类	782	尼群地平	Nitrendipine	口服常释剂型	
	783	维拉帕米	Verapamil	口服常释剂型	
	★(783)	维拉帕米	Verapamil	注射剂	
	784	硝苯地平	Nifedipine	口服常释剂型	
乙类	785	L-门冬氨酸氨氯地平	L-Aspartic Acid Amlodipine	口服常释剂型	
	786	氨氯地平	Amlodipine	口服常释剂型	
	787	贝尼地平	Benidipine	口服常释剂型	
	788	地尔硫䓬	Diltiazem	口服常释剂型 缓释控释剂型	

续表

分类	编号	中文名称	英文名称	剂型	备注
	★(788)	地尔硫䓬	Diltiazem	注射剂	
	789	非洛地平	Felodipine	口服常释剂型 缓释控释剂型	
	790	拉西地平	Lacidipine	口服常释剂型	
	791	乐卡地平	Lercanidipine	口服常释剂型	
	792	尼卡地平	Nicardipine	口服常释剂型 缓释控释剂型	
	★(792)	尼卡地平	Nicardipine	注射剂	
	★(783)	维拉帕米	Verapamil	缓释控释剂型	
	793	西尼地平	Cilnidipine	口服常释剂型	
	★(784)	硝苯地平	Nifedipine	缓释控释剂型	
	794	左旋氨氯地平	Levamlodipine	口服常释剂型	
16.5 β受体阻滞药物					
甲类	795	阿替洛尔	Atenolol	口服常释剂型	
	796	美托洛尔	Metoprolol	口服常释剂型	
	★(796)	美托洛尔	Metoprolol	注射剂	
	797	普萘洛尔	Propranolol	口服常释剂型	
乙类	798	阿罗洛尔	Arotinolol	口服常释剂型	
	799	比索洛尔	Bisoprolol	口服常释剂型	
	800	卡维地洛	Carvedilol	口服常释剂型	

分类	编号	中文名称	英文名称	剂型	备注
	801	拉贝洛尔	Labetalol	口服常释剂型	
	★(796)	美托洛尔	Metoprolol	缓释控释剂型	
	★(797)	普萘洛尔	Propranolol	缓释控释剂型	
	★(797)	普萘洛尔	Propranolol	注射剂	
	802	索他洛尔	Sotalol	口服常释剂型	
	★(802)	索他洛尔	Sotalol	注射剂	
16.6 作用于 α 受体的药物					
甲类	803	酚妥拉明	Phentolamine	注射剂	
	804	哌唑嗪	Prazosin	口服常释剂型	
	805	特拉唑嗪	Terazosin	口服常释剂型	
乙类	806	阿呋唑嗪	Alfuzosin	口服常释剂型 缓释控释剂型	
	807	多沙唑嗪	Doxazosin	口服常释剂型 缓释控释剂型	
	808	酚苄明	Phenoxybenzamine	注射剂	
	★(808)	酚苄明	Phenoxybenzamine	口服常释剂型	
	809	甲基多巴	Methyldopa	口服常释剂型	
	810	可乐定	Clonidine	口服常释剂型	
	811	乌拉地尔	Urapidil	口服常释剂型 缓释控释剂型	

续表

分类	编号	中文名称	英文名称	剂型	备注
	★(811)	乌拉地尔	Urapidil	注射剂	
16.7 血管紧张素转换酶抑制药物					
甲类	812	卡托普利	Captopril	口服常释剂型	
	813	依那普利	Enalapril	口服常释剂型	
乙类	814	贝那普利	Benazepril	口服常释剂型	
	815	福辛普利	Fosinopril	口服常释剂型	
	816	赖诺普利	Lisinopril	口服常释剂型	
	817	雷米普利	Ramipril	口服常释剂型	
	818	咪达普利	Imidapril	口服常释剂型	
	819	培哚普利	Perindopril	口服常释剂型	
	820	西拉普利	Cilazapril	口服常释剂型	
16.8 血管紧张素 II 受体拮抗药物					
乙类	821	厄贝沙坦	Irbesartan	口服常释剂型 缓释控释剂型	限对血管紧张素转换酶抑制剂治疗不能耐受的患者
	822	坎地沙坦	Candesartan	口服常释剂型	限对血管紧张素转换酶抑制剂治疗不能耐受的患者
	823	氯沙坦钾	Losartan Potassium	口服常释剂型	限对血管紧张素转换酶抑制剂治疗不能耐受的患者

续表

分类	编号	中文名称	英文名称	剂型	备注
	824	替米沙坦	Telmisartan	口服常释剂型	限对血管紧张素转换酶抑制剂治疗不能耐受的患者
	825	缬沙坦	Valsartan	口服常释剂型	限对血管紧张素转换酶抑制剂治疗不能耐受的患者
16.9 其他降压药物					
甲类	826	复方利血平氨苯蝶啶	Compound Hypoensive Tablets	口服常释剂型	
	827	复方利血平(复方降压片)	Compound Reserpine	口服常释剂型	
	828	利血平	Reserpine	注射剂	
	★(715)	硫酸镁	Magnesium Sulfate	注射剂	
	829	硝普钠	Sodium Nitroprusside	注射剂	
	830	吲达帕胺	Indapamide	口服常释剂型 缓释控释剂型	
乙类	831	地巴唑	Bendazol(Dibazol)	口服常释剂型	
	832	二氮嗪	Diazoxide	注射剂	
	833	肼屈嗪	Hydralazine	口服常释剂型	
	★(828)	利血平	Reserpine	口服常释剂型	
	834	米诺地尔	Minoxidil	口服常释剂型	
16.10 抗休克血管活性药物					

续表

分类	编号	中文名称	英文名称	剂型	备注
甲类	835	多巴胺	Dopamine	注射剂	
	836	多巴酚丁胺	Dobutamine	注射剂	
	837	间羟胺	Metaraminol	注射剂	
	838	去甲肾上腺素	Noradrenaline Bitartrate	注射剂	
	839	肾上腺素	Adrenaline	注射剂	
	840	异丙肾上腺素	Isoprenaline	注射剂	
乙类	841	米多君	Midodrine	口服常释剂型	
	842	去氧肾上腺素	Phenylephrine	注射剂	
16.11 调血脂药物					
16.11.1 他汀类药物					
甲类	843	辛伐他汀	Simvastatin	口服常释剂型	
乙类	844	阿托伐他汀	Atorvastatin	口服常释剂型	限二线用药
	845	氟伐他汀	Fluvastatin	口服常释剂型	限二线用药
	846	洛伐他汀	Lovastatin	口服常释剂型	限二线用药
	847	普伐他汀	Pravastatin	口服常释剂型	限二线用药
	848	瑞舒伐他汀	Rosuvastatin	口服常释剂型	限二线用药
	★(843)	辛伐他汀	Simvastatin	滴丸剂	限二线用药
16.11.2 其他					
乙类	849	阿昔莫司	Acipimox	口服常释剂型	

续表

分类	编号	中文名称	英文名称	剂型	备注
	850	苯扎贝特	Bezafibrate	口服常释剂型	
	851	非诺贝特	Fenofibrate	口服常释剂型	
	852	吉非罗齐	Gemfibrozil	口服常释剂型	
	853	普罗布考	Probucol	口服常释剂型	
	854	烟酸肌醇酯	Inositol Nicotinate	口服常释剂型	
16.12 其他药物					
乙类	855	阿魏酸钠	Sodium Ferulate	口服常释剂型	
	856	阿魏酸哌嗪	Piperazine Ferulate	口服常释剂型	
	857	川芎嗪	Ligustrazine	注射剂	
	858	辅酶 Q10	Coenzyme Q10	注射剂	△
	859	环磷腺苷	Cyclic Adenosine Monophosphate	注射剂	△
	860	环轮宁	Cycleanine Dimethobromide	注射剂	限三级医院全身麻醉使用
	861	前列地尔	Alprostadil	注射剂	限难治性心脑血管缺血性疾病、慢性动脉闭塞症
	862	曲美他嗪	Trimetazidine	口服常释剂型	
	863	三磷酸腺苷	Adenosine Triphosphate	注射剂	限急救
	864	依那普利叶酸	Enalapril and Folic Acid	口服常释剂型	
17 泌尿系统药物					

续表

分类	编号	中文名称	英文名称	剂型	备注
17.1 利尿药物					
17.1.1 高效能利尿药物					
甲类	865	呋塞米	Furosemide	口服常释剂型	
	★(865)	呋塞米	Furosemide	注射剂	
乙类	866	布美他尼	Bumetanide	口服常释剂型	
	★(866)	布美他尼	Bumetanide	注射剂	
	867	托拉塞米	Torasemide	口服常释剂型	
	★(867)	托拉塞米	Torasemide	注射剂	
17.1.2 中效能利尿药物					
甲类	868	氢氯噻嗪	Hydrochlorothiazide	口服常释剂型	
17.1.3 低效能利尿药物					
甲类	869	氨苯蝶啶	Triamterene	口服常释剂型	
	870	螺内酯	Spironolactone	口服常释剂型	
乙类	871	阿米洛利	Amiloride	口服常释剂型	
17.2 脱水药物					
乙类	872	复方甘油	Compound Glycerol	注射剂	
17.3 前列腺疾病用药物					
甲类	873	黄酮哌酯	Flavoxate	口服常释剂型	
	★(804)	哌唑嗪	Prazosin	口服常释剂型	

续表

分类	编号	中文名称	英文名称	剂型	备注
	★(805)	特拉唑嗪	Terazosin	口服常释剂型	
乙类	★(806)	阿呋唑嗪	Alfuzosin	口服常释剂型 缓释控释剂型	
	874	爱普列特	Epristeride	口服常释剂型	
	★(807)	多沙唑嗪	Doxazosin	口服常释剂型 缓释控释剂型	
	875	非那雄胺	Finasteride	口服常释剂型	
	876	萘哌地尔	Naftopidil	口服常释剂型	
	877	普适泰	Prostat	口服常释剂型	
	878	坦洛新(坦索罗辛)	Tamsulosin	口服常释剂型 缓释控释剂型	
17.4 其他					
乙类	879	奥昔布宁	Oxybutynin	口服常释剂型	
	880	醋酸钙	Calcium Acetate	口服常释剂型	△
	881	腹膜透析液	Peritoneal Dialysis Solution	注射剂	
	882	托特罗定	Tolterodine	口服常释剂型 缓释控释剂型	
	883	非那吡啶	Phenazopyridine	口服常释剂型	限膀胱镜检查使用
	884	罂粟碱	Papaverine	注射剂	
	885	左卡尼汀	Levocarnitine	注射剂	
18 血液系统药物					

续表

分类	编号	中文名称	英文名称	剂型	备注
18.1 止血药物及抗纤维蛋白溶解药物					
甲类	886	氨甲苯酸	Aminomethylbenzoic Acid	口服常释剂型	
	887	氨甲环酸	Tranexamic Acid	注射剂	
	888	冻干人凝血因子Ⅷ	Human Coagulation Factor Ⅷ, Freeze Dried	注射剂	
	889	甲萘氢醌	Menadiol	口服常释剂型	
	890	凝血酶	Thrombin	外用冻干制剂	
	891	维生素 K_1	Vitamin K_1	注射剂	
	892	亚硫酸氢钠甲萘醌	Menadione Sodium Bisulfite	注射剂	
	893	鱼精蛋白	Protamine	注射剂	
乙类	894	氨基己酸	Aminocaproic Acid	口服常释剂型	
	★(894)	氨基己酸	Aminocaproic Acid	注射剂	
	★(886)	氨甲苯酸	Aminomethylbenzoic Acid	注射剂	
	★(887)	氨甲环酸	Tranexamic Acid	口服常释剂型	
	895	白眉蛇毒血凝酶	Hemocoagulase	注射剂	
	896	冻干人凝血酶原复合物	Prothrombin Complex Concentrate(Human), Freeze Dried	注射剂	限手术大出血及肝硬变、肝坏死导致的出血
	897	酚磺乙胺	Etamsylate	注射剂	
	898	尖吻蝮蛇血凝酶	Haemocoagulase Agkistrodon	注射剂	

续表

分类	编号	中文名称	英文名称	剂型	备注
	899	卡巴克络	Carbazochrome	口服常释剂型	
	★(899)	卡巴克络	Carbazochrome	注射剂	
	900	人纤维蛋白原	Human Fibrinogen	注射剂	限低纤维蛋白原血症的抢救
	901	蛇毒血凝酶	Hemocoagulase	注射剂	
	★(891)	维生素 K_1	Vitamin K_1	口服常释剂型	
	902	血凝酶(巴曲酶)	Hemocoagulase Atrox	注射剂	
	★(892)	亚硫酸氢钠甲萘醌	Menadione Sodium Bisulfite	口服常释剂型	
	903	重组人凝血因子Ⅷ	Recombinant Coagulation Factor Ⅷ	注射剂	限无人血源Ⅷ因子情况下血友病人严重出血时使用
18.2 抗凝血药物及溶栓药物					
18.2.1 抗凝血药物					
18.2.1.1 肝素及低分子量肝素类药物					
甲类	904	肝素	Heparin	注射剂	
乙类	905	低分子肝素	Low Molecular Weight Heparin(Enoxaparin)	注射剂	
18.2.1.2 其他					
甲类	906	华法林	Warfarin	口服常释剂型	
乙类	907	利伐沙班	Rivaroxaban	口服常释剂型	限下肢关节置换术后

续表

分类	编号	中文名称	英文名称	剂型	备注
18.2.2 溶栓药物					
甲类	908	链激酶[含重组链激酶]	Streptokinase (Recombinant Streptokinase)	注射剂	
	909	尿激酶	Urokinase	注射剂	
乙类	910	阿替普酶	Alteplase	注射剂	限急性心肌梗死发病 12 小时内及脑梗死发病 3 小时内溶栓治疗
	911	蚓激酶	Lumbrokinase	口服常释剂型	△
	912	纤溶酶	Fibrinogenase	注射剂	限抢救
18.3 抗贫血药物					
18.3.1 铁剂					
甲类	913	硫酸亚铁	Ferrous Sulfate	口服常释剂型 缓释控释剂型	△
	914	右旋糖酐铁	Iron Dextran	注射剂	
乙类	915	富马酸亚铁	Ferrous Fumarate	口服常释剂型 咀嚼片	△
	916	琥珀酸亚铁	Ferrous Succinate	口服常释剂型	△
	917	葡萄糖酸亚铁	Ferrous Gluconate	口服常释剂型	△
	918	山梨醇铁	Iron Sorbitex	注射剂	
	919	蔗糖铁	Ferrous Saccharose	注射剂	
18.3.2 其他					

续表

分类	编号	中文名称	英文名称	剂型	备注
甲类	★(258)	维生素 B_{12}	Vitamin B_{12}	注射剂	
	920	叶酸	Folic Acid	口服常释剂型	△
乙类	★(574)	腺苷钴胺	Cobamamide	口服常释剂型	△
	★(574)	腺苷钴胺	Cobamamide	注射剂	
	★(920)	叶酸	Folic Acid	注射剂	
	921	重组人红细胞生成素（重组人促红素）	Recombinant Human Erythropoietin	注射剂	限肾性贫血
18.4 升白细胞药物					
甲类	922	肌苷	Inosine	注射剂	
乙类	923	氨肽素	Amino Polypeptide	口服常释剂型	△
	924	辅酶 A	Coenzyme A	注射剂	限急救
	★(922)	肌苷	Inosine	口服常释剂型	△
	925	利可君（利血生）	Leucogen	口服常释剂型	
	926	鲨肝醇	Batiol	口服常释剂型	△
	927	维生素 B_4	Vitamin B_4	口服常释剂型	△
	928	重组人粒细胞集落刺激因子	Recombinant Human Granulocyte Colony-Stimulating Factor	注射剂	限放化疗后的骨髓抑制及工伤保险
	929	重组人粒细胞巨噬细胞集落刺激因子	Recombinant Human Granulocyte/Macrophage Colony-Stimulating Factor	注射剂	限放化疗后的骨髓抑制及工伤保险

续表

分类	编号	中文名称	英文名称	剂型	备注
18.5 抗血小板药物					
甲类	★(170)	阿司匹林	Aspirin	口服常释剂型	△
	930	双嘧达莫	Dipyridamole	口服常释剂型	
乙类	931	奥扎格雷	Ozagrel	注射剂	
	932	贝前列素	Beraprost	口服常释剂型	限慢性动脉闭塞症
	933	氯吡格雷	Clopidogrel	口服常释剂型	
	934	曲克芦丁	Troxerutin	口服常释剂型 口服液体剂	
	★(934)	曲克芦丁	Troxerutin	注射剂	
	935	噻氯匹定	Ticlopidine	口服常释剂型	
	936	沙格雷酯	Sarpogrelate	口服常释剂型	限慢性动脉闭塞症
	★(930)	双嘧达莫	Dipyridamole	注射剂	
	937	替罗非班	Tirofiban	注射剂	限急性冠脉综合征
	938	西洛他唑	Cilostazol	口服常释剂型	限慢性动脉闭塞症
18.6 升血小板药物					
乙类	939	重组人血小板生成素	Recombinant Human Thrombopoietin	注射剂	限工伤保险
19 调节水、电解质及酸碱平衡药物					
19.1 糖类					
甲类	940	葡萄糖	Glucose	注射剂	

续表

分类	编号	中文名称	英文名称	剂型	备注
乙类	941	果糖	Fructose	注射剂	限因胰岛素抵抗无法使用葡萄糖的抢救患者
	942	果糖二磷酸钠	Fructose Diphosphate Sodium	注射剂	限急救
	943	转化糖	Invert Sugar	注射剂	限因胰岛素抵抗无法使用葡萄糖的抢救患者
19.2 盐类					
甲类	944	复方氯化钠	Compound Sodium Chloride	注射剂	
	945	口服补液盐	Oral Rehydration Salts	口服散剂	△
	946	氯化钾	Potassium Chloride	口服常释剂型 缓释控释剂型 颗粒剂	
	★(946)	氯化钾	Potassium Chloride	注射剂	
	947	氯化钠	Sodium Chloride	注射剂	
乙类	948	枸橼酸钾	Potassium Citrate	颗粒剂	
	949	门冬氨酸钾镁	Potassium Magnesium Aspartate	口服常释剂型	限低钾低镁血症
	★(949)	门冬氨酸钾镁	Potassium Magnesium Aspartate	注射剂	限低钾低镁血症
19.3 酸碱平衡调节药物					
甲类	950	乳酸钠	Sodium Lactate	注射剂	
	951	乳酸钠林格	Sodium Lactate Ringer's	注射剂	

续表

分类	编号	中文名称	英文名称	剂型	备注
	★(675)	碳酸氢钠	Sodium Bicarbonate	注射剂	
乙类	952	复方乳酸钠葡萄糖	Compound Sodium Lactate and Glucose	注射剂	
	953	复合磷酸氢钾	Compound Potassium Dihydrogen Phosphate	注射剂	
19.4 血容量扩充药物					
甲类	954	右旋糖酐	Dextran	注射剂	
乙类	955	包醛氧淀粉	Coated Aldehyde Oxystarch	口服散剂	
	956	琥珀酰明胶	Succinylated Gelatin	注射剂	限休克抢救
	957	羟乙基淀粉	Hydroxyethyl Starch	注射剂	限休克抢救
19.5 其他					
甲类	958	葡萄糖氯化钠	Glucose and Sodium Chloride	注射剂	
乙类	959	甘油磷酸钠	Sodium Glycerophosphate	注射剂	
	960	灭菌注射用水	Sterile Water for Injection	注射剂	
20 专科特殊用药物					
20.1 皮肤科外用药物					
20.1.1 抗感染药物					
20.1.1.1 抗细菌感染药物					
甲类	★(61)	红霉素	Erythromycin	软膏剂	△
	★(82)	环丙沙星	Ciprofloxacin	软膏剂	

续表

分类	编号	中文名称	英文名称	剂型	备注
乙类	961	过氧苯甲酰	Benzoyl Peroxide	软膏剂 凝胶剂	△
	962	磺胺嘧啶锌	Sulfadiazine Zinc	外用散剂 软膏剂	
	963	磺胺嘧啶银	Sulfadiazine Silver	外用散剂 软膏剂	△
	★(90)	甲硝唑	Metronidazole	凝胶剂	△
	964	甲紫	Methylrosanilinium Chloride	外用液体剂	
	★(70)	克林霉素	Clindamycin	软膏剂	
	★(70)	克林霉素	Clindamycin	外用液体剂	△
	965	克罗米通	Crotamiton	软膏剂	△
	966	林旦	Lindane	软膏剂	
	★(71)	林可霉素	Lincomycin	软膏剂	
	967	硼酸	Boric Acid	外用液体剂 软膏剂	△
	968	升华硫	Sublimed Sulfur	软膏剂	△
	★(57)	四环素	Tetracycline	软膏剂	
	969	新霉素	Neomycin	软膏剂	
20.1.1.2 抗真菌感染药物					
甲类	★(115)	克霉唑	Clotrimazole	软膏剂	△
	★(116)	咪康唑	Miconazole	软膏剂	△

续表

分类	编号	中文名称	英文名称	剂型	备注
乙类	970	阿莫罗芬	Amorolfine Hydrochloride Liniment	软膏剂	
	971	苯甲酸	Benzoic Acid	软膏剂	
	972	布替萘芬	Butenafine	软膏剂	△
	973	复方磺胺嘧啶锌	Compound Sulfadiazine Zinc Pingment	凝胶剂	
	974	环吡酮胺	Ciclopirox Olamine	软膏剂	△
	975	联苯苄唑	Bifonazole	外用液体剂 软膏剂	△
	976	莫匹罗星	Mupirocin	软膏剂	△
	★(83)	诺氟沙星	Norfloxacin	软膏剂	
	977	曲安奈德益康唑 (益康唑曲安奈德)	Econazole and Triamcinolone Acetonide	软膏剂	△
	978	十一烯酸	Undecylenic Acid	外用液体剂 软膏剂	
	★(125)	特比萘芬	Terbinafine	软膏剂	
	979	酮康唑	Ketoconazole	软膏剂	△
	980	益康唑	Econazole	软膏剂	△
20.1.1.3 抗其他感染药物					
甲类	★(126)	阿昔洛韦	Aciclovir	软膏剂	△
乙类	981	复方多粘菌素 B	Compound Polymyxin B	软膏剂	

续表

分类	编号	中文名称	英文名称	剂型	备注
	982	硫磺	Sulfur	软膏剂	△
	983	喷昔洛韦	Penciclovir	软膏剂	△
20.1.2 角质促成剂及溶解药物					
20.1.2.1 角质促成药物					
乙类	984	二硫化硒	Selenium Sulfide	外用液体剂	△
	985	黑豆馏油	Pix Fabate Nigrate	软膏剂	
	986	糠馏油	Pityrol	软膏剂	
	987	煤焦油	Coal Tar	外用液体剂 软膏剂	△
20.1.2.2 角质溶解药物					
甲类	988	水杨酸	Salicylic Acid	软膏剂	△
	989	鱼石脂	Ichthammol	软膏剂	△
乙类	990	地蒽酚	Dithranol	软膏剂	
	991	复方水杨酸	Compound Salicylic Acid Liniment	外用液体剂	△
20.1.3 肾上腺皮质激素类药物					
甲类	992	氟轻松	Fluocinonide	软膏剂	
	★(307)	氢化可的松	Hydrocortisone	软膏剂	△
乙类	★(661)	倍氯米松	Beclometasone	软膏剂	
	993	丙酸氯倍他索	Clobetasol Propionate	软膏剂	

续表

分类	编号	中文名称	英文名称	剂型	备注
	994	地奈德	Desonide	软膏剂	△
	★(305)	地塞米松	Dexamethasone	软膏剂	
	995	丁酸氢化可的松	Hydrocortisone	软膏剂	△
	996	复方曲安缩松	Compound Triamcinolone Acetonide	软膏剂 贴膏剂	
	997	哈西奈德	Halcinonide	外用液体剂 软膏剂	
	998	糠酸莫米松	Mometasone Furoate	软膏剂	△
	999	卤米松	Halometasone	乳膏剂	
	1000	卤米松三氯生	Halometasone/Triclosan	软膏剂	△
	1001	氢醌	Hydroquinone	软膏剂	限工伤保险
	★(312)	曲安奈德	Triamcinolone Acetonide	软膏剂	△
20.1.4 其他					
甲类	1002	炉甘石	Calamine	外用液体剂 软膏剂	△
	1003	尿素	Urea	软膏剂	△
	★(479)	维 A 酸	Tretinoin	软膏剂 凝胶剂	△
乙类	1004	阿达帕林	Adapalene	凝胶剂	限工伤保险
	1005	阿维 A	Acitretin	口服常释剂型	
	★(614)	多塞平	Doxepin	乳膏剂	

续表

分类	编号	中文名称	英文名称	剂型	备注
	★(75)	夫西地酸	Fusidic Acid	软膏剂	
	★(427)	氟尿嘧啶	Fluorouracil	软膏剂	
	1006	复方土槿皮酊	Compound Hibiscuse	外用液体剂	
	1007	高锰酸钾	Potassium Permanganate	片剂	
	1008	鬼臼毒素	Podophyllotoxin	外用液体剂	△
	1009	甲氧沙林	Methoxsalen	口服常释剂型	
	★(1009)	甲氧沙林	Methoxsalen	外用液体剂	
	1010	卡泊三醇	Calcipotriol	外用液体剂	限牛皮癣
	★(1010)	卡泊三醇	Calcipotriol	软膏剂	限牛皮癣
	★(383)	他克莫司	Tacrolimus	软膏剂	限重度特应性皮炎二线和工伤保险
	★(479)	维 A 酸	Tretinoin	口服常释剂型	
	1011	鸦胆子油	Oil Seed Bruceae	外用液体剂	
	1012	氧化锌	Zinc Oxide	软膏剂	△
	1013	依沙吖啶	Ethacridine	外用液体剂	△
	1014	异维 A 酸	Isotretinoin	口服常释剂型	
	1015	樟脑	Camphor	软膏剂 外用液体剂 酊剂	△
	1016	重组人表皮生长因子	Recombinant Human Epidermal Growth Factor	凝胶剂 吸入剂 外用液体剂	限工伤保险

续表

分类	编号	中文名称	英文名称	剂型	备注
20.2 眼科用药物					
20.2.1 抗感染药物					
20.2.1.1 抗细菌感染药物					
甲类	★(61)	红霉素	Erythromycin	眼膏剂	△
	1017	金霉素	Chlortetracycline	眼膏剂	△
	★(99)	利福平	Rifampicin	滴眼剂	
	★(55)	氯霉素	Chloramphenicol	滴眼剂	
	★(49)	庆大霉素	Gentamicin	滴眼剂	
	1018	四环素醋酸可的松	Tetracycline and Cortisone Acetate	软膏剂	
	★(85)	左氧氟沙星	Levofloxacin	滴眼剂	
乙类	1019	氟米龙庆大霉素	Fluorometholone and Gentamicin	滴眼剂	
	★(82)	环丙沙星	Ciprofloxacin	滴眼剂 眼膏剂	
	1020	磺胺醋酰钠	Sodium Sulfacetamide	滴眼剂	△
	★(71)	林可霉素	Lincomycin	滴眼剂	
	1021	那他霉素	Natamycin	滴眼剂	
	★(83)	诺氟沙星	Norfloxacin	滴眼剂	
	★(52)	妥布霉素	Tobramycin	滴眼剂 眼膏剂	

续表

分类	编号	中文名称	英文名称	剂型	备注
	1022	妥布霉素地塞米松	Tobramycin and Dexamethasone	滴眼剂 眼膏剂	
	★(84)	氧氟沙星	Ofloxacin	滴眼剂 眼膏剂	
	★(85)	左氧氟沙星	Levofloxacin	眼用凝胶	
20. 2. 1. 2 抗病毒感染药物					
甲类	★(126)	阿昔洛韦	Aciclovir	滴眼剂	
	★(127)	利巴韦林	Ribavirin	滴眼剂	
	1023	羟苄唑	Hydrobenzole	滴眼剂	
乙类	★(130)	更昔洛韦	Ganciclovir	眼用凝胶	
20. 2. 1. 3 抗真菌感染药物					
乙类	★(117)	氟康唑	Fluconazole	滴眼剂	
20. 2. 2 抗青光眼药物					
20. 2. 2. 1 拟胆碱能药物					
甲类	1024	毛果芸香碱	Pilocarpine	注射剂	
	★(1024)	毛果芸香碱	Pilocarpine	滴眼剂	
20. 2. 2. 2 拟肾上腺素药物					
乙类	1025	地匹福林	Dipivefrine	滴眼剂	
	★(810)	可乐定	Clonidine	滴眼剂	
	1026	溴莫尼定	Brimonidine	滴眼剂	

续表

分类	编号	中文名称	英文名称	剂型	备注
20.2.2.3 β受体拮抗药物					
甲类	1027	噻吗洛尔	Timolol	滴眼剂	
乙类	1028	卡替洛尔	Carteolol	滴眼剂	
	1029	左布诺洛尔	Levobunolol	滴眼剂	
20.2.2.4 碳酸酐酶抑制药物					
甲类	1030	乙酰唑胺	Acetazolamide	口服常释剂型	
乙类	1031	布林佐胺	Brinzolamide	滴眼剂	
	★(1030)	乙酰唑胺	Acetazolamide	注射剂	
20.2.2.5 前列腺素类药物					
乙类	1032	贝美前列素	Bimatoprost	滴眼剂	限二线用药
	1033	拉坦前列素	Latanoprost	滴眼剂	限二线用药
	1034	曲伏前列素	Travoprost	滴眼剂	限二线用药
20.2.3 散瞳药物					
甲类	★(694)	阿托品	Atropine	滴眼剂 眼膏剂	
	1035	托吡卡胺	Tropicamide	滴眼剂	
乙类	1036	倍他洛尔	Betaxolol	滴眼剂	
	★(698)	东莨菪碱	Scopolamine	眼膏剂	
	1037	复方托吡卡胺	Compound Tropicamide	滴眼剂	
	1038	后马托品	Homatropine	眼膏剂	

续表

分类	编号	中文名称	英文名称	剂型	备注
20.2.4 肾上腺皮质激素类药物					
甲类	★(305)	地塞米松	Dexamethasone	滴眼剂	
	★(310)	可的松	Cortisone	滴眼剂 眼膏剂	△
乙类	1039	氟甲松龙	Fluorometholone	滴眼剂	
	1040	氟米龙	Fluorometholone	滴眼剂	
	★(311)	泼尼松龙	Prednisone	滴眼剂	
20.2.5 其他					
甲类	1041	普罗碘铵	Prolonium Iodide	注射剂	
乙类	1042	普拉洛芬	Pranoprofen	滴眼剂	
	1043	羟苯磺酸	Dobesilate	口服常释剂型	△
	1044	人工泪液	Artificial Tear	滴眼剂	△
	★(665)	色甘酸钠	Sodium Cromoglicate	滴眼剂	△
	1045	双氯芬酸钠	Diclofenac Sodium	滴眼剂	△
	1046	透明质酸钠	Sodium Hyaluronate	滴眼剂	△
	★(1046)	透明质酸钠	Sodium Hyaluronate	注射剂	
	1047	妥拉唑啉	Tolazoline	注射剂	
	1048	小牛血清去蛋白	Deproteinised Calf Serum	眼用凝胶	限工伤保险
	1049	小牛血去蛋白提取物	Deproteinised Calf Blood Extractives	眼用凝胶	限工伤保险

续表

分类	编号	中文名称	英文名称	剂型	备注
	1050	依美斯汀	Emedastine	滴眼剂	
	1051	吲哚菁绿	Indocyanine Green	注射剂	
	1052	荧光素钠	Fluorescein Sodium	注射剂	
	1053	重组牛碱性成纤维细胞生长因子(融合蛋白)	Recombinant Bovine Basic Fibroblast Growth Factor	眼用凝胶	限工伤保险
	1054	重组人(牛)碱性成纤维细胞生长因子	Recombinant Human (Bovin) Basic Fibroblast Growth Factor	滴眼剂	
	★(1016)	重组人表皮生长因子	Recombinant Human Epidermal Growth Factor	滴眼剂	
20.3 耳鼻喉科用药物					
甲类	1055	地芬尼多	Difenidol	口服常释剂型	△
	1056	复方硼砂	Compound Borax Solution	含漱液	△
	★(71)	林可霉素	Lincomycin	滴耳剂	
	★(252)	麻黄碱	Ephedrine	滴鼻剂	△
	★(84)	氧氟沙星	Ofloxacin	滴耳剂	
	1057	鱼肝油酸钠	Morrhuate Sodium	注射剂	
乙类	★(661)	倍氯米松	Beclometasone	吸入剂	
	★(308)	倍他米松	Betamethasone	吸入剂	
	1058	氮草斯汀	Azelastine	吸入剂	
	1059	呋麻	Ephedrine and Nitrofurazone	滴鼻剂	△

续表

分类	编号	中文名称	英文名称	剂型	备注
	★(663)	氟替卡松	Fluticason	吸入剂	
	1060	复方安息香酊	Compound Benzoin Tincture	外用液体剂	
	1061	复方醋酸曲安奈德	Compound Triamcinolone Acetonide	滴耳剂	△
	1062	复方诺氟沙星	Compound Norfloxacin	滴鼻剂	
	1063	复方羟甲唑啉	Compound Oxymetazoline Hydrochloride	吸入剂	
	1064	过氧化氢	Hydrogen Peroxide	溶液剂	
	★(82)	环丙沙星	Ciprofloxacin	滴耳剂	
	1065	糠莫米松	Mometasone Furoate	吸入剂	
	★(115)	克霉唑	Clotrimazole	滴耳剂	
	★(115)	克霉唑	Clotrimazole	贴剂	△
	★(127)	利巴韦林	Ribavirin	滴鼻剂	
	1066	氯霉素甘油	Chloromycetin in Glycerine	滴耳剂	
	1067	氯霉素氢化可的松	Chloramphenicol Hydrocortisone	滴耳剂	
	★(88)	洛美沙星	Lomefloxacin	滴耳剂	
	★(636)	糜蛋白酶	Chymotrypsin	注射剂	
	1068	羟甲唑啉	Oxymetazoline	滴鼻剂 吸入剂	△

续表

分类	编号	中文名称	英文名称	剂型	备注
	★(312)	曲安奈德	Triamcinolone Acetonide	吸入剂	
	1069	赛洛唑啉	Xylometazoline	滴鼻剂	
	★(665)	色甘酸钠	Sodium Cromoglicate	滴鼻剂	△
	★(496)	酮替芬	Ketolifen	吸入剂	△
	1070	左卡巴斯汀	Levocabastine	吸入剂	
	★(85)	左氧氟沙星	Levofloxacin	滴耳剂	
20.4 口腔科用药物					
乙类	1071	糠甾醇(牙周宁)	Rice Bran Sterol	口服常释剂型	
	★(92)	替硝唑	Tinidazole	外用液体剂	△
	1072	西吡氯铵	Cetylpyridinium Chloride	外用液体剂	△
20.5 妇产科用药物					
20.5.1 子宫收缩药物					
甲类	★(297)	垂体后叶	Posterior Pituitary	注射剂	
	1073	麦角新碱	Ergometrine	注射剂	
	1074	缩宫素	Oxytocin	注射剂	
乙类	1075	地诺前列酮	Dinoprostone	栓剂	限生育保险
	1076	卡贝缩宫素	Carbetocin	注射剂	限抢救
	1077	卡前列甲酯	Carboprost Methylate	栓剂	
	1078	卡前列素氨丁三醇	Carboprost Tromethamine	注射剂	限生育保险

续表

分类	编号	中文名称	英文名称	剂型	备注
	1079	米索前列醇	Misoprostol	口服常释剂型	限生育保险
20.5.2 子宫松弛药物					
乙类	1080	利托君	Ritodrine	口服常释剂型	
	★(1080)	利托君	Ritodrine	注射剂	
20.5.3 局部抗感染药物					
甲类	★(90)	甲硝唑	Metronidazole	阴道泡腾片 栓剂	△
	★(115)	克霉唑	Clotrimazole	阴道片 栓剂	△
	★(116)	咪康唑	Miconazole	栓剂	△
	★(120)	制霉素	Nysfungin	阴道泡腾片 栓剂	△
乙类	1081	复方莪术油	Compound Zedoary Turmeric Oil Suppositories	栓剂	△
	1082	复方甲硝唑	Compound Metrnidazole	阴道泡腾片 栓剂	△
	1083	聚甲酚磺醛	Policresulen	外用液体剂 栓剂	
	★(116)	咪康唑	Miconazole	阴道泡腾片 阴道片 阴道软胶囊	
	★(92)	替硝唑	Tinidazole	阴道泡腾片 栓剂	△

分类	编号	中文名称	英文名称	剂型	备注
	1084	硝呋太尔	Nifuratel	阴道片	
	1085	硝呋太尔制霉菌素	Nifuratel and Nysfungin	栓剂 阴道软胶囊	△
	★(980)	益康唑	Econazole	栓剂	△
20.5.4 其他					
乙类	1086	丙氨瑞林	Alarelin	注射剂	
	1087	氟芬那酸	Flufenamic Acid	口服常释剂型	
	★(833)	肼屈嗪	Hydralazine	注射剂	
	1088	普罗雌烯	Promestriene	软膏剂	
	★(1088)	普罗雌烯	Promestriene	阴道胶囊 阴道片 阴道软胶囊	
	1089	乳杆菌活菌	Living Preparation of Lactobacillus	阴道胶囊	
	★(1013)	依沙吖啶	Ethacridine	注射剂	
21 解毒药物					
21.1 重金属、类金属中毒解毒药物					
甲类	1090	二巯丙醇	Dimercaprol	注射剂	
	1091	二巯丙磺钠	Sodium Dimercaptopropane Sulfonate	注射剂	
	1092	二巯丁二钠	Sodium Dimercaptosuccinate	注射剂	

续表

分类	编号	中文名称	英文名称	剂型	备注
	1093	二巯丁二酸	Dimercaptosuccinic Acid	口服常释剂型	
	1094	喷替酸钙钠	Calcium Trisodium Pentetate	注射剂	
	1095	青霉胺	Penicillamine	口服常释剂型	
	1096	去铁胺	Deferoxamine	注射剂	
	1097	依地酸钙钠	Calcium Disodium Edetate	注射剂	
21.2 氰化物中毒解毒药物					
甲类	1098	硫代硫酸钠	Sodium Thiosulfate	注射剂	
	1099	亚硝酸钠	Sodium Nitrite	注射剂	
	1100	亚硝酸异戊酯	Amyl Nitrite	吸入剂	
21.3 有机磷酸酯类解毒药物					
甲类	★(694)	阿托品	Atropine	注射剂	
	1101	碘解磷定	Pralidoxime Iodide	注射剂	
	1102	氯解磷定	Pralidoxime Chloride	注射剂	
	1103	双复磷	Obidoxime Chloride	注射剂	
21.4 其他解毒药物					
甲类	1104	半胱氨酸	L-Cysteine	注射剂	
	1105	贝美格	Bemegride	注射剂	
	1106	二乙基二硫代氨基甲酸钠	Sodium Diethyldithiocarbamate；Trihydrate；Dithiocarb	注射剂	

续表

分类	编号	中文名称	英文名称	剂型	备注
	1107	氟马西尼	Flumazenil	注射剂	
	1108	硫酸钠	Sodium Sulfate	口服散剂	
	1109	纳洛酮	Naloxone	注射剂	
	1110	巯乙胺	Mercaptamine	注射剂	
	1111	烯丙吗啡	Nalorphine	注射剂	
	1112	亚甲蓝	Methylthioninium Chloride	注射剂	
	1113	药用炭	Medicinal Charcoal	口服常释剂型 口服散剂	△
	1114	乙酰胺	Acetamide	注射剂	
乙类	1115	甲硫氨酸维 B_1	Methionine and Vitamin B_1	注射剂	限工伤保险
	1116	纳美芬	Nalmefene	注射剂	限工伤保险
	1117	戊乙奎醚	Penehyclidine	注射剂	限解毒
22 诊断用药物					
22.1 造影剂					
22.1.1 一般 x 线造影剂					
甲类	1118	胆影葡胺	Maglumine Adipiodone	注射剂	
	1119	碘苯酯	Iophendylate	注射剂	
	1120	碘番酸	Iopanoic Acid	口服常释剂型	
	1121	碘化油	Iodinated Oil	注射剂	

续表

分类	编号	中文名称	英文名称	剂型	备注
	1122	硫酸钡[I型、II型]	Barium Sulfate[I,II]	干混悬剂	
乙类	1123	碘他拉葡甲胺	Meglumine Iotalamate	注射剂	
22.1.2 主要用于CT造影剂					
甲类	1124	碘比醇	Iobitridol	注射剂	
	1125	碘佛醇	Ioversol	注射剂	
	1126	碘海醇	Iohexol	注射剂	
	1127	碘帕醇	Iopamidol	注射剂	
	1128	碘普胺	Iopromide	注射剂	
	1129	泛影葡胺	Maglumine Diatrizoate	注射剂	
乙类	1130	碘克沙醇	Iodixanol	注射剂	
	1131	碘美普尔	Iomeprol	注射剂	
	1132	碘曲仑	Iotrolan	注射剂	
	1133	泛影酸钠	Sodium Diatrizoate	注射剂	
	1134	复方泛影葡胺	Compound Meglumine and Diatrizoate	注射剂	
22.1.3 磁共振造影剂					
甲类	1135	钆双胺	Gadodiamide	注射剂	
乙类	1136	钆贝葡胺	Gadobenate Dimeglumine	注射剂	
	1137	钆喷酸葡胺	Gadopentetate Dimeglumine	注射剂	

续表

分类	编号	中文名称	英文名称	剂型	备注
	1138	钆特酸葡胺	Gadoteric Acid Meglumine Salt	注射剂	
	1139	铁羧葡胺	Ferucarbotran	注射剂	
22.1.4 其他造影剂					
乙类	1140	六氟化硫微泡	Sulphur Hexafluoride Microbubbles	注射剂	
	1141	双重造影产气颗粒		颗粒剂	
22.2 其他					
甲类	1142	布氏菌素	Brucellin	注射剂	
	1143	结核菌素纯蛋白衍生物	Purified Protein Derivative Tuberculin	注射剂	
	1144	旧结核菌素	Old Tuberculin	注射剂	
23 生物制品					
甲类	1145	白喉抗毒素	Diphtheria Antitoxin	注射剂	
	1146	多价气性坏疽抗毒素	Gas-Gangrene Antitoxin (Mixed)	注射剂	
	1147	抗狂犬病血清	Antirabies Serum	注射剂	
	1148	抗蛇毒血清注射制剂	Preparation of Anti-Snake Venom Serum for Injection		◇
	1149	抗炭疽血清	Anthrax Antiserum	注射剂	
	1150	破伤风抗毒素	Tetanus Antitoxin	注射剂	

续表

分类	编号	中文名称	英文名称	剂型	备注
	1151	肉毒抗毒素	Botulinum Antitoxin	注射剂	
乙类	1152	A 型肉毒抗毒素	Botulinum Antitoxin A	注射剂	
	1153	精制抗狂犬病血清	Purified Antirabies Serum	注射剂	
	1154	精制抗蛇毒血清	Refined Anti-Cobra Venom Serum	注射剂	
	1155	精制抗炭疽血清	Purified Anthrax Antiserum	注射剂	
	1156	精制破伤风抗毒素	Purified Tetanus Antitoxin	注射剂	
	1157	破伤风(人)免疫球蛋白	(Human Tetanus) Immunoglobulin	注射剂	
	1158	人狂犬病免疫球蛋白	Human Rabies Immunoglobulin	注射剂	
	1159	人免疫球蛋白	Human Immunoglobulin	注射剂	
	1160	人血白蛋白	Human Serum Albumin	注射剂	限抢救和工伤保险
	1161	人用狂犬病疫苗	Rabies Vaccine for Human Use	注射剂	限工伤保险
	1162	鼠神经生长因子	Mouse Nerve Growth Factor	注射剂	
	1163	治疗用 A 型肉毒毒素	Botulinum Toxin A for Therapeutic Use	注射剂	限工伤保险
	★(1053)	重组牛碱性成纤维细胞生长因子(融合蛋白)	Recombinant Bovine Basic Fibroblast Growth Factor	外用冻干制剂	限工伤保险

续表

分类	编号	中文名称	英文名称	剂型	备注
	★(1016)	重组人表皮生长因子	Recombinant Human Epidermal Growth Factor	注射剂	
	1164	重组人碱性成纤维细胞生长因子	Recombinant Human Basic Fibroblast Growth Factor	外用冻干制剂	限工伤保险

二、中成药部分

分类					编号	药品名称	备注
1 内科用药							
	1.1 解表剂						
		1.1.1 辛温解表剂					
				甲类	1	感冒清热颗粒	△
					2	九味羌活丸(颗粒)	
					3	正柴胡饮颗粒	△
				乙类	★(1)	感冒清热胶囊	△
					4	感冒疏风颗粒(胶囊、片)	
					5	葛根汤颗粒(片)	
					6	桂枝颗粒	△
					7	荆防合剂(颗粒)	△
					★(2)	九味羌活片	
					8	麻黄止嗽丸(胶囊)	
					9	小儿感冒片	△
					10	小儿至宝丸	
		1.1.2 辛凉解表剂					
				甲类	11	柴胡注射液	
					12	感冒清胶囊(片)	
					13	双黄连合剂(颗粒、胶囊、片)	△

续表

分类					编号	药品名称	备注
					14	银翘解毒丸(颗粒、胶囊、片)	△
				乙类	★(11)	柴胡滴丸(口服液)	
					15	柴黄胶囊(片)	△
					16	柴银口服液	
					17	复方感冒灵颗粒(胶囊、片)	△
					18	感咳双清胶囊	
					19	牛黄清感胶囊	
					20	桑菊感冒丸(颗粒、片)	△
					21	疏风解毒胶囊	
					★(13)	双黄连口服液	△
					★(13)	双黄连注射液[含注射用冻干粉针]	
					22	维C银翘颗粒(胶囊、片)	△
					23	五粒回春丸	限儿童
					24	小儿宝泰康颗粒	△
					25	小儿热速清颗粒(口服液)	△
					26	芎菊上清丸(颗粒、片)	△
					★(14)	银翘解毒合剂(软胶囊、液)	△
					27	重感灵胶囊(片)	△
		1.1.3 表里双解剂					

续表

分类				编号	药品名称	备注
			甲类	28	防风通圣丸(颗粒)	△
				29	小柴胡丸(颗粒、胶囊、片)	△
			乙类	30	九味双解口服液	△
				31	小儿柴桂退热颗粒(口服液)	
				32	小儿豉翘清热颗粒	
				33	小儿双清颗粒	△
				34	玉枢散	
	1.1.4 扶正解表剂					
			甲类	35	玉屏风颗粒	△
			乙类	36	表虚感冒颗粒	
				37	参苏丸(胶囊、片)	△
				★(35)	玉屏风胶囊	△
1.2 祛暑剂						
	1.2.1 解表祛暑剂					
			甲类	38	保济丸	
				39	藿香正气丸(水)	△
			乙类	★(38)	保济口服液	
				★(39)	藿香正气颗粒(胶囊、软胶囊、片、口服液)	△
	1.2.2 清热祛暑剂					

续表

分类					编号	药品名称	备注
				乙类	40	甘露消毒丸	
		1.2.3 健胃祛暑剂					
				甲类	41	十滴水	△
				乙类	42	避瘟散	△
					43	六合定中丸	△
					44	紫金锭(散)	
	1.3 泻下剂						
				甲类	45	麻仁润肠丸(软胶囊)	△
					46	三黄胶囊(片)	△
				乙类	47	便通胶囊(片)	
					48	肠舒通栓	
					49	苁蓉通便口服液	△
					50	大黄通便颗粒(胶囊、片)	
					51	厚朴排气合剂	
					52	降脂通便胶囊	△
					53	麻仁丸(胶囊)	△
					54	麻仁滋脾丸	△
					55	芪蓉润肠口服液	△
					★(46)	三黄丸	△

续表

分类	编号	药品名称	备注
	56	通便灵胶囊	△
	57	通便宁片	
1.4 清热剂			
1.4.1 清热泻火剂			
甲类	58	黄连上清丸(颗粒、胶囊、片)	△
	59	牛黄解毒丸(胶囊、软胶囊、片)	
	60	牛黄上清丸(胶囊、片)	△
乙类	61	当归龙荟丸(胶囊、片)	△
	62	牛黄清火丸	
	63	牛黄清胃丸	
	64	牛黄至宝丸	
	65	清宁丸	△
	66	上清丸(胶囊、片)	△
	67	小儿导赤片	
	68	一清颗粒(胶囊、片)	△
1.4.2 清热解毒剂			
甲类	69	板蓝根颗粒	△
	70	穿心莲胶囊(片)	△
	71	清开灵颗粒(胶囊、片)	△

续表

分类					编号	药品名称	备注
					72	清热解毒颗粒(胶囊、片)	△
				乙类	★(69)	板蓝根片(口服液)	△
					73	穿心莲内酯滴丸	
					★(70)	穿心莲丸	△
					74	冬凌草胶囊(片)	△
					75	复方双花颗粒(片、口服液)	△
					76	活血解毒丸	
					77	健儿清解液	△
					78	金莲花颗粒(胶囊、片)	△
					79	金莲清热颗粒(胶囊)	△
					80	抗病毒丸(颗粒、胶囊、片、口服液)	
					81	抗骨髓炎片	
					82	蓝芩口服液	
					83	莲必治注射液	限二级以上医院
					★(72)	清热解毒口服液	△
					★(72)	清热解毒注射液	
					84	清热散结胶囊(片)	△
					85	清瘟解毒丸(片)	
					86	热毒宁注射液	

续表

分类	编号	药品名称	备注
	87	万应胶囊	
	88	喜炎平注射液	
	89	夏枯草膏(颗粒、胶囊、片、口服液)	△
	90	小儿化毒散(胶囊)	
	91	小儿咽扁颗粒	△
	92	新癀片	
	93	新清宁胶囊(片)	△
	94	新雪丸(颗粒、胶囊、片)	
	95	银蒲解毒片	△
	96	玉叶解毒颗粒	△
	97	粘膜溃疡散	△
	98	肿节风颗粒(胶囊、片)	
	★(98)	肿节风注射液	
1.4.3 清脏腑热剂			
1.4.3.1 清热理肺剂			
甲类	99	银黄颗粒(胶囊、片)	△
乙类	100	黛蛤散	
	101	连花清瘟颗粒(胶囊、片)	
	102	清肺抑火丸(胶囊、片)	△

续表

分类					编号	药品名称	备注
					103	痰热清注射液	
					104	小儿清热利肺口服液	△
					★(99)	银黄丸(口服液)	△
					★(99)	银黄注射液	
					105	鱼腥草注射液	限二级以上医院
		1.4.3.2 清肝解毒剂					
				甲类	106	护肝颗粒(胶囊、片)	
					107	益肝灵胶囊(片)	
				乙类	108	澳泰乐颗粒(胶囊、片)	△
					109	复方益肝灵胶囊(片)	
					110	肝苏丸(颗粒、胶囊、片)	
					111	护肝宁丸(胶囊、片)	
					★(106)	护肝丸	
					112	利肝隆颗粒(胶囊、片)	
					113	双虎清肝颗粒	
					114	五酯丸(颗粒、胶囊、片)	
					115	乙肝健胶囊(片)	
					116	乙肝清热解毒颗粒(胶囊、片)	
					117	茵莲清肝颗粒	

续表

分类					编号	药品名称	备注
			1.4.3.3 清肝胆湿热剂				
				甲类	118	龙胆泻肝丸(颗粒、胶囊、片)	△
					119	茵栀黄颗粒(口服液)	
					★(119)	茵栀黄注射液	
				乙类	120	八宝丹(八宝丹胶囊)	
					121	参芪肝康胶囊(片)	
					122	垂盆草颗粒(片)	
					123	大黄利胆胶囊(片)	
					124	当飞利肝宁胶囊(片)	
					125	肝泰舒胶囊	
					126	桂芍镇痫片	
					127	金黄利胆胶囊	
					128	苦黄颗粒	
					★(128)	苦黄注射液	
					129	利胆片	
					130	舒胆胶囊(片)	
					131	小儿肠胃康颗粒	△
					132	小儿泻速停颗粒	△
					133	乙肝宁颗粒(片)	

续表

分类					编号	药品名称	备注
					134	茵陈五苓丸	
					135	茵芪肝复颗粒	
					★(119)	茵栀黄胶囊(片)	
		1.4.3.4 清利肠胃湿热剂					
				甲类	136	复方黄连素片	
					137	香连丸(胶囊、片)	△
				乙类	138	苍苓止泻口服液	限儿童
					139	儿泻停颗粒	
					140	枫蓼肠胃康颗粒(胶囊、片)	
					141	葛根芩连丸(颗粒、胶囊、片、口服液)	△
					142	六味香连胶囊	
					143	双苓止泻口服液	△;限儿童
					144	香连化滞丸(片)	
					145	泻停胶囊	△
1.5 温里剂							
	1.5.1 温中散寒剂						
		1.5.1.1 温中散寒剂					
				甲类	146	附子理中丸(片)	△
					147	理中丸	△

续表

分类	编号	药品名称	备注
乙类	148	儿泻康贴膜	
	149	复方胃痛胶囊	
	150	桂附理中丸	△
	151	黄芪建中丸	△
	★(147)	理中片	△
	152	良附丸	
	153	温胃舒颗粒(胶囊、片)	△
	154	乌梅丸	
	155	小儿腹泻贴	△
	156	小建中颗粒(胶囊、片)	△
	157	虚寒胃痛颗粒(胶囊)	△
1.5.1.2 温中除湿剂			
甲类	158	香砂养胃丸(颗粒、胶囊、片)	△
乙类	159	香砂理中丸	△
	160	香砂平胃丸(散、颗粒)	△
1.5.2 回阳救逆剂			
甲类	161	参附注射液	限二级以上医院急救和抢救
	162	四逆汤	
1.6 化痰、止咳、平喘剂			

续表

分类		编号	药品名称	备注
1.6.1 温化寒痰剂				
	甲类	163	通宣理肺丸(颗粒、胶囊、片)	△
	乙类	164	二陈丸	
		165	橘红痰咳煎膏(颗粒、液)	△
		★(163)	通宣理肺口服液	△
		166	小青龙颗粒(胶囊)	
		167	杏苏止咳糖浆(颗粒、口服液)	△
		168	镇咳宁糖浆(颗粒、胶囊、口服液)	△
1.6.2 理肺止咳剂				
	甲类	169	祛痰止咳颗粒	
		170	蛇胆陈皮散(胶囊、片)	△
		171	蛇胆川贝液	△
		172	消咳喘颗粒(胶囊、片)	
	乙类	173	白百抗痨颗粒	
		174	金荞麦胶囊(片)	
		175	克咳胶囊(片)	△
		176	利肺片	
		177	牛黄蛇胆川贝散(胶囊、片、滴丸、液)	△
		178	清宣止咳颗粒	△;限儿童

续表

分类				编号	药品名称	备注
				179	祛痰灵口服液	△
				★(169)	祛痰止咳胶囊	
				★(170)	蛇胆陈皮口服液	△
				★(171)	蛇胆川贝散(胶囊)	△
				180	蛇胆川贝枇杷膏	△
				181	苏黄止咳胶囊	
				182	痰咳净散(片)	△
				★(172)	消咳喘糖浆	
				183	宣肺止嗽合剂	△
				184	止咳丸(片)	△
				185	治咳川贝枇杷露(滴丸)	△
	1.6.3 清热化痰剂					
			甲类	186	急支颗粒	
				187	橘红丸(颗粒、胶囊、片)	△
				188	小儿消积止咳口服液	
			乙类	189	川贝枇杷颗粒(胶囊、片)	
				190	肺力咳合剂(胶囊)	限儿童
				★(186)	急支糖浆	△
				191	金振口服液	△

续表

分类	编号	药品名称	备注
	192	枇杷止咳颗粒(胶囊)	△
	193	强力枇杷露(胶囊)	△
	194	清肺消炎丸	△
	195	清咳平喘颗粒	
	196	清气化痰丸	△
	197	矽肺宁片	
	198	小儿金丹片	
	199	小儿咳喘灵颗粒	△
	200	止咳橘红丸(颗粒、胶囊)	△
	201	止嗽化痰颗粒(胶囊、丸)	
	202	珠珀猴枣散	限小儿发热痰鸣
1.6.4 润肺化痰剂			
甲类	203	养阴清肺丸	△
乙类	204	二母宁嗽丸(颗粒、片)	△
	205	蜜炼川贝枇杷膏	△
	206	枇杷叶膏	△
	207	润肺膏	△
	208	小儿清热止咳口服液	△
	★(203)	养阴清肺膏(糖浆、颗粒、口服液)	△

续表

分类					编号	药品名称	备注
		1.6.5 平喘剂					
				甲类	209	蛤蚧定喘丸	
					210	桂龙咳喘宁胶囊(片)	
					211	海珠喘息定片	
				乙类	212	喘可治注射液	
					213	丹葶肺心颗粒	
					214	定喘膏	△
					215	复方川贝精胶囊(片)	△
					★(209)	蛤蚧定喘胶囊	
					216	固本咳喘胶囊(片)	△
					217	固肾定喘丸	
					★(210)	桂龙咳喘宁颗粒	
					218	黑锡丹	
					219	咳喘宁合剂(颗粒、胶囊、片、口服液)	
					220	咳喘顺丸	
					221	苓桂咳喘宁胶囊	△
					222	三拗片	
					223	苏子降气丸	△
					224	小儿肺咳颗粒	

续表

分类	编号	药品名称	备注
	225	止喘灵口服液	
	★(225)	止喘灵注射液	
1.7 开窍剂			
1.7.1 清热开窍剂			
甲类	226	安宫牛黄丸	限高热引起神昏抢救时使用
	★(71)	清开灵注射液	限二级以上医院
	227	紫雪(颗粒、胶囊)	限高热抢救
乙类	228	安脑丸(片)	
	229	瓜霜退热灵胶囊	△
	230	局方至宝丸	限高热惊厥
	231	速效牛黄丸	
	232	万氏牛黄清心丸(片)	△
	233	醒脑静注射液	限神志障碍
	234	珍黄安宫片	
1.7.2 芳香、化痰开窍剂			
甲类	235	礞石滚痰丸	
	236	苏合香丸	
乙类	★(235)	礞石滚痰片	
	237	十香返生丸	

续表

分类	编号	药品名称	备注
	238	痫愈胶囊	
1.8 固涩剂			
1.8.1 固精止遗剂			
乙类	239	金锁固精丸	
1.8.2 固涩止泻剂			
乙类	240	固本益肠胶囊(片)	△
	241	固肠止泻丸(胶囊)	
	242	涩肠止泻散	△
1.8.3 补肾缩尿剂			
甲类	243	缩泉丸(胶囊)	△
1.9 扶正剂			
1.9.1 补气剂			
1.9.1.1 健脾益气剂			
甲类	244	补中益气丸(颗粒)	△
	245	参苓白术丸(散、颗粒)	△
乙类	★(244)	补中益气合剂(片、口服液)	△
	★(245)	参苓白术胶囊(片)	△
	246	参芪十一味颗粒、十一味参芪胶囊(片)	限恶性肿瘤放化疗期间血象指标低下,脏器衰竭

续表

分类					编号	药品名称	备注
					247	刺五加颗粒(胶囊、片)	△
					★(247)	刺五加注射液	
					248	黄芪颗粒(片)	△
					249	四君子丸(颗粒)	△
			1.9.1.2 健脾和胃剂				
				甲类	250	香砂六君丸	△
				乙类	251	安胃疡胶囊	△
					252	补脾益肠丸	△
					253	儿脾醒颗粒	
					254	健儿消食口服液	
					255	健脾生血颗粒(片)	
					256	健脾丸	△
					257	健脾止泻宁颗粒	限儿童
					258	六君子丸	△
					259	启脾丸(口服液)	△
					260	人参健脾丸(片)	△
					261	胃复春胶囊(片)	△
					★(250)	香砂六君片	△
					262	醒脾养儿颗粒	△

续表

分类					编号	药品名称	备注
					263	养胃颗粒(片)	△
					264	养胃舒颗粒(胶囊)	△
		1.9.2 养血剂					
				甲类	265	归脾丸(合剂)	
				乙类	266	八珍丸(颗粒、胶囊、片)	△
					267	当归补血丸(颗粒、胶囊、口服液)	
					268	地榆升白片	
					269	复方阿胶浆	限中重度贫血
					★(265)	归脾颗粒(胶囊、片)	
					270	升血小板胶囊	
					271	生血宁片	
					272	四物膏(颗粒、胶囊、片)	△
					273	通脉养心丸	
					274	维血宁颗粒	△
					275	小儿生血糖浆	
					276	养血饮口服液	△
					277	养阴生血合剂	
					278	益气维血颗粒(胶囊、片)	△
					279	再造生血胶囊(片)	

续表

分类	编号	药品名称	备注
1.9.3 滋阴剂			
1.9.3.1 滋补肾阴剂			
甲类	280	六味地黄丸	△
	281	知柏地黄丸	△
乙类	282	补肾固齿丸	△
	283	苁蓉益肾颗粒	△
	284	大补阴丸	
	★(280)	六味地黄颗粒(胶囊、片)	△
	285	麦味地黄丸(胶囊、片)	△
	★(281)	知柏地黄颗粒(胶囊、片)	△
	286	左归丸	△
1.9.3.2 滋补心肺剂			
乙类	287	百合固金丸(颗粒、片)	△
	288	补肺活血胶囊	
	289	结核丸	
	290	滋心阴颗粒(胶囊、口服液)	
1.9.3.3 滋补肝肾剂			
甲类	291	杞菊地黄丸(胶囊、片)	△
乙类	292	二至丸	

续表

分类	编号	药品名称	备注
	293	慢肝养阴胶囊(片)	△
	294	眩晕宁颗粒(片)	△
	295	乙肝养阴活血颗粒	
1.9.3.4 养阴清热、和胃剂			
乙类	296	消渴康颗粒	
	297	阴虚胃痛颗粒(胶囊、片)	△
1.9.4 温阳剂			
甲类	298	济生肾气丸(片)	
	299	金匮肾气丸(片)	△
	300	四神丸(片)	
乙类	301	桂附地黄丸(颗粒、胶囊、片)	△
	302	右归丸(胶囊)	△
1.9.5 阴阳双补剂			
乙类	303	复方苁蓉益智胶囊	
	304	心脑欣丸(胶囊、片)	△
1.9.6 气血双补剂			
乙类	305	补肾益脑丸(胶囊、片)	△
	306	利舒康胶囊	
	307	芪胶升白胶囊	

续表

分类	编号	药品名称	备注
	308	强肝丸(颗粒、胶囊、片)	
	309	人参归脾丸	△
	310	人参养荣丸	△
	311	养心定悸颗粒(胶囊)	
1.9.7 益气养阴剂			
甲类	312	消渴丸	
	313	玉泉丸(颗粒、胶囊、片)	
乙类	314	参芪降糖颗粒(胶囊、片)	
	315	固本丸	△
	316	金芪降糖丸(颗粒、胶囊、片)	
	317	津力达颗粒	
	318	芪冬颐心口服液	
	319	芪蛭降糖胶囊(片)	
	320	生脉饮(片)(党参方)	△
	321	十味玉泉胶囊	
	322	糖脉康颗粒(胶囊、片)	
	323	天麦消渴片	
	324	天芪降糖胶囊	
	325	心通颗粒(口服液)	

续表

分类	编号	药品名称	备注
	326	虚汗停胶囊	△
	327	养心生脉颗粒	
	328	益脑胶囊(片)	△
	329	振源胶囊(片)	△
1.9.8 益气复脉剂			
甲类	330	参麦注射液	限二级以上医院急重症抢救
	331	生脉饮(颗粒、胶囊)	△
	★(331)	生脉注射液	限急重症用药
乙类	332	稳心颗粒(胶囊、片)	限心律失常
	333	益气复脉颗粒(胶囊)	
1.10 安神剂			
1.10.1 养心安神剂			
甲类	334	柏子养心丸(胶囊、片)	
	335	天王补心丸(片)	
乙类	336	安神补心丸(颗粒、胶囊、片)	△
	337	刺五加脑灵液	△
	338	清脑复神液	△
	339	益心宁神片	△
	340	枣仁安神颗粒(胶囊)	△

续表

分类	编号	药品名称	备注
1.10.2 益气养血安神剂			
乙类	341	参芪五味子颗粒(胶囊、片)	△
	342	活力苏口服液	△
	343	七叶神安片	
	344	养血安神丸(糖浆、颗粒、片)	△
1.10.3 清肝安神剂			
乙类	345	百乐眠胶囊	
	346	舒眠胶囊(片)	
1.10.4 补肾安神剂			
乙类	347	安神补脑颗粒(胶囊、片、液)	△
	348	补脑安神胶囊(片)	
	349	精乌胶囊	
	350	甜梦胶囊(口服液)	△
	351	乌灵胶囊	△
1.10.5 重镇安神剂			
乙类	352	朱砂安神丸(片)	
1.11 止血剂			
甲类	353	槐角丸	△
	354	三七胶囊(片)	△

续表

分类				编号	药品名称	备注
			乙类	355	断血流颗粒(胶囊、片、口服液)	
				356	荷叶丸	
				357	裸花紫珠颗粒(胶囊、片)	
				★(357)	裸花紫珠栓	
				358	三七血伤宁胶囊	
				359	十灰丸(散)	
				360	致康胶囊	
				361	紫地宁血散	
	1.12 祛瘀剂					
		1.12.1 益气活血剂				
			甲类	362	参松养心胶囊	
				363	麝香保心丸	
				364	通心络胶囊(片)	
				365	血栓心脉宁胶囊(片)	
			乙类	366	补心气口服液	
				367	参芍胶囊(片)	
				368	复方地龙胶囊(片)	
				369	脉络通颗粒(胶囊、片)	△;限周围血管血栓性病变
				370	木丹颗粒	

续表

分类					编号	药品名称	备注
					371	脑安颗粒(胶囊、片、滴丸)	
					372	脑脉泰胶囊	
					373	脑心通丸(胶囊、片)	
					374	诺迪康口服液	
					375	芪参胶囊	
					376	芪参益气滴丸	
					377	肾衰宁颗粒(胶囊、片)	
					378	舒心口服液	
					379	消栓颗粒(肠溶胶囊)	
					380	心悦胶囊	
					381	养心氏片	
					382	益心丸(颗粒、胶囊)	
					383	益心舒丸(颗粒、胶囊、片)	
					384	愈心痛胶囊	
		1.12.2 行气活血剂					
				甲类	385	地奥心血康胶囊	
					386	复方丹参颗粒(胶囊、片、滴丸)	
					387	速效救心丸	
					388	香丹注射液	

续表

分类					编号	药品名称	备注
					389	血府逐瘀丸(胶囊、片)	△
				乙类	390	丹七软胶囊	
					391	盾叶冠心宁片	
					★(386)	复方丹参丸	
					392	冠脉宁胶囊(片)	
					393	冠心丹参颗粒(胶囊、片、滴丸)	
					394	冠心舒通胶囊	
					395	黄杨宁片	
					396	乐脉丸(颗粒、胶囊、片)	
					397	利脑心胶囊(片)	
					398	脑得生丸(颗粒、胶囊、片)	
					★(385)	薯蓣皂苷口服制剂	◇
					399	心可舒丸(颗粒、胶囊、片)	
					400	心脑宁胶囊	
					★(389)	血府逐瘀颗粒(口服液)	△
					401	银丹心脑通软胶囊	
		1.12.3 养血活血剂					
				甲类	402	丹参注射液	限心脑血管病发作期，二级以上医院

续表

分类	编号	药品名称	备注
乙类	★(402)	丹参合剂(颗粒、胶囊、片、滴丸、口服液)	△
	403	丹参舒心胶囊	
	404	丹红注射液	限心脑血管病发作期
	★(390)	丹七胶囊(片)	
	405	扶正化瘀胶囊(片)	
	406	复方川芎胶囊(片)	
	407	双丹颗粒(胶囊、片)	
	408	银丹心泰滴丸	
1.12.4 温阳活血剂			
乙类	409	参桂胶囊	
	410	芪苈强心胶囊	
1.12.5 滋阴活血剂			
甲类	411	脉络宁注射液	
乙类	★(411)	脉络宁颗粒(口服液)	
	412	通塞脉颗粒(胶囊、片)	
1.12.6 补肾活血剂			
乙类	413	丹鹿通督片	
	414	黄根片	限矽肺
	415	培元通脑胶囊	

续表

分类				编号	药品名称	备注
				416	心宝丸	
				417	心可宁胶囊	
				418	心元胶囊	
				419	正心泰颗粒(胶囊、片)	
		1.12.7 化瘀宽胸剂				
			甲类	420	冠心苏合丸(胶囊、软胶囊)	
			乙类	421	保利尔胶囊	
				422	葛兰心宁软胶囊	
				423	红花注射液	
				424	苦碟子注射液	
				425	宽胸气雾剂	
				426	脉平片	△
				427	脑心清胶囊(片)	
				428	麝香通心滴丸	
				429	速效心痛滴丸	
				430	心安胶囊	
				431	心脉通胶囊(片)	
				432	心血宁胶囊(片)	
				433	银杏叶口服制剂	◇

续表

分类					编号	药品名称	备注
					★(433)	银杏叶注射制剂	◇
					434	愈风宁心丸(颗粒、胶囊、片、滴丸)	
					435	注射用丹参多酚酸盐	限心绞痛,二级以上医院
		1.12.8 化瘀通脉剂					
				甲类	436	灯盏花素片	
					437	三七皂苷注射制剂	◇
				乙类	438	丹灯通脑胶囊(片)	
					439	灯盏生脉胶囊	
					★(436)	灯盏细辛注射制剂	◇
					440	冠心宁注射液	
					441	龙心素胶囊	
					442	脉管复康胶囊(片)	
					443	脉血康胶囊(片)	
					★(437)	三七皂苷口服制剂	◇
					444	疏血通注射液	
					445	天丹通络胶囊(片)	
					446	豨红通络口服液	
					447	豨莶通栓丸(胶囊)	
					448	消栓通络颗粒(胶囊、片)	△

续表

分类	编号	药品名称	备注
	449	消栓再造丸	
	450	心达康胶囊(片)	
	451	心脑康胶囊(片)	
	452	心脑舒通胶囊(片)	
	453	银盏心脉滴丸	
	454	逐瘀通脉胶囊	
1.12.9 活血消癥剂			
乙类	455	鳖甲煎丸	
	456	大黄䗪虫丸(胶囊、片)	
	457	复方鳖甲软肝片	
	458	活血通脉胶囊(片)	
	459	脑栓通胶囊	
	460	脑血康丸(颗粒、胶囊、片、滴丸、口服液)	△
	461	消瘀康胶囊(片)	
1.12.10 祛瘀化痰剂			
乙类	462	丹蒌片	
	463	滇白珠糖浆	
	464	醒脑再造丸(胶囊)	△
1.13 理气剂			

续表

分类					编号	药品名称	备注
		1.13.1 疏肝解郁剂					
				甲类	465	丹栀逍遥丸	
					466	逍遥丸(颗粒)	△
				乙类	467	柴胡舒肝丸	△
					★(15)	柴黄颗粒	
					468	朝阳丸(胶囊)	
					★(465)	丹栀逍遥胶囊(片)	
					469	红花逍遥颗粒(胶囊、片)	
					470	加味逍遥丸(颗粒、胶囊、片)	△
					471	九味肝泰胶囊	
					472	平肝舒络丸	
					473	舒肝解郁胶囊	
					474	舒肝丸(散、颗粒、片)	△
					★(162)	四逆散	
					★(466)	逍遥胶囊(片)	
					475	乙肝益气解郁颗粒	
					476	越鞠丸	△
		1.13.2 疏肝和胃剂					
				甲类	477	气滞胃痛颗粒(胶囊、片)	△

续表

分类					编号	药品名称	备注
					478	三九胃泰颗粒	△
					479	胃苏颗粒	△
					480	元胡止痛颗粒(胶囊、片、滴丸)	△
				乙类	481	荜铃胃痛颗粒	
					482	颠茄片	
					483	复方陈香胃片	△
					484	复方田七胃痛胶囊(片)	
					485	肝达康颗粒(胶囊、片)	
					486	加味左金丸	△
					487	健胃消炎颗粒	
					488	健胃愈疡颗粒(胶囊、片)	
					489	荆花胃康胶丸	
					490	快胃片	
					491	摩罗丹	△
					492	木香顺气丸(颗粒)	
					★(478)	三九胃泰胶囊	△
					493	舒肝健胃丸	△
					494	舒肝止痛丸	△
					495	胃肠安丸	

续表

分类					编号	药品名称	备注
					496	胃康胶囊	△
					497	胃康灵丸(颗粒、胶囊、片)	△
					498	胃力康颗粒	△
					499	胃疼宁片	△
					500	胃痛宁片	△
					501	香砂枳术丸	△
					502	小儿香橘丸	
					★(480)	元胡止痛口服液	△
					503	枳术丸(颗粒)	△
					504	枳术宽中胶囊	
					505	中满分消丸	
					506	左金丸(胶囊、片)	△
	1.14 消导剂						
				甲类	507	保和丸(颗粒、片)	
				乙类	508	槟榔四消丸(片)	△;限儿童
					509	沉香化滞丸	
					510	化积口服液	限儿童
					511	开胸顺气丸(胶囊)	
					512	木香槟榔丸	

续表

分类	编号	药品名称	备注
	513	四磨汤口服液	△
	514	王氏保赤丸	限儿童
	515	消积洁白丸	
	516	小儿化食丸(口服液)	
	517	小儿七星茶口服液	△
	518	小儿消食颗粒(片)	△
	519	一捻金[指:散剂](胶囊)	限儿童
	520	越鞠保和丸	△
	521	枳实导滞丸	
1.15 治风剂			
1.15.1 疏散外风剂			
甲类	522	川芎茶调丸(散、颗粒、片)	
乙类	★(522)	川芎茶调口服液	△
	523	都梁软胶囊(滴丸)	
	524	活络丸	
	525	秦归活络口服液	
	526	祛风止痛丸(胶囊、片)	△
	527	疏风活络丸(片)	△
	528	通天口服液	△

续表

分类	编号	药品名称	备注
	529	头风痛丸(胶囊)	△
	530	镇脑宁胶囊	△
1.15.2 平肝熄风剂			
甲类	531	牛黄降压丸(胶囊、片)	
	532	松龄血脉康胶囊	
乙类	533	丹珍头痛胶囊	
	534	脉君安片	△
	535	牛黄抱龙丸	限儿童
	536	强力定眩胶囊(片)	△
	537	清肝降压胶囊	
	538	清脑降压颗粒(胶囊、片)	
	539	全天麻胶囊(片)	△
	540	天菊脑安胶囊	△
	541	天麻钩藤颗粒	
	542	消眩止晕片	△
	543	珍菊降压片	
	544	壮骨关节胶囊	
1.15.3 平肝潜阳剂			
乙类	545	安宫降压丸	

续表

分类	编号	药品名称	备注
	546	复方罗布麻颗粒(片)	
	547	脑立清丸(胶囊、片)	△
	548	平眩胶囊	
	549	山绿茶降压胶囊(片)	
	550	石龙清血颗粒	
	551	天智颗粒	
1.15.4 化痰熄风剂			
乙类	552	半夏天麻丸	
	553	癫痫康胶囊	
	554	癫痫平片	
	555	化风丹	
	556	天黄猴枣散	限小儿发热惊风
1.15.5 化瘀祛风剂			
甲类	557	正天丸(胶囊)	△
乙类	558	丹膝颗粒	
	559	复方夏天无片	
	560	强力天麻杜仲丸(胶囊)	△
	561	天麻素注射液	
	562	天舒胶囊(片)	△

续表

分类	编号	药品名称	备注
	563	头痛宁胶囊	
	564	肿痛安胶囊	
1.15.6 养血祛风剂			
乙类	565	养血清脑丸(颗粒)	△
	566	养血荣筋丸	△
1.15.7 祛风通络剂			
甲类	567	华佗再造丸	
	568	人参再造丸	
乙类	569	大活络丸(胶囊)	
	570	二十味沉香丸	
	571	骨龙胶囊	
	572	散风活络丸	
	573	麝香海马追风膏	△
	574	天和追风膏	
	575	天麻丸(胶囊、片)	△
	576	通络开痹片	
	577	小活络丸(片)	
	578	再造丸	
	579	中风回春丸(颗粒、胶囊、片)	

续表

分类					编号	药品名称	备注
					580	祖师麻膏药	△
					★(580)	祖师麻片	△
					★(580)	祖师麻注射液	
	1.16 祛湿剂						
		1.16.1 散寒除湿剂					
				甲类	581	追风透骨丸(胶囊、片)	
				乙类	582	风湿骨痛颗粒(胶囊、片)	
					583	风湿祛痛胶囊	
					584	附桂骨痛颗粒(胶囊、片)	
					585	复方雪莲胶囊	
					586	关节止痛膏	△
					587	寒湿痹颗粒(片)	
					588	金乌骨通胶囊	
					589	罗浮山风湿膏药	
					590	木瓜丸(片)	△
					591	万通筋骨片	△
					592	武力拔寒散	
		1.16.2 清热除湿剂					
				乙类	593	二妙丸	△

续表

分类					编号	药品名称	备注
					594	湿热痹颗粒(胶囊、片)	
					595	四妙丸	
					596	痛风定胶囊(片)	
		1.16.3 祛风除湿剂					
				甲类	597	雷公藤口服制剂	◇
				乙类	598	风湿马钱片	
					599	复方风湿宁颗粒(胶囊、片)	
					600	关节克痹丸	
					601	黑骨藤追风活络胶囊	
					602	虎力散(胶囊、片)	
					603	加味天麻胶囊	
					604	金骨莲胶囊(片)	
					605	麝香追风膏	△
					606	疏风定痛丸	
					607	通络骨质宁膏	
					608	正清风痛宁胶囊(片)	
					★(608)	正清风痛宁注射液	
		1.16.4 化瘀祛湿剂					
				甲类	609	肾炎四味胶囊(片)	

续表

分类					编号	药品名称	备注
				乙类	610	迈之灵片(马栗种子提取物片)	
					611	脉络舒通丸(颗粒)	
					612	盘龙七片	
					613	肾康注射液	
					★(609)	肾炎四味丸(颗粒)	
					614	通络祛痛膏	△
					615	瘀血痹颗粒(胶囊、片)	
		1.16.5 消肿利水剂					
				甲类	616	五苓散(胶囊、片)	
				乙类	617	黄葵胶囊	
					618	康肾颗粒	
					619	尿毒清颗粒	
					620	肾炎舒颗粒(胶囊、片)	
					621	肾炎消肿片	
		1.16.6 清热通淋剂					
				甲类	622	三金胶囊(片)	△
				乙类	623	爱活尿通片	△
					624	八正颗粒(胶囊、片)	
					625	导赤丸	△

续表

分类					编号	药品名称	备注
					626	复方金钱草颗粒	
					627	复方石淋通胶囊(片)	
					628	癃清胶囊(片)	
					629	泌淋颗粒(胶囊)	
					630	泌淋清胶囊	
					631	尿感宁颗粒	
					632	宁泌泰胶囊	
					633	前列安栓	
					634	前列安通胶囊(片)	
					635	前列倍喜胶囊	
					636	前列平胶囊	
					637	前列舒通胶囊	
					638	前列泰丸(颗粒、胶囊、片)	
					639	前列通胶囊(片)	
					640	清热通淋丸(胶囊、片)	
					641	热淋清颗粒(胶囊、片)	
					★(622)	三金颗粒	△
					642	肾安胶囊	
					643	肾复康胶囊(片)	

分类					编号	药品名称	备注
					644	肾舒颗粒	
					645	翁沥通颗粒(胶囊、片)	
					646	血尿安胶囊(片)	
					647	野菊花栓	
					648	银花泌炎灵片	
		1.16.7 化瘀通淋剂					
				甲类	649	癃闭舒胶囊(片)	
				乙类	650	尿塞通胶囊(片)	
					651	前列癃闭通颗粒(胶囊、片)	
					652	前列舒乐颗粒(胶囊、片)	△
					653	前列欣胶囊	
					654	泽桂癃爽胶囊(片)	
		1.16.8 扶正祛湿剂					
				甲类	655	风湿液	
					656	普乐安胶囊(片)	
					657	尪痹颗粒(胶囊、片)	
				乙类	658	萆薢分清丸	
					659	痹祺胶囊	
					660	独活寄生丸(合剂、颗粒)	△

续表

分类					编号	药品名称	备注
					661	杜仲颗粒	△
					662	金天格胶囊	
					663	前列舒丸	
					664	肾康宁颗粒(胶囊、片)	△
					665	肾炎康复片	
					666	天麻壮骨丸	△
					667	通痹胶囊(片)	
					668	益肾蠲痹丸	
					669	壮骨伸筋胶囊	△
					670	壮腰健肾丸(片)	△
	1.17 化浊降脂剂						
				甲类	671	血脂康胶囊	△
				乙类	672	丹田降脂丸	
					673	丹香清脂颗粒	△
					★(671)	复方红曲口服制剂	◇;△
					674	荷丹胶囊(片)	△
					675	化滞柔肝颗粒	
					676	降脂灵颗粒(胶囊、片)	△
					677	降脂通脉胶囊	△

续表

分类					编号	药品名称	备注
					678	绞股蓝总苷[甙]颗粒(胶囊、片)	△
					679	壳脂胶囊	
					680	蒲参胶囊	
					681	泰脂安胶囊	△
					682	血滞通胶囊	△
					683	脂康颗粒	△
2 外科用药							
	2.1 清热剂						
		2.1.1 清利肝胆剂					
				甲类	684	消炎利胆颗粒(胶囊、片)	
				乙类	685	大柴胡颗粒	
					686	胆康胶囊(片)	
					687	胆宁片	
					688	胆石利通胶囊(片)	
					689	胆石通胶囊	
					690	胆舒胶囊(片)	
					691	复方胆通胶囊(片)	
					692	金胆片	
					693	利胆排石散(颗粒)	

续表

分类					编号	药品名称	备注
					694	益胆胶囊(片)	
		2.1.2 清热解毒剂					
				甲类	695	地榆槐角丸	△
					696	季德胜蛇药片	
					697	京万红	△
					698	连翘败毒丸(膏、片)	
					699	锡类散	
				乙类	700	拔毒膏	
					701	拔毒生肌散	
					702	蟾酥锭	
					703	丹参酮胶囊	△
					704	虎黄烧伤搽剂	
					705	解毒生肌膏	
					706	九一散	
					707	康复新液	
					708	连柏烧伤膏	
					709	六神软膏	
					710	六应丸	
					711	龙珠软膏	

续表

分类	编号	药品名称	备注
	712	牛黄醒消丸	
	713	青龙蛇药片	
	★(46)	三黄膏	△
	714	麝香痔疮栓	△
	715	生肌玉红膏	
	716	湿润烧伤膏	
	717	烫疮油	△
	718	烫伤油	
	★(44)	外用紫金锭	
	719	五福化毒丸(片)	限儿童
	720	五黄膏	△
	721	小败毒膏	△
	722	湛江蛇药	
	723	痔血丸	
2.1.3 清热利湿剂			
甲类	724	马应龙麝香痔疮膏	△
	725	如意金黄散	
	726	消痔灵注射液	
乙类	727	参蛇花痔疮膏	△

分类					编号	药品名称	备注
					728	创灼膏	△
					729	肛安栓	
					730	肛泰软膏(栓)	
					731	九华膏	
					732	九华痔疮栓	
					733	普济痔疮栓	
					734	消炎止痛膏	
					735	消痔软膏(栓)	
					★(735)	消痔丸	
					736	痔疮胶囊(片)	△
					★(736)	痔疮栓	△
					737	痔康胶囊(片)	△
		2.1.4 通淋消石剂					
				甲类	738	结石通胶囊(片)	
					739	排石颗粒	
				乙类	740	琥珀消石颗粒	
					741	金钱草颗粒(胶囊、片)	
					★(693)	利胆排石胶囊(片)	
					742	尿石通丸	

续表

分类	编号	药品名称	备注
	743	肾石通丸(颗粒、片)	△
2.2 温经理气活血散结剂			
甲类	744	内消瘰疬丸	
乙类	745	代温灸膏	
	746	复方夏枯草膏	△
	747	茴香橘核丸	
	★(744)	内消瘰疬片	
	748	五海瘿瘤丸	
	749	西黄丸(胶囊)	限疔疮肿毒及恶性肿瘤
	750	小金丸(胶囊、片)	
	751	阳和解凝膏	△
3 肿瘤用药			
3.1 抗肿瘤药			
甲类	752	华蟾素注射液	限癌症疼痛
	753	平消胶囊(片)	限肝癌
乙类	754	艾迪注射液	限中晚期癌症
	755	安替可胶囊	限食管癌
	756	参莲胶囊	限中晚期癌症
	757	慈丹胶囊	限肝癌

续表

分类					编号	药品名称	备注
					758	得力生注射液	限肝癌
					759	复方斑蝥胶囊	限消化系统肿瘤
					760	复方红豆杉胶囊	限中晚期肿瘤
					761	复方苦参注射液	限中晚期肿瘤
					762	肝复乐胶囊(片)	限肝癌
					★(752)	华蟾素胶囊(片)	限癌症疼痛
					763	金龙胶囊	限肝癌
					764	康莱特软胶囊	限中晚期肺癌
					★(764)	康莱特注射液	限中晚期肿瘤
					765	威麦宁胶囊	限中晚期肿瘤
					766	消癌平丸(胶囊、片)	限中晚期肿瘤
					★(766)	消癌平注射液	限中晚期肿瘤
					767	鸦胆子油软胶囊(口服乳液)	限中晚期肿瘤
					★(767)	鸦胆子油乳注射液	限中晚期肿瘤
					768	紫龙金片	限肺癌
	3.2 肿瘤辅助用药						
				乙类	769	安多霖胶囊	
					770	安康欣胶囊	限中晚期肿瘤
					771	参丹散结胶囊	限中晚期肿瘤

分类					编号	药品名称	备注
					772	参芪扶正注射液	
					773	虫草菌发酵制剂	◇;限器官移植抗排异、肾功能衰竭及肺纤维化
					774	复方皂矾丸	限中晚期肿瘤
					775	槐耳颗粒	限肝癌
					★(248)	黄芪注射液	限恶性肿瘤放化疗血象指标低下及免疫功能低下
					776	健脾益肾颗粒	限恶性肿瘤放化疗血象指标低下及免疫功能低下
					777	金复康口服液	限肺癌
					778	康艾注射液	限中晚期肿瘤
					779	康力欣胶囊	限中晚期肿瘤
					780	螺旋藻胶囊(片)	限恶性肿瘤放化疗血象指标低下
					781	生血宝合剂(颗粒)	限恶性肿瘤放化疗血象指标低下
					782	养正消积胶囊	限中晚期肿瘤
					783	益血生胶囊	△;限恶性肿瘤放化疗血象指标低下
					784	贞芪扶正颗粒(胶囊、片)	限恶性肿瘤放化疗血象指标低下
					785	猪苓多糖注射液	限恶性肿瘤免疫功能低下
4 妇科用药							
	4.1 理血剂						

续表

分类		编号	药品名称	备注
4.1.1 理气养血剂				
	甲类	786	妇科十味片	
	乙类	787	补血益母丸(颗粒)	
		788	妇科调经颗粒(胶囊、片)	△
		789	妇女痛经丸(颗粒)	△
		790	经舒颗粒(胶囊)	
		791	七制香附丸	△
		792	五加生化胶囊	
4.1.2 活血化瘀剂				
	甲类	793	益母草(含鲜益母草)膏(颗粒、胶囊、片)	△
	乙类	794	丹莪妇康煎膏	
		795	丹黄祛瘀胶囊(片)	
		796	得生丸	△
		797	调经活血胶囊(片)	△
		798	复方益母颗粒(胶囊、片)	
		799	桂枝茯苓丸(胶囊、片)	
		800	坤复康胶囊(片)	
		801	坤宁口服液	
		802	散结镇痛胶囊	

续表

分类				编号	药品名称	备注
				803	少腹逐瘀丸(颗粒、胶囊)	
				804	生化丸	
				805	舒尔经颗粒(胶囊、片)	△
				806	田七痛经胶囊	△
				807	痛经宝颗粒	△
				808	新生化颗粒(片)	
		4.1.3 止血剂				
			乙类	809	安宫止血颗粒	
				810	葆宫止血颗粒	
				811	茜芷胶囊(片)	
	4.2 清热剂					
		4.2.1 内服药				
			甲类	812	妇科千金胶囊(片)	
				813	宫血宁胶囊	
			乙类	814	白带丸	△
				815	妇乐颗粒(胶囊、片)	△
				816	妇炎平胶囊	
				817	妇炎舒胶囊(片)	△
				818	妇炎消胶囊	

续表

分类					编号	药品名称	备注
					819	宫炎平胶囊(片)	
					820	固经丸	△
					821	花红颗粒(胶囊、片)	△
					822	金刚藤丸(糖浆、颗粒、胶囊、片)	
					823	金鸡颗粒(胶囊、片)	△
					824	康妇炎胶囊	
					825	抗宫炎颗粒(胶囊、片)	△
					826	盆炎净颗粒(胶囊、片)	△
		4.2.2 外用药					
				乙类	827	保妇康栓	
					828	复方沙棘籽油栓	
					829	宫颈炎康栓	△
					830	康妇消炎栓	
					831	苦参软膏	
					832	治糜灵栓	△
	4.3 扶正剂						
				甲类	833	艾附暖宫丸	△
					834	八珍益母丸(胶囊、片)	△
					835	更年安片	△

续表

分类					编号	药品名称	备注
					836	乌鸡白凤丸(胶囊、片)	△
				乙类	837	安坤颗粒	
					838	安坤赞育丸	△
					839	产复康颗粒	△
					840	定坤丹	△
					★(835)	更年安丸(胶囊)	△
					841	坤泰胶囊	
					842	女金丸(胶囊、片)	△
					843	女珍颗粒	
					844	千金止带丸	△
					★(836)	乌鸡白凤颗粒(口服液)	△
					845	孕康颗粒	
					846	滋肾育胎丸	
	4.4 消肿散结剂						
				甲类	847	乳癖消颗粒(胶囊、片)	
				乙类	848	宫瘤宁颗粒(胶囊、片)	△
					849	宫瘤清颗粒(胶囊、片)	
					850	宫瘤消胶囊	△
					851	乳核散结胶囊(片)	△

续表

分类					编号	药品名称	备注
					852	乳康丸(颗粒、胶囊、片)	
					853	乳块消丸(颗粒、胶囊、片)	
					854	乳宁丸(颗粒)	△
					855	乳癖散结颗粒(胶囊、片)	△
					856	乳增宁胶囊(片)	△
					857	消乳散结胶囊	
					858	岩鹿乳康胶囊(片)	
					859	止痛化癥颗粒(胶囊、片)	
5 眼科用药							
	5.1 清热剂						
				甲类	860	明目上清片	△
					861	熊胆眼药水	△
				乙类	★(120)	八宝眼药	
					★(69)	板蓝根滴眼液	
					862	拨云退翳丸	
					863	黄连羊肝丸	△
					864	马应龙八宝眼膏	△
					865	明目蒺藜丸	
					★(860)	明目上清丸	△

续表

分类		编号	药品名称	备注
		866	麝珠明目滴眼液	△
		★(13)	双黄连滴眼剂	
		867	消朦眼膏	△
		★(105)	鱼腥草滴眼液	△
5.2 扶正剂				
	甲类	868	明目地黄丸	△
		869	石斛夜光丸	△
		870	珍珠明目滴眼液	
	乙类	871	复明颗粒(胶囊、片)	
		872	和血明目片	
		873	金花明目丸	△
		874	石斛明目丸	
		★(869)	石斛夜光颗粒	
		875	障眼明胶囊(片)	△
5.3 祛瘀剂				
	甲类	876	复方血栓通胶囊	
	乙类	877	丹红化瘀口服液	
		★(876)	复方血栓通颗粒(片)	
		878	夏天无眼药水	△

续表

分类					编号	药品名称	备注
6 耳鼻喉科用药							
	6.1 耳病						
				甲类	879	耳聋左慈丸	△
				乙类	880	耳聋丸(胶囊)	△
					881	通窍耳聋丸	△
	6.2 鼻病						
				甲类	882	鼻炎康片	
					883	藿胆丸(片、滴丸)	
					884	辛芩颗粒	△
				乙类	885	鼻窦炎口服液	△
					886	鼻咽清毒颗粒	△
					887	鼻炎滴剂	△
					★(887)	鼻炎片	△
					888	鼻渊舒胶囊(口服液)	△
					889	鼻渊通窍颗粒	△
					890	通窍鼻炎颗粒(胶囊、片)	△
					891	香菊胶囊(片)	△
					★(884)	辛芩片	△
					892	辛夷鼻炎丸	△

续表

分类					编号	药品名称	备注
	6.3 咽喉病						
				甲类	893	冰硼散	
					894	黄氏响声丸	
					★(709)	六神丸	
					895	青黛散	△
				乙类	896	复方珍珠口疮颗粒	△
					897	甘桔冰梅片	△
					898	桂林西瓜霜(指散剂)	△
					899	金喉健喷雾剂	△
					900	金嗓开音丸(颗粒、胶囊、片)	△
					901	金嗓散结丸(颗粒)	△
					902	开喉剑喷雾剂	限儿童
					★(709)	六神胶囊	
					903	梅花点舌丸(胶囊、片)	△
					904	清喉咽颗粒	△
					905	清咽滴丸	△
					906	清咽润喉丸	△
					907	清音丸	△
					908	双料喉风散	△

续表

分类					编号	药品名称	备注
					909	玄麦甘桔颗粒(胶囊)	△
					910	咽立爽口含滴丸	△
					911	珠黄散	△
	6.4 牙病						
				乙类	912	齿痛冰硼散	△
					913	丁细牙痛胶囊	
					914	复方牙痛酊	
					915	速效牙痛宁酊	△
					916	脱牙敏糊剂	△
	6.5 口腔病						
				乙类	917	口腔溃疡散	△
					918	口腔炎喷雾剂	
					919	口炎清颗粒	△
7 骨伤科用药							
	7.1 活血化瘀剂						
		7.1.1 内服药					
				甲类	920	跌打丸	△
					921	接骨七厘胶囊(片)	
					922	三七伤药颗粒(胶囊、片)	

续表

分类					编号	药品名称	备注
					923	伤科接骨片	
					924	云南白药(胶囊、片)	
				乙类	★(920)	跌打片	△
					925	跌打七厘散(片)	
					926	复方伤痛胶囊	
					927	骨折挫伤胶囊	
					928	红药胶囊(片)	△
					★(921)	接骨七厘丸(散)	
					929	龙血竭散(胶囊、片)	△
					930	七厘散(胶囊)	
					931	沈阳红药(胶囊、片)	△
					932	愈伤灵胶囊	△
		7.1.2 外用药					
				甲类	★(924)	云南白药膏(酊、气雾剂)	△
				乙类	★(928)	红药贴膏(气雾剂)	△
					933	伤科灵喷雾剂	△
					934	神农镇痛膏	△
					935	消肿止痛酊	△
					936	肿痛气雾剂	△

续表

分类	编号	药品名称	备注
7.2 活血通络剂			
7.2.1 内服药			
甲类	937	活血止痛散(胶囊、片)	△
	938	颈舒颗粒	
	939	舒筋活血丸(胶囊、片)	
乙类	940	骨刺宁胶囊(片)	△
	941	颈复康颗粒	△
	942	颈痛颗粒	
	943	痛舒胶囊(片)	△
	944	痛血康胶囊	△
	945	腰痹通胶囊	
	946	腰痛宁胶囊	
7.2.2 外用药			
甲类	947	狗皮膏	
乙类	948	跌打万花油	△
	949	复方南星止痛膏	△
	950	狗皮膏(改进型)	
	951	骨通贴膏	△
	952	骨痛灵酊	

续表

分类					编号	药品名称	备注
					953	骨友灵擦剂	△
					954	骨质宁搽剂	△
					★(937)	活血止痛膏	
					955	展筋活血散	
					956	正骨水	△
					957	正红花油	△
					958	治伤软膏	△
					959	壮骨麝香止痛膏	△
	7.3 补肾壮骨剂						
				甲类	960	骨刺丸(胶囊、片)	
					961	仙灵骨葆胶囊	△
				乙类	962	复方杜仲健骨颗粒	△
					963	骨康胶囊	△
					964	骨疏康颗粒(胶囊)	
					965	骨松宝颗粒(胶囊)	
					966	骨仙片	
					967	骨愈灵胶囊(片)	
					968	抗骨增生丸(颗粒、胶囊、片)	△
					969	抗骨质增生丸	△

续表

分类					编号	药品名称	备注
					970	强骨胶囊	△
					971	藤黄健骨丸(胶囊、片)	
					★(961)	仙灵骨葆颗粒(片)	△
					★(544)	壮骨关节丸	△
8 皮肤科用药							
				乙类	972	白灵胶囊(片)	△
					973	斑秃丸	△
					974	当归苦参丸	△
					975	肤痒颗粒	△
					976	复方青黛丸(胶囊、片)	
					977	复方土槿皮酊	△
					978	黑豆馏油软膏	
					979	荆肤止痒颗粒	△
					980	皮肤康洗液	
					981	润燥止痒胶囊	△
					982	湿毒清胶囊(片)	
					983	乌蛇止痒丸	△
					984	消风止痒颗粒	△;限中医师处方
					985	消银颗粒(胶囊、片)	

续表

分类					编号	药品名称	备注
					986	癣湿药水	△
					987	鱼鳞病片	△
9 民族药							
					1	阿拉坦五味丸	
					2	巴特日七味丸	
					3	白脉软膏	
					4	百癣夏塔热胶囊（片）	
					5	冰黄肤乐软膏	
					6	独一味丸（颗粒、胶囊、片）	
					7	二十五味珊瑚丸（胶囊）	
					8	二十五味松石丸	
					9	二十五味珍珠丸	
					10	风湿二十五味丸	
					11	复方木尼孜其颗粒	
					12	寒喘祖帕颗粒	
					13	红花清肝十三味丸	
					14	吉祥安坤丸	
					15	洁白丸（胶囊）	
					16	流感丸	

续表

分类					编号	药品名称	备注
					17	六味安消散(胶囊、片)	
					18	六味能消丸(胶囊)	
					19	暖宫七味丸(散)	
					20	诺迪康颗粒(胶囊、片)	
					21	七味红花殊胜丸(散)	
					22	青鹏软膏(青鹏膏剂)	
					23	清感九味丸	
					24	清热八味丸(散、胶囊)	
					25	清心沉香八味丸(散)	
					26	仁青芒觉(胶囊)	
					27	肉蔻五味丸	
					28	如意珍宝丸	
					29	十味蒂达胶囊	
					30	十味龙胆花颗粒(胶囊)	
					31	石榴健胃丸(散、胶囊、片)	
					32	通滞苏润江胶囊(片)	
					33	外用溃疡散	
					34	五味麝香丸	
					35	西帕依固龈液	

续表

分类					编号	药品名称	备注
					36	消痛贴膏	
					37	雪山金罗汉止痛涂膜剂	
					38	炎消迪娜儿糖浆	
					39	养心达瓦依米西克蜜膏	
					40	益心巴迪然吉布亚颗粒	
					41	扎冲十三味丸	
					42	珍宝丸	
					43	智托洁白丸	
					44	祖卡木颗粒	
					45	坐珠达西	

三、中药饮片部分

（一）单味或复方均不支付费用的中药饮片及药材

白糖参、朝鲜红参、玳瑁、冬虫夏草、蜂蜜、蛤蚧、狗宝、海龙、海马、红参、猴枣、琥珀、灵芝、羚羊角尖粉、鹿茸、马宝、玛瑙、牛黄、珊瑚、麝香、西红花、西洋参、血竭、燕窝、野山参、移山参、珍珠（粉）、紫河车

各种动物脏器（鸡内金除外）和胎、鞭、尾、筋、骨

（二）单味使用不予支付费用的中药饮片及药材

阿胶、阿胶珠、八角茴香、白果、白芷、百合、鳖甲、鳖甲胶、薄荷、莱菔子、陈皮、赤小豆、川贝母、代代花、淡豆豉、淡竹叶、当归、党参、刀豆、丁香、榧子、佛手、茯苓、蝮蛇、甘草、高良姜、葛根、枸杞子、龟甲、龟甲胶、广藿香、何首乌、荷叶、黑芝麻、红花、胡椒、花椒、黄芥子、黄芪、火麻仁、核桃仁、胡桃仁、姜（生姜、干姜）、金钱白花蛇、金银花、橘红、菊花、菊苣、决明子、昆布、莲子、芦荟、鹿角胶、绿豆、罗汉果、龙眼肉、马齿苋、麦芽、牡蛎、南瓜子、胖大海、蒲公英、蕲蛇、芡实、青果、全蝎、肉苁蓉、肉豆蔻、肉桂、山楂、桑椹、桑叶、沙棘、砂仁、山药、生晒参、石斛、酸枣仁、天麻、甜杏仁、乌梅、乌梢蛇、鲜白茅根、鲜芦根、香薷、香橼、小茴香、薤白、饴糖、益智、薏苡仁、罂粟壳、余甘子、鱼腥草、玉竹、郁李仁、枣（大枣、酸枣、黑枣）、栀子、紫苏

注：本目录所列药品均包括生药及炮制后的药材及饮片。

索　　引

西药中文药名笔画索引

1画

乙哌立松　口服常释剂型　(54)
乙胺丁醇　口服常释剂型　(11)
乙胺吡嗪利福异烟 II　口服常释剂型　(11)
乙胺利福异烟　口服常释剂型　(11)
乙胺嗪　口服常释剂型　(15)
乙胺嘧啶　口服常释剂型　(16)
乙胺嘧啶　贴剂　(16)
乙琥胺　口服常释剂型　(49)
乙琥胺　口服液体剂　(49)
乙酰半胱氨酸　口服常释剂型　(59)
乙酰半胱氨酸　吸入剂　(59)
乙酰唑胺　口服常释剂型　(95)
乙酰唑胺　注射剂　(95)
乙酰胺　注射剂　(103)
乙酰螺旋霉素　口服常释剂型　(7)

2画

二乙基二硫代氨基甲酸钠　注射剂　(102)
二甲双胍　口服常释剂型　(34)
二甲双胍　缓释控释剂型　(34)
二甲弗林　注射剂　(52)
二甲硅油　口服常释剂型　(70)
二氢麦角碱　口服常释剂型、缓释控释剂型　(50)
二氧丙嗪　口服常释剂型　(60)
二羟丙茶碱　口服常释剂型　(60)
二羟丙茶碱　注射剂　(60)
二硫化硒　外用液体剂　(90)
二氮嗪　注射剂　(76)
二巯丁二钠　注射剂　(101)
二巯丁二酸　口服常释剂型　(102)
二巯丙醇　注射剂　(101)
二巯丙磺钠　注射剂　(101)
十一烯酸　外用液体剂、软膏剂　(89)
十一酸睾酮　口服常释剂型　(31)
十一酸睾酮　注射剂　(32)
丁卡因　口服液体剂、溶液剂　(23)
丁卡因　注射剂　(23)
丁苯酞　口服常释剂型　(50)
丁咯地尔　口服常释剂型　(50)
丁咯地尔　注射剂　(50)
丁溴东莨菪碱　口服常释剂型　(65)
丁溴东莨菪碱　注射剂　(65)
丁酸氢化可的松　软膏剂　(91)
丁螺环酮　口服常释剂型　(57)
七叶皂苷　注射剂　(51)
七氟烷　液体剂型　(22)
人工泪液　滴眼剂　(96)
人用狂犬病疫苗　注射剂　(106)
人血白蛋白　注射剂　(106)
人纤维蛋白原　注射剂　(82)
人免疫球蛋白　注射剂　(106)
人狂犬病免疫球蛋白　注射剂　(106)

3画

三尖杉酯碱　注射剂　(44)
三氟拉嗪　口服常释剂型　(54)

三磷酸腺苷　注射剂　(78)
α-干扰素　注射剂　(38)
干酵母　口服常释剂型　(26)
土霉素　口服常释剂型　(7)
大观霉素　注射剂　(6)
大黄碳酸氢钠　口服常释剂型　(62)
大蒜素　口服常释剂型　(15)
大蒜素　注射剂　(15)
万古霉素　注射剂　(8)
口服补液盐　口服散剂　(86)
山莨菪碱　口服常释剂型　(65)
山莨菪碱　注射剂　(65)
山梨醇铁　注射剂　(83)
川芎嗪　注射剂　(78)
门冬氨酸鸟氨酸（鸟氨酸天门冬氨酸）　注射剂　(68)
门冬氨酸钾镁　口服常释剂型　(86)
门冬氨酸钾镁　注射剂　(86)
L-门冬氨酸氨氯地平　口服常释剂型　(72)
门冬酰胺酶　注射剂　(44)
己烯雌酚　口服常释剂型　(32)
己烯雌酚　注射剂　(32)
己酮可可碱　口服常释剂型、缓释控释剂型　(51)
己酮可可碱　注射剂　(51)
己酸羟孕酮　注射剂　(33)
小牛血去蛋白提取物　眼用凝胶　(96)
小牛血清去蛋白　眼用凝胶　(96)
小檗碱　口服常释剂型　(14)
马普替林　口服常释剂型、口服液体剂　(57)
马普替林　注射剂　(57)

4画

开塞露（甘油）　灌肠剂　(66)
开塞露　溶液剂　(66)
夫西地酸　软膏剂　(92)
夫西地酸　注射剂　(8)
五氟利多　口服常释剂型　(55)
厄贝沙坦　口服常释剂型、缓释控释剂型　(75)
匹维溴铵　口服常释剂型　(65)
扎来普隆　口服常释剂型　(53)
扎鲁司特　口服常释剂型　(62)
戈那瑞林　注射剂　(30)
戈舍瑞林　口服常释剂型　(30)
戈舍瑞林　缓释植入剂　(30)
比卡鲁胺　口服常释剂型　(45)
比阿培南　注射剂　(6)
比索洛尔　口服常释剂型　(73)
中/长链脂肪乳（C8-24，Ve）　注射剂　(28)
中/长链脂肪乳（C6-24）　注射剂　(28)
贝尼地平　口服常释剂型　(72)
贝那普利　口服常释剂型　(75)
贝美前列素　滴眼剂　(95)
贝美格　注射剂　(102)
贝前列素　口服常释剂型　(85)
毛花苷丙　注射剂　(71)
毛果芸香碱　注射剂　(94)
毛果芸香碱　滴眼剂　(94)
升华硫　软膏剂　(88)
长春地辛　注射剂　(43)
长春西汀　口服常释剂型　(50)
长春西汀　注射剂　(50)
长春瑞滨　注射剂　(44)
长春新碱　注射剂　(43)
长春碱　注射剂　(43)
长效人胰岛素类似物　注射剂　(34)
丹参酮IIA　注射剂　(50)
乌司他丁　注射剂　(70)
乌苯美司　口服常释剂型　(38)
乌拉地尔　口服常释剂型、缓释控释剂型　(74)
乌拉地尔　注射剂　(75)
六甲蜜胺　口服常释剂型　(41)
六氟化硫微泡　注射剂　(105)

文拉法辛　口服常释剂型、缓释控释剂型（58）
巴曲酶（降纤酶）　注射剂　(50)
巴氯芬　口服常释剂型　(24)
双环醇　口服常释剂型　(69)
双环醇　注射剂　(69)
双歧杆菌活菌制剂　口服常释剂型　(67)
双歧杆菌、嗜酸乳杆菌、肠球菌三联活菌制剂　口服常释剂型、口服散剂　(67)
双氢可待因　口服常释剂型、缓释控释剂型（21）
双氢麦角胺　口服常释剂型　(51)
双重造影产气颗粒　颗粒剂　(105)
双复磷　注射剂　(102)
双羟萘酸噻嘧啶　口服常释剂型　(16)
双羟萘酸噻嘧啶　软膏剂　(16)
双氯芬酸二乙胺　软膏剂、凝胶剂　(19)
双氯芬酸　口服常释剂型、缓释控释剂型（17）
双氯芬酸钠　滴眼剂　(96)
双碘喹啉　口服常释剂型　(17)
双嘧达莫　口服常释剂型　(85)
双嘧达莫　注射剂　(85)
水飞蓟宾　口服常释剂型　(69)
水杨酸　软膏剂　(90)
水溶性维生素　注射剂　(26)

5画

去乙酰毛花苷　注射剂　(71)
去甲万古霉素　注射剂　(8)
去甲肾上腺素　注射剂　(77)
去氢胆酸　口服常释剂型　(69)
去铁胺　注射剂　(102)
去氧肾上腺素　注射剂　(77)
去氧氟尿苷（脱氧氟尿苷）　口服常释剂型（42）
去氨加压素　口服常释剂型　(30)
去氨加压素　吸入剂　(30)
去氨加压素　注射剂　(30)
去氯羟嗪　口服常释剂型　(46)
去痛片（索米痛）　口服常释剂型　(19)
甘油果糖　注射剂　(53)
甘油　栓剂、灌肠剂　(66)
甘油磷酸钠　注射剂　(87)
甘草酸二铵　口服常释剂型　(68)
甘草酸二铵　注射剂　(68)
甘氨双唑钠　注射剂　(45)
甘露醇　注射剂　(53)
艾司西酞普兰　口服常释剂型　(57)
艾司洛尔　注射剂　(25)
艾司唑仑　口服常释剂型　(56)
可乐定　口服常释剂型　(74)
可乐定　滴眼剂　(94)
可的松　口服常释剂型　(31)
可的松　滴眼剂、眼膏剂　(96)
可待因　口服常释剂型　(60)
可待因　注射剂　(60)
可愈糖浆　口服液体剂　(60)
丙戊酸钠　口服常释剂型　(49)
丙戊酸钠　注射剂　(50)
丙戊酸钠　缓释控释剂型　(49)
丙戊酸镁　缓释控释剂型　(49)
丙卡巴肼　口服常释剂型　(40)
丙卡特罗　口服常释剂型　(61)
丙米嗪　口服常释剂型　(57)
丙吡胺　口服常释剂型　(71)
丙泊酚中/长链脂肪乳　注射剂　(23)
丙泊酚　注射剂　(23)
丙氨瑞林　注射剂　(101)
丙氨酰谷氨酰胺　注射剂　(28)
丙硫异烟胺　口服常释剂型　(11)
丙硫氧嘧啶　口服常释剂型　(35)
丙酸氯倍他索　软膏剂　(90)
丙酸睾酮　注射剂　(31)
丙磺舒　口服常释剂型　(20)
左乙拉西坦　口服常释剂型　(49)
左布比卡因　注射剂　(24)
左布诺洛尔　滴眼剂　(95)

左卡巴斯汀　吸入剂　(99)
左卡尼汀　注射剂　(80)
左西替利嗪　口服常释剂型、口服液体剂　(46)
左氧氟沙星　口服常释剂型　(9)
左氧氟沙星　注射剂　(9)
左氧氟沙星　眼用凝胶　(94)
左氧氟沙星　滴耳剂　(99)
左氧氟沙星　滴眼剂　(93)
左旋甲状腺素　口服常释剂型　(35)
左旋多巴　口服常释剂型　(47)
左旋多巴/卡比多巴　口服常释剂型、缓释控释剂型　(47)
左旋氨氯地平　口服常释剂型　(73)
左奥硝唑　注射剂　(10)
石杉碱甲　口服常释剂型　(51)
右丙亚胺　注射剂　(45)
右佐匹克隆　口服常释剂型　(52)
右美沙芬　口服常释剂型、颗粒剂　(60)
右旋糖酐　注射剂　(87)
右旋糖酐铁　注射剂　(83)
布比卡因　注射剂　(23)
布氏菌素　注射剂　(105)
布地奈德　吸入剂　(62)
布地奈德福莫特罗　吸入剂　(62)
布托啡诺　注射剂　(21)
布林佐胺　滴眼剂　(95)
布美他尼　口服常释剂型　(79)
布美他尼　注射剂　(79)
布洛芬　口服常释剂型　(17)
布洛芬　口服液体剂、缓释控释剂型、颗粒剂　(18)
布洛芬　乳膏剂　(18)
布洛芬　栓剂　(18)
布桂嗪　口服常释剂型　(22)
布桂嗪　注射剂　(22)
布替萘芬　软膏剂　(89)
戊乙奎醚　注射剂　(103)
戊酸雌二醇　口服常释剂型　(32)
平阳霉素　注射剂　(43)
灭菌注射用水　注射剂　(87)
扑米酮　口服常释剂型　(49)
东莨菪碱　口服常释剂型　(65)
东莨菪碱　注射剂　(65)
东莨菪碱　眼膏剂　(95)
卡马西平　口服常释剂型　(49)
卡马西平　缓释控释剂型　(49)
卡比马唑　口服常释剂型　(35)
卡比多巴　口服常释剂型　(47)
卡贝缩宫素　注射剂　(99)
卡巴克络　口服常释剂型　(82)
卡巴克络　注射剂　(82)
卡巴拉汀　口服常释剂型　(51)
卡托普利　口服常释剂型　(75)
卡泊三醇　外用液体剂　(92)
卡泊三醇　软膏剂　(92)
卡泊芬净　注射剂　(13)
卡前列甲酯　栓剂　(99)
卡前列素氨丁三醇　注射剂　(99)
卡莫司汀　注射剂　(41)
卡莫氟　口服常释剂型　(42)
卡铂　注射剂　(40)
卡培他滨　口服常释剂型　(42)
卡维地洛　口服常释剂型　(73)
卡替洛尔　滴眼剂　(95)
旧结核菌素　注射剂　(105)
甲地孕酮　口服常释剂型　(33)
甲异靛　口服常释剂型　(41)
甲状腺片　口服常释剂型　(35)
甲苯咪唑　口服常释剂型　(16)
甲泼尼龙　口服常释剂型　(31)
甲泼尼龙　注射剂　(31)
甲钴胺　口服常释剂型　(53)
甲钴胺　注射剂　(53)
甲氧苄啶　口服常释剂型　(9)
甲氧沙林　口服常释剂型　(92)
甲氧沙林　外用液体剂　(92)
甲氧氯普胺　口服常释剂型　(65)

甲氧氯普胺　注射剂　(66)
甲氨蝶呤　口服常释剂型　(42)
甲氨蝶呤　注射剂　(42)
甲基多巴　口服常释剂型　(74)
甲萘氢醌　口服常释剂型　(81)
甲羟孕酮　口服常释剂型　(33)
甲羟孕酮　注射剂　(33)
甲硝唑　口服常释剂型　(17)
甲硝唑　口服常释剂型　(10)
甲硝唑　阴道泡腾片、栓剂　(100)
甲硝唑　注射剂　(17)
甲硝唑　注射剂　(10)
甲硝唑　凝胶剂　(88)
甲硫氨酸维 B_1　注射剂　(103)
甲紫　外用液体剂　(88)
甲氯芬酯　口服常释剂型　(52)
甲巯咪唑　口服常释剂型　(35)
甲睾酮　口服常释剂型　(31)
叶酸　口服常释剂型　(84)
叶酸　注射剂　(84)
四环素　口服常释剂型　(7)
四环素　软膏剂　(88)
四环素醋酸可的松　软膏剂　(93)
四氢帕马丁　口服常释剂型　(22)
生长抑素［14 肽］　注射剂　(70)
白芍总苷　口服常释剂型　(39)
白眉蛇毒血凝酶　注射剂　(81)
白消安　口服常释剂型　(40)
白消安　注射剂　(40)
白喉抗毒素　注射剂　(105)
他克莫司　口服常释剂型　(38)
他克莫司　软膏剂　(92)
他莫昔芬　口服常释剂型　(44)
包醛氧淀粉　口服散剂　(87)
乐卡地平　口服常释剂型　(73)
兰索拉唑　口服常释剂型　(64)
兰索拉唑　注射剂　(64)
半胱氨酸　注射剂　(102)
头孢匹罗　注射剂　(5)
头孢丙烯　口服常释剂型　(4)
头孢他啶　注射剂　(5)
头孢地尼　口服常释剂型　(5)
头孢西丁　注射剂　(5)
头孢曲松　注射剂　(5)
头孢米诺　注射剂　(5)
头孢克肟　口服常释剂型、颗粒剂　(5)
头孢克洛　口服常释剂型、缓释控释剂型、颗粒剂　(4)
头孢呋辛　口服常释剂型　(4)
头孢呋辛　注射剂　(4)
头孢吡肟　注射剂　(5)
头孢拉定　口服常释剂型　(4)
头孢拉定　注射剂　(4)
头孢哌酮舒巴坦　注射剂　(5)
头孢美唑　注射剂　(4)
头孢唑肟　注射剂　(5)
头孢唑林　注射剂　(4)
头孢氨苄　口服常释剂型、颗粒剂　(4)
头孢羟氨苄　口服常释剂型、颗粒剂　(4)
头孢替安　注射剂　(5)
头孢硫脒　注射剂　(4)
头孢噻肟　注射剂　(5)
司可巴比妥　口服常释剂型　(52)
司来吉兰　口服常释剂型　(48)
司坦唑醇　口服常释剂型　(32)
司莫司汀　口服常释剂型　(40)
尼可刹米　注射剂　(52)
尼卡地平　口服常释剂型、缓释控释剂型　(73)
尼卡地平　注射剂　(73)
尼尔雌醇　口服常释剂型　(32)
尼麦角林　口服常释剂型、缓释控释剂型　(51)
尼美舒利　口服常释剂型　(19)
尼莫司汀　注射剂　(41)
尼莫地平　口服常释剂型　(50)
尼莫地平　注射剂　(51)
尼群地平　口服常释剂型　(72)

加贝酯　注射剂　(70)
加巴喷丁　口服常释剂型　(49)
加兰他敏　口服常释剂型　(48)
加兰他敏　注射剂　(48)
孕三烯酮　口服常释剂型　(33)
对乙酰氨基酚　口服常释剂型、颗粒剂　(17)
对乙酰氨基酚　缓释控释剂型、口服液体剂　(18)
对氨基水杨酸钠　口服常释剂型　(10)
对氨基水杨酸钠　注射剂　(10)
丝裂霉素　注射剂　(40)

6 画

动物骨多肽注射制剂　注射剂　(20)
动物源肺表面活性物质　注射剂　(62)
动物源胰岛素　注射剂　(33)
吉西他滨　注射剂　(42)
吉米沙星　口服常释剂型　(9)
吉非罗齐　口服常释剂型　(78)
吉法酯　口服常释剂型　(63)
地匹福林　滴眼剂　(94)
地巴唑　口服常释剂型　(76)
地尔硫䓬　口服常释剂型、缓释控释剂型　(72)
地尔硫䓬　注射剂　(73)
地西泮　口服常释剂型　(56)
地西泮　注射剂　(56)
地衣芽胞杆菌活菌制剂　口服常释剂型　(67)
地红霉素　口服常释剂型　(7)
地芬尼多　口服常释剂型　(97)
地奈德　软膏剂　(91)
地屈孕酮　口服常释剂型　(33)
地氟烷　液体剂型　(22)
地高辛　口服常释剂型　(71)
地高辛　口服液体剂　(71)
地高辛　注射剂　(71)
地诺前列酮　栓剂　(99)
地奥司明　口服常释剂型　(70)
地蒽酚　软膏剂　(90)
地塞米松　口服常释剂型　(30)
地塞米松　软膏剂　(91)
地塞米松　注射剂　(30)
地塞米松　滴眼剂　(96)
亚甲蓝　注射剂　(103)
亚叶酸钙　口服常释剂型　(45)
亚叶酸钙　注射剂　(45)
亚砷酸（三氧化二砷）　注射剂　(45)
亚砷酸氯化钠　注射剂　(46)
亚胺培南西司他丁　注射剂　(6)
亚硝酸异戊酯　吸入剂　(102)
亚硝酸钠　注射剂　(102)
亚硫酸氢钠甲萘醌　口服常释剂型　(82)
亚硫酸氢钠甲萘醌　注射剂　(81)
西尼地平　口服常释剂型　(73)
西吡氯铵　外用液体剂　(99)
西拉普利　口服常释剂型　(75)
西罗莫司　口服常释剂型、口服液体剂　(38)
西咪替丁　口服常释剂型　(64)
西咪替丁　注射剂　(64)
西洛他唑　口服常释剂型　(85)
西酞普兰　口服常释剂型　(58)
西替利嗪　口服常释剂型　(46)
达卡巴嗪　注射剂　(42)
达那唑　口服常释剂型　(31)
托西溴苄铵　注射剂　(71)
托吡卡胺　滴眼剂　(95)
托吡酯　口服常释剂型　(49)
托拉塞米　口服常释剂型　(79)
托拉塞米　注射剂　(79)
托莫西汀　口服常释剂型　(52)
托特罗定　口服常释剂型、缓释控释剂型　(80)
托烷司琼　注射剂　(66)
托瑞米芬　口服常释剂型　(44)
过氧化氢　溶液剂　(98)

过氧苯甲酰　软膏剂、凝胶剂　(88)
尖吻蝮蛇血凝酶　注射剂　(81)
曲马多　口服常释剂型、缓释控释剂型、口服液体剂　(22)
曲马多　注射剂　(22)
曲匹布通　口服常释剂型　(69)
曲伏前列素　滴眼剂　(95)
曲安西龙　口服常释剂型　(31)
曲安西龙　注射剂　(31)
曲安奈德　吸入剂　(99)
曲安奈德　软膏剂　(91)
曲安奈德　注射剂　(31)
曲安奈德益康唑（益康唑曲安奈德）　软膏剂　(89)
曲克芦丁　口服常释剂型、口服液体剂　(85)
曲克芦丁　注射剂　(85)
曲美布汀　口服常释剂型　(65)
曲美他嗪　口服常释剂型　(78)
曲唑酮　口服常释剂型　(58)
曲普利啶　口服常释剂型　(47)
曲普瑞林　注射剂　(30)
吗啡　口服常释剂型　(20)
吗啡　注射剂　(21)
吗啡　缓释控释剂型　(21)
吗替麦考酚酯　口服常释剂型　(38)
吗氯贝胺　口服常释剂型　(58)
肉毒抗毒素　注射剂　(106)
钆贝葡胺　注射剂　(104)
钆双胺　注射剂　(104)
钆特酸葡胺　注射剂　(105)
钆喷酸葡胺　注射剂　(104)
伏立康唑　口服常释剂型　(12)
伏立康唑　口服液体剂　(12)
伏立康唑　注射剂　(12)
伏格列波糖　口服常释剂型　(34)
伐昔洛韦　口服常释剂型　(13)
华法林　口服常释剂型　(82)
伊立替康　注射剂　(43)
伊托必利　口服常释剂型　(65)
伊曲康唑　口服常释剂型　(12)
伊曲康唑　口服液体剂　(12)
伊曲康唑　注射剂　(12)
血凝酶（巴曲酶）　注射剂　(82)
后马托品　眼膏剂　(95)
肌苷　口服常释剂型　(84)
肌苷　注射剂　(84)
多巴丝肼　口服常释剂型　(47)
多巴胺　注射剂　(77)
多巴酚丁胺　注射剂　(77)
多西他赛　注射剂　(44)
多西环素　口服常释剂型　(7)
多价气性坏疽抗毒素　注射剂　(105)
多沙唑嗪　口服常释剂型、缓释控释剂型　(80)
多沙唑嗪　口服常释剂型、缓释控释剂型　(74)
多沙普仑　注射剂　(52)
多奈哌齐　口服常释剂型　(51)
多种微量元素（I，II）　注射剂　(27)
多索茶碱　口服常释剂型　(60)
多索茶碱　注射剂　(60)
多粘菌素 B（多粘菌素）　注射剂　(8)
多烯磷脂酰胆碱　口服常释剂型　(68)
多烯磷脂酰胆碱　注射剂　(68)
多塞平　口服常释剂型　(57)
多塞平　乳膏剂　(91)
多潘立酮　口服常释剂型　(65)
多潘立酮　栓剂　(65)
色甘酸钠　吸入剂　(62)
色甘酸钠　滴眼剂　(96)
色甘酸钠　滴鼻剂　(99)
庆大霉素　口服常释剂型　(6)
庆大霉素　注射剂　(6)
庆大霉素　滴眼剂　(93)
齐多拉米双夫定　口服常释剂型　(14)
齐拉西酮　口服常释剂型　(56)
米力农　注射剂　(71)

米卡芬净　注射剂　(13)
米托蒽醌　注射剂　(42)
米曲菌胰酶　口服常释剂型　(64)
米多君　口服常释剂型　(77)
米安色林　口服常释剂型　(57)
米非司酮　口服常释剂型　(33)
米格来宁　口服常释剂型　(53)
米索前列醇　口服常释剂型　(100)
米诺地尔　口服常释剂型　(76)
米诺环素　口服常释剂型、颗粒剂　(7)
米氮平　口服常释剂型　(58)
安乃近　口服常释剂型　(18)
安吖啶　注射剂　(40)
异甘草酸镁　注射剂　(69)
异丙托溴铵　吸入剂　(61)
异丙肾上腺素　注射剂　(77)
异丙嗪　口服常释剂型　(46)
异丙嗪　注射剂　(46)
异戊巴比妥　注射剂　(52)
异环磷酰胺　注射剂　(41)
异帕米星　注射剂　(6)
异氟烷　液体剂型　(22)
异烟肼　口服常释剂型　(11)
异烟肼　注射剂　(11)
异维A酸　口服常释剂型　(92)
异福（异烟肼/利福平）　口服常释剂型　(11)
异福酰胺（异烟肼/利福平/吡嗪酰胺）　口服常释剂型　(11)
那他霉素　滴眼剂　(93)
那格列奈　口服常释剂型　(34)
红霉素　口服常释剂型　(7)
红霉素　软膏剂　(87)
红霉素　注射剂　(7)
红霉素　眼膏剂　(93)
纤溶酶　注射剂　(83)

7画

麦考酚钠　口服常释剂型　(38)
麦角胺咖啡因　口服常释剂型　(50)
麦角新碱　注射剂　(99)
坎地沙坦　口服常释剂型　(75)
芬太尼　注射剂　(20)
芬太尼　贴剂　(21)
苄星青霉素　注射剂　(2)
劳拉西泮　口服常释剂型　(56)
克仑特罗　口服常释剂型　(61)
克仑特罗　栓剂　(61)
克林霉素　口服常释剂型　(8)
克林霉素　外用液体剂　(88)
克林霉素　软膏剂　(88)
克林霉素　注射剂　(8)
克拉霉素　口服常释剂型、颗粒剂　(7)
克罗米通　软膏剂　(88)
克霉唑　口服常释剂型　(12)
克霉唑　阴道片、栓剂　(100)
克霉唑　软膏剂　(88)
克霉唑　贴剂　(98)
克霉唑　滴耳剂　(98)
更昔洛韦　口服常释剂型　(13)
更昔洛韦　注射剂　(14)
更昔洛韦　眼用凝胶　(94)
两性霉素B　注射剂　(13)
还原型谷胱甘肽　口服常释剂型　(68)
还原型谷胱甘肽　注射剂　(68)
来曲唑　口服常释剂型　(45)
来氟米特　口服常释剂型　(20)
抗艾滋病用药　(14)
抗狂犬病血清　注射剂　(105)
抗炭疽血清　注射剂　(105)
抗敌素　注射剂　(8)
抗蛇毒血清注射制剂　(105)
卤米松三氯生　软膏剂　(91)
卤米松　乳膏剂　(91)
呋麻　滴鼻剂　(97)
呋喃妥因　口服常释剂型　(10)
呋喃唑酮　口服常释剂型　(10)
呋塞米　口服常释剂型　(79)

呋塞米　注射剂　(79)
吡贝地尔　缓释控释剂型　(48)
吡拉西坦　口服常释剂型　(52)
吡拉西坦　注射剂　(52)
吡罗昔康　口服常释剂型、缓释控释剂型　(18)
吡哌酸　口服常释剂型　(9)
吡柔比星　注射剂　(41)
吡格列酮　口服常释剂型　(35)
吡硫醇　注射剂　(52)
吡喹酮　口服常释剂型　(15)
吡嗪酰胺　口服常释剂型　(10)
吲达帕胺　口服常释剂型、缓释控释剂型　(76)
吲哚美辛　口服常释剂型、缓释控释剂型、缓控释颗粒剂　(19)
吲哚美辛　栓剂　(17)
吲哚菁绿　注射剂　(97)
别嘌醇　口服常释剂型　(20)
别嘌醇　缓释控释剂型　(20)
利扎曲普坦　口服常释剂型　(53)
利巴韦林　口服常释剂型、颗粒剂　(13)
利巴韦林　注射剂　(13)
利巴韦林　滴眼剂　(94)
利巴韦林　滴鼻剂　(98)
利可君（利血生）　口服常释剂型　(84)
利托君　口服常释剂型　(100)
利托君　注射剂　(100)
利伐沙班　口服常释剂型　(82)
利血平　口服常释剂型　(76)
利血平　注射剂　(76)
利多卡因　外用液体剂、吸入剂、凝胶剂　(24)
利多卡因　注射剂　(23)
利多卡因（Ⅰ）　胶浆剂　(24)
利奈唑胺　口服常释剂型　(15)
利奈唑胺　注射剂　(15)
利培酮　口服常释剂型、口服液体剂　(55)
利培酮　口腔崩解片　(55)
利塞膦酸钠　口服常释剂型　(36)
利福布汀　口服常释剂型　(11)
利福平　口服常释剂型　(11)
利福平　注射剂　(11)
利福平　滴眼剂　(93)
利福昔明　口服常释剂型　(67)
利福喷丁（利福喷汀）　口服常释剂型　(10)
利福霉素　注射剂　(11)
佐匹克隆　口服常释剂型　(53)
佐米曲普坦　口服常释剂型　(53)
伯氨喹　口服常释剂型　(15)
低分子肝素　注射剂　(82)
谷氨酸　注射剂　(68)
谷维素　口服常释剂型　(53)
妥布霉素地塞米松　滴眼剂、眼膏剂　(94)
妥布霉素　注射剂　(6)
妥布霉素　滴眼剂、眼膏剂　(93)
妥拉唑啉　注射剂　(96)
肝素　注射剂　(82)
辛伐他汀　口服常释剂型　(77)
辛伐他汀　滴丸剂　(77)
间羟胺　注射剂　(77)
冻干人凝血因子Ⅷ　注射剂　(81)
冻干人凝血酶原复合物　注射剂　(81)
沙丁胺醇　口服常释剂型、缓释控释剂型　(61)
沙丁胺醇　吸入剂　(61)
沙丁胺醇　注射剂　(61)
沙利度胺　口服常释剂型　(39)
沙奎那韦　口服常释剂型　(14)
沙美特罗　吸入剂　(61)
沙格雷酯　口服常释剂型　(85)
泛昔洛韦　口服常释剂型　(13)
泛昔洛韦　注射剂　(13)
泛影葡胺　注射剂　(104)
泛影酸钠　注射剂　(104)
尿促性素　注射剂　(30)
尿素　软膏剂　(91)

尿激酶　注射剂　(83)
阿仑膦酸钠　口服常释剂型　(36)
阿扑吗啡　注射剂　(66)
阿卡波糖　口服常释剂型　(34)
阿立哌唑　口服常释剂型　(56)
阿立哌唑　口腔崩解片　(56)
阿司匹林　口服常释剂型　(85)
阿司匹林　口服常释剂型　(17)
阿达帕林　凝胶剂　(91)
阿托伐他汀　口服常释剂型　(77)
阿托品　口服常释剂型　(64)
阿托品　注射剂　(102)
阿托品　滴眼剂、眼膏剂　(95)
阿曲库铵　注射剂　(24)
阿伐斯汀　口服常释剂型　(47)
阿米三嗪萝巴新　口服常释剂型　(50)
阿米卡星　注射剂　(6)
阿米洛利　口服常释剂型　(79)
阿米替林　口服常释剂型　(57)
阿那曲唑　口服常释剂型　(45)
阿呋唑嗪　口服常释剂型、缓释控释剂型　(80)
阿呋唑嗪　口服常释剂型、缓释控释剂型　(74)
阿苯达唑　口服常释剂型　(16)
阿昔洛韦　口服常释剂型　(13)
阿昔洛韦　软膏剂　(89)
阿昔洛韦　注射剂　(13)
阿昔洛韦　滴眼剂　(94)
阿昔莫司　口服常释剂型　(77)
阿奇霉素　口服常释剂型、颗粒剂　(7)
阿奇霉素　注射剂　(7)
阿罗洛尔　口服常释剂型　(73)
阿法骨化醇　口服常释剂型　(37)
阿洛西林　注射剂　(3)
阿柔比星　注射剂　(40)
阿莫西林　口服常释剂型　(2)
阿莫西林　口服液体剂、颗粒剂　(2)
阿莫西林克拉维酸　口服常释剂型　(3)
阿莫西林克拉维酸　口服液体剂、颗粒剂　(3)
阿莫西林克拉维酸　注射剂　(3)
阿莫西林舒巴坦　注射剂　(3)
阿莫罗芬　软膏剂　(89)
阿维A　口服常释剂型　(91)
阿替洛尔　口服常释剂型　(73)
阿替普酶　注射剂　(83)
阿普唑仑　口服常释剂型　(56)
阿霉素　注射剂　(40)
阿德福韦酯　口服常释剂型　(14)
阿糖胞苷　注射剂　(41)
阿魏酸哌嗪　口服常释剂型　(78)
阿魏酸钠　口服常释剂型　(78)
纳美芬　注射剂　(103)
纳洛酮　注射剂　(103)

8 画

环丙沙星　口服常释剂型　(9)
环丙沙星　软膏剂　(87)
环丙沙星　注射剂　(9)
环丙沙星　滴耳剂　(98)
环丙沙星　滴眼剂、眼膏剂　(93)
环吡酮胺　软膏剂　(89)
环轮宁　注射剂　(78)
环孢素　口服常释剂型、口服液体剂　(38)
环孢素　注射剂　(38)
环磷酰胺　口服常释剂型　(40)
环磷酰胺　注射剂　(40)
环磷腺苷　注射剂　(78)
青蒿素类药物　(15)
青蒿素　栓剂　(15)
青霉素V　口服常释剂型、颗粒剂　(2)
青霉素　注射剂　(2)
青霉胺　口服常释剂型　(102)
表柔比星　注射剂　(41)
坦度螺酮　口服常释剂型　(57)
坦洛新（坦索罗辛）　口服常释剂型、缓释控释剂型　(80)

苦参素（苦参总碱） 注射剂 （68）
苯丁酸氮芥 口服常释剂型 （40）
苯扎贝特 口服常释剂型 （78）
苯巴比妥 口服常释剂型 （52）
苯巴比妥 注射剂 （52）
苯丙酸诺龙 注射剂 （32）
苯丙醇 口服常释剂型 （69）
苯甲酸 软膏剂 （89）
苯甲酸雌二醇 注射剂 （32）
苯妥英钠 口服常释剂型 （49）
苯妥英钠 注射剂 （49）
苯唑西林 口服常释剂型 （2）
苯唑西林 注射剂 （2）
苯海拉明 口服常释剂型 （46）
苯海拉明 注射剂 （46）
苯海索 口服常释剂型 （48）
苯溴马隆 口服常释剂型 （20）
林可霉素 口服常释剂型 （8）
林可霉素 软膏剂 （88）
林可霉素 注射剂 （8）
林可霉素 滴耳剂 （97）
林可霉素 滴眼剂 （93）
林旦 软膏剂 （88）
奈达铂 注射剂 （41）
奈替米星 注射剂 （6）
奋乃静 口服常释剂型 （54）
奋乃静 注射剂 （54）
拓扑替康 注射剂 （43）
拉贝洛尔 口服常释剂型 （74）
拉西地平 口服常释剂型 （73）
拉米夫定 口服常释剂型 （14）
拉坦前列素 滴眼剂 （95）
拉莫三嗪 口服常释剂型 （49）
拉氧头孢 注射剂 （5）
转化糖 注射剂 （86）
非那吡啶 口服常释剂型 （80）
非那雄胺 口服常释剂型 （80）
非洛地平 口服常释剂型、缓释控释剂型 （73）
非诺贝特 口服常释剂型 （78）
肾上腺素 注射剂 （77）
果糖二磷酸钠 注射剂 （86）
果糖 注射剂 （86）
昂丹司琼 口服常释剂型 （66）
昂丹司琼 注射剂 （66）
罗红霉素 口服常释剂型 （7）
罗库溴铵 注射剂 （24）
罗哌卡因 注射剂 （24）
罗格列酮 口服常释剂型 （35）
罗通定 口服常释剂型 （22）
罗通定 注射剂 （22）
帕司烟肼 口服常释剂型 （11）
帕尼培南倍他米隆 注射剂 （6）
帕米膦酸二钠 注射剂 （36）
帕利哌酮 口服常释剂型 （56）
帕罗西汀 口服常释剂型 （58）
帕瑞昔布 注射剂 （19）
垂体后叶 吸入剂 （30）
垂体后叶 注射剂 （99）
制霉素 口服常释剂型 （13）
制霉素 阴道泡腾片、栓剂 （100）
依巴斯汀 口服常释剂型 （47）
依地酸钙钠 注射剂 （102）
依西美坦 口服常释剂型 （45）
依达拉奉 注射剂 （51）
依托必利 口服常释剂型 （65）
依托泊苷 口服常释剂型 （44）
依托泊苷 注射剂 （43）
依托咪酯 注射剂 （23）
依米丁 注射剂 （17）
依那普利 口服常释剂型 （75）
依那普利叶酸 口服常释剂型 （78）
依沙吖啶 外用液体剂 （92）
依沙吖啶 注射剂 （101）
依帕司他 口服常释剂型 （35）
依美斯汀 滴眼剂 （97）
依酚氯铵 注射剂 （49）
依替米星 注射剂 （6）

舍曲林　口服常释剂型（58）
金刚乙胺　口服常释剂型、口服液体剂、颗粒剂（14）
金刚烷胺　口服常释剂型（48）
金霉素　眼膏剂（93）
乳杆菌活菌　阴道胶囊（101）
乳果糖　糖浆剂、口服散剂、口服液体剂（69）
乳酶生　口服常释剂型（64）
乳酸钠林格　注射剂（86）
乳酸钠　注射剂（86）
肼屈嗪　口服常释剂型（76）
肼屈嗪　注射剂（101）
鱼石脂　软膏剂（90）
鱼肝油酸钠　注射剂（97）
ω-3鱼油脂肪乳（C14-24）　注射剂（28）
鱼腥草素　口服常释剂型（15）
鱼精蛋白　注射剂（81）
放线菌素D　注射剂（43）
卷曲霉素　注射剂（11）
单硝酸异山梨酯　口服常释剂型、缓释控释剂型（72）
单硝酸异山梨酯　注射剂（72）
炉甘石　外用液体剂、软膏剂（91）
炔诺酮　口服常释剂型、丸剂（33）
炔雌醇　口服常释剂型（32）
法罗培南　口服常释剂型（6）
法莫替丁　口服常释剂型（63）
法莫替丁　注射剂（63）
法舒地尔　注射剂（50）
注射用利培酮微球　注射剂（55）
注射剂（28）
泮托拉唑　口服常释剂型（64）
泮托拉唑　注射剂（64）
泮库溴铵　注射剂（24）
泼尼松　口服常释剂型（30）
泼尼松龙　口服常释剂型（31）
泼尼松龙　注射剂（31）
泼尼松龙　滴眼剂（96）
治疗用A型肉毒毒素　注射剂（106）
降钙素　吸入剂.（36）
降钙素　注射剂（36）
孟鲁司特　口服常释剂型（62）

9画

毒毛花苷K　注射剂（71）
A型肉毒抗毒素　注射剂（106）
草木犀流浸液　口服常释剂型（69）
草分枝杆菌F.U.36　注射剂（38）
草乌甲素　口服常释剂型（22）
茴三硫　口服常释剂型（69）
茴拉西坦　口服常释剂型、颗粒剂（52）
茶苯海明　口服常释剂型（47）
茶碱　口服常释剂型、缓释控释剂型（60）
荧光素钠　注射剂（97）
药用炭　口服常释剂型、口服散剂（103）
标准桃金娘油　口服常释剂型（59）
枯草杆菌二联活菌制剂　口服常释剂型（67）
枯草杆菌、肠球菌二联活菌制剂　口服常释剂型（67）
枸橼酸钾　颗粒剂（86）
枸橼酸铋钾　口服常释剂型（63）
枸橼酸铋钾　颗粒剂（63）
柳氮磺吡啶　口服常释剂型（70）
柳氮磺吡啶　栓剂（70）
奎宁　口服常释剂型（16）
奎宁　注射剂（16）
奎尼丁　口服常释剂型（71）
鸦胆子油　外用液体剂（92）
哌甲酯　口服常释剂型（52）
哌甲酯　注射剂（52）
哌甲酯　缓释控释剂型（52）
哌库溴铵　注射剂（24）
哌拉西林他唑巴坦（哌拉西林三唑巴坦）注射剂（3）
哌拉西林　注射剂（3）

哌拉西林舒巴坦　注射剂　(3)
哌泊塞嗪　注射剂　(54)
哌唑嗪　口服常释剂型　(79)
哌唑嗪　口服常释剂型　(74)
哌替啶　注射剂　(20)
哌喹　口服常释剂型　(16)
哌嗪　口服常释剂型　(16)
哌嗪　锭剂　(16)
哈西奈德　外用液体剂、软膏剂　(91)
咯萘啶　口服常释剂型　(16)
咯萘啶　注射剂　(16)
咪达唑仑　口服常释剂型　(57)
咪达唑仑　注射剂　(23)
咪达普利　口服常释剂型　(75)
咪唑立宾　口服常释剂型　(38)
咪唑斯汀　口服常释剂型、缓释控释剂型　(47)
咪康唑　口服常释剂型　(12)
咪康唑　阴道泡腾片、阴道片、阴道软胶囊　(100)
咪康唑　软膏剂　(88)
咪康唑　注射剂　(12)
咪康唑　栓剂　(100)
骨化三醇　口服常释剂型　(37)
氟马西尼　注射剂　(103)
氟比洛芬酯　注射剂　(18)
氟甲松龙　滴眼剂　(96)
氟他胺　口服常释剂型　(44)
氟西汀　口服常释剂型　(58)
氟达拉滨　注射剂　(42)
氟伏沙明　口服常释剂型　(58)
氟伐他汀　口服常释剂型　(77)
氟米龙庆大霉素　滴眼剂　(93)
氟米龙　滴眼剂　(96)
氟芬那酸　口服常释剂型　(101)
氟尿嘧啶　口服常释剂型　(41)
氟尿嘧啶　软膏剂　(92)
氟尿嘧啶　注射剂　(42)
氟尿嘧啶葡萄糖　注射剂　(42)
氟尿嘧啶氯化钠　注射剂　(42)
氟奋乃静　口服常释剂型　(54)
氟奋乃静　注射剂　(54)
氟罗沙星　注射剂　(9)
氟轻松　软膏剂　(90)
氟哌利多　注射剂　(55)
氟哌啶醇　口服常释剂型　(54)
氟哌啶醇　注射剂　(55)
氟哌噻吨　口服常释剂型　(55)
氟哌噻吨　注射剂　(55)
氟哌噻吨美利曲辛　口服常释剂型　(55)
氟胞嘧啶　口服常释剂型　(13)
氟胞嘧啶　注射剂　(13)
氟桂利嗪　口服常释剂型　(50)
氟康唑　口服常释剂型　(12)
氟康唑　注射剂　(12)
氟康唑　滴眼剂　(94)
氟替卡松　吸入剂　(98)
氟替卡松　吸入剂　(62)
氟替卡松沙美特罗　吸入剂　(62)
氢化可的松　口服常释剂型　(31)
氢化可的松　软膏剂　(90)
氢化可的松　注射剂　(31)
氢氯噻嗪　口服常释剂型　(79)
氢醌　软膏剂　(91)
秋水仙碱　口服常释剂型　(20)
重组人（牛）碱性成纤维细胞生长因子　滴眼剂　(97)
重组人生长激素　注射剂　(30)
重组人白介素-11　注射剂　(39)
重组人白介素-11［Ⅰ］　注射剂　(39)
重组人白介素-2　注射剂　(39)
重组人血小板生成素　注射剂　(85)
重组人红细胞生成素（重组人促红素）　注射剂　(84)
重组人表皮生长因子　注射剂　(107)
重组人表皮生长因子　滴眼剂　(97)
重组人表皮生长因子　凝胶剂、吸入剂、外用液体剂　(92)

重组人胰岛素　注射剂　(33)
重组人粒细胞巨噬细胞集落刺激因子　注射剂　(84)
重组人粒细胞集落刺激因子　注射剂　(84)
重组人碱性成纤维细胞生长因子　外用冻干制剂　(107)
重组人凝血因子Ⅷ　注射剂　(82)
重组牛碱性成纤维细胞生长因子（融合蛋白）　外用冻干制剂　(106)
重组牛碱性成纤维细胞生长因子（融合蛋白）　眼用凝胶　(97)
复方土槿皮酊　外用液体剂　(92)
复方水杨酸　外用液体剂　(90)
复方甘油　注射剂　(79)
复方甘草制剂　口服常释剂型、口服液体剂　(59)
复方甘草甜素（复方甘草酸苷）　口服常释剂型　(68)
复方甘草甜素（复方甘草酸苷）　注射剂　(68)
复方丙氧氨酚　口服常释剂型　(22)
复方甲氧那明　口服常释剂型　(62)
复方甲硝唑　阴道泡腾片、栓剂　(100)
复方对乙酰氨基酚　口服常释剂型　(18)
复方地芬诺酯　口服常释剂型　(67)
复方托吡卡胺　滴眼剂　(95)
复方曲安缩松　软膏剂、贴膏剂　(91)
复方多粘菌素B　软膏剂　(89)
复方安息香酊　外用液体剂　(98)
复方异丙托溴铵（异丙托溴铵沙丁胺醇）　吸入剂　(62)
复方利血平（复方降压片）　口服常释剂型　(76)
复方利血平氨苯蝶啶　口服常释剂型　(76)
复方角菜酸酯　栓剂　(70)
复方泛影葡胺　注射剂　(104)
复方阿司匹林　口服常释剂型　(18)
复方阿替卡因制剂　注射剂　(23)
复方阿嗪米特　口服常释剂型　(69)
复方乳酸钠葡萄糖　注射剂　(87)
复方茶碱　口服常释剂型　(60)
复方氢氧化铝　口服常释剂型　(63)
复方盐酸氯丙嗪　注射剂　(54)
复方莪术油　栓剂　(100)
复方氨基酸（18AA-Ⅶ，18B）　注射剂　(28)
复方氨基酸（15AA）　注射剂　(28)
复方氨基酸（3AA）　注射剂　(27)
复方氨基酸（6AA）　注射剂　(28)
复方氨基酸（9AA）　注射剂　(27)
复方氨基酸（19AA-1）　注射剂　(27)
复方氨基酸（20AA）　注射剂　(28)
复方氨基酸（18AA）　注射剂　(27)
复方诺氟沙星　滴鼻剂　(98)
复方铝酸铋　颗粒剂　(63)
复方羟甲唑啉　吸入剂　(98)
复方氯化钠　注射剂　(86)
复方氯唑沙宗　口服常释剂型　(20)
复方α-酮酸　口服常释剂型　(29)
复方碘溶液　口服液体剂　(35)
复方硼砂　含漱液　(97)
［复方］聚乙二醇电解质　口服散剂　(66)
复方樟脑酊　口服液体剂　(67)
复方醋酸曲安奈德　滴耳剂　(98)
复方磺胺甲噁唑　口服常释剂型　(9)
复方磺胺甲噁唑　注射剂　(9)
复方磺胺嘧啶锌　凝胶剂　(89)
复方磷酸可待因　溶液剂　(60)
复合维生素B　口服常释剂型　(26)
复合磷酸氢钾　注射剂　(87)
顺苯磺阿曲库铵　注射剂　(24)
顺铂　注射剂　(40)
顺铂氯化钠　注射剂　(41)
促皮质素　注射剂　(29)
促肝细胞生长素　注射剂　(68)
鬼臼毒素　外用液体剂　(92)
胆影葡胺　注射剂　(103)

胞磷胆碱　口服常释剂型　(52)
胞磷胆碱　注射剂　(51)
亮丙瑞林　注射剂　(30)
度洛西汀　口服常释剂型　(58)
美司钠　注射剂　(45)
美西律　口服常释剂型　(71)
美托洛尔　口服常释剂型　(73)
美托洛尔　注射剂　(73)
美托洛尔　缓释控释剂型　(74)
美沙拉嗪　口服常释剂型、缓释控释剂型、缓控释颗粒剂　(70)
美沙拉嗪　栓剂、灌肠剂　(70)
美沙酮　口服常释剂型、口服液体剂　(21)
美沙酮　注射剂　(21)
美罗培南　注射剂　(6)
美金刚　口服常释剂型　(48)
美法仑　口服常释剂型　(41)
美洛西林　注射剂　(3)
美洛西林舒巴坦　注射剂　(3)
美洛昔康　口服常释剂型　(18)
前列地尔　注射剂　(78)
洛贝林　注射剂　(51)
洛伐他汀　口服常释剂型　(77)
洛芬待因（布洛芬可待因）　口服常释剂型、缓释控释剂型　(22)
洛哌丁胺　口服常释剂型　(67)
洛美沙星　口服常释剂型　(9)
洛美沙星　注射剂　(9)
洛美沙星　滴耳剂　(98)
洛莫司汀　口服常释剂型　(41)
洛索洛芬　口服常释剂型　(18)
洛铂　注射剂　(41)
癸氟奋乃静　注射剂　(54)
柔红霉素　注射剂　(40)
绒促性素　注射剂　(30)
结合雌激素　口服常释剂型　(32)
结合雌激素/甲羟孕酮　口服常释剂型　(32)
结核菌素纯蛋白衍生物　注射剂　(105)

10 画

班布特罗　口服常释剂型　(61)
盐酸米托蒽醌葡萄糖　注射剂　(43)
埃索美拉唑　口服常释剂型　(64)
埃索美拉唑　注射剂　(64)
莫匹罗星　软膏剂　(89)
莫西沙星　口服常释剂型　(10)
莫西沙星　注射剂　(10)
莫沙必利　口服常释剂型、颗粒剂　(65)
莫雷西嗪　口服常释剂型　(71)
桂利嗪　口服常释剂型　(51)
桂哌齐特　注射剂　(51)
格列本脲　口服常释剂型　(34)
格列齐特　口服常释剂型、缓释控释剂型　(34)
格列吡嗪　口服常释剂型　(34)
格列吡嗪　缓释控释剂型　(34)
格列美脲　口服常释剂型　(34)
格列喹酮　口服常释剂型　(34)
格拉司琼　口服常释剂型　(66)
格拉司琼　注射剂　(66)
索他洛尔　口服常释剂型　(74)
索他洛尔　注射剂　(74)
破伤风（人）免疫球蛋白　注射剂　(106)
破伤风抗毒素　注射剂　(105)
蚓激酶　口服常释剂型　(83)
唑来膦酸　注射剂　(37)
唑吡坦　口服常释剂型　(53)
恩夫韦肽　注射剂　(14)
恩他卡朋　口服常释剂型　(48)
恩曲他滨　口服常释剂型　(14)
恩氟烷　液体剂型　(22)
恩替卡韦　口服常释剂型　(14)
铁羧葡胺　注射剂　(105)
氧化亚氮　气体剂型　(23)
氧化锌　软膏剂　(92)
氧氟沙星　口服常释剂型　(10)
氧氟沙星　注射剂　(9)

氧氟沙星　滴耳剂　(97)
氧氟沙星　滴眼剂、眼膏剂　(94)
氨甲环酸　口服常释剂型　(81)
氨甲环酸　注射剂　(81)
氨甲苯酸　口服常释剂型　(81)
氨甲苯酸　注射剂　(81)
氨曲南　注射剂　(8)
氨苄西林　注射剂　(2)
氨苄西林舒巴坦　注射剂　(3)
氨苯砜　口服常释剂型　(11)
氨苯蝶啶　口服常释剂型　(79)
氨肽素　口服常释剂型　(84)
氨茶碱　口服常释剂型、缓释控释剂型　(60)
氨茶碱　注射剂　(60)
氨基己酸　口服常释剂型　(81)
氨基己酸　注射剂　(81)
氨基葡萄糖　口服常释剂型　(19)
氨基酸型肠内营养剂　口服散剂　(29)
氨酚双氢可待因（对乙酰氨基酚双氢可待因）　口服常释剂型　(21)
氨酚曲马多　口服常释剂型　(21)
氨酚待因［I号，II号］　口服常释剂型　(21)
氨酚羟考酮（对乙酰氨基酚羟考酮）　口服常释剂型　(21)
氨氯地平　口服常释剂型　(72)
氨鲁米特　口服常释剂型　(45)
氨溴索　口服常释剂型、口服液体剂　(59)
氨溴索　注射剂　(59)
氨磺必利　口服常释剂型　(56)
氨糖美辛　口服常释剂型　(19)
特比萘芬　口服常释剂型　(13)
特比萘芬　软膏剂　(89)
特布他林　口服常释剂型、口服液体剂　(61)
特布他林　吸入剂　(61)
特布他林　注射剂　(61)
特拉唑嗪　口服常释剂型　(80)
特拉唑嗪　口服常释剂型　(74)
透明质酸钠　注射剂　(96)
透明质酸钠　滴眼剂　(96)
倍他司汀　口服常释剂型　(50)
倍他司汀　注射剂　(50)
倍他米松　口服常释剂型　(31)
倍他米松　吸入剂　(97)
倍他米松　注射剂　(31)
倍他洛尔　滴眼剂　(95)
倍氯米松　吸入剂　(97)
倍氯米松　吸入剂　(62)
倍氯米松　软膏剂　(90)
爱普列特　口服常释剂型　(80)
胰酶　口服常释剂型　(64)
胰激肽原酶　口服常释剂型　(37)
胰激肽原酶　注射剂　(37)
脂肪乳（C14-24）（大豆油）
脂肪乳氨基酸葡萄糖　注射剂　(29)
脂溶性维生素（I，II）　注射剂　(26)
胸腺肽α1　注射剂　(39)
胶体果胶铋　口服常释剂型　(63)
胺碘酮　口服常释剂型　(71)
胺碘酮　注射剂　(71)
高三尖杉酯碱　注射剂　(43)
高三尖杉酯碱氯化钠　注射剂　(44)
高血糖素　注射剂　(37)
高锰酸钾　片剂　(92)
疾病特异型肠内营养剂　口服散剂、口服液体剂　(29)
益康唑　软膏剂　(89)
益康唑　栓剂　(101)
烟酰胺　注射剂　(25)
烟酸　口服常释剂型、缓释控释剂型　(25)
烟酸肌醇酯　口服常释剂型　(78)
烟酸　注射剂　(25)
消旋卡多曲　颗粒剂　(67)
诺氟沙星　口服常释剂型　(9)
诺氟沙星　软膏剂　(89)
诺氟沙星　滴眼剂　(93)

11画

培哚普利　口服常释剂型　(75)
黄体酮　口服常释剂型　(33)
黄体酮　注射剂　(33)
黄酮哌酯　口服常释剂型　(79)
萘丁美酮　口服常释剂型、缓释控释剂型　(19)
萘哌地尔　口服常释剂型　(80)
萘普生　口服常释剂型、缓释控释剂型　(19)
酚苄明　口服常释剂型　(74)
酚苄明　注射剂　(74)
酚妥拉明　注射剂　(74)
酚酞　口服常释剂型　(66)
酚磺乙胺　注射剂　(81)
硒酵母　口服常释剂型　(27)
辅酶A　注射剂　(84)
辅酶Q10　注射剂　(78)
蛇毒血凝酶　注射剂　(82)
铝碳酸镁　口服常释剂型　(63)
麻黄碱　注射剂　(25)
麻黄碱　滴鼻剂　(97)
羟乙基淀粉　注射剂　(87)
羟乙膦酸钠　口服常释剂型　(37)
羟丁酸钠　注射剂　(23)
羟甲唑啉　滴鼻剂、吸入剂　(98)
羟考酮　口服常释剂型、缓释控释剂型　(21)
羟苄唑　滴眼剂　(94)
羟苯磺酸　口服常释剂型　(96)
羟基脲　口服常释剂型　(42)
羟基喜树碱氯化钠　注射剂　(43)
羟喜树碱　注射剂　(43)
羟氯喹　口服常释剂型　(16)
羟嗪　口服常释剂型　(57)
羟嗪　口服常释剂型　(46)
粘菌素（黏菌素）　口服常释剂型　(8)
烯丙吗啡　注射剂　(103)
烯丙雌醇　口服常释剂型　(32)
液状石蜡　溶液剂　(67)
维生素A　口服常释剂型　(25)
维生素B_1　口服常释剂型　(25)
维生素B_1　注射剂　(25)
维生素B_2　口服常释剂型　(25)
维生素B_2　注射剂　(25)
维生素B_4　口服常释剂型　(84)
维生素B_6　口服常释剂型　(25)
维生素B_6　注射剂　(25)
维生素B_{12}　注射剂　(25)
维生素B_{12}　注射剂　(84)
维生素C　口服常释剂型　(26)
维生素C　注射剂　(25)
维生素D_2　口服常释剂型　(26)
维生素D_2　口服常释剂型　(36)
维生素D_2　注射剂　(26)
维生素D_2　注射剂　(36)
维生素D_3　口服常释剂型　(26)
维生素D_3　口服常释剂型　(36)
维生素D_3　注射剂　(26)
维生素D_3　注射剂　(36)
维生素K_1　口服常释剂型　(82)
维生素K_1　注射剂　(81)
维库溴铵　注射剂　(24)
维拉帕米　口服常释剂型　(72)
维拉帕米　注射剂　(72)
维拉帕米　缓释控释剂型　(73)
维A酸　口服常释剂型　(92)
维A酸　口服常释剂型　(45)
维A酸　软膏剂、凝胶剂　(91)

12画

琥乙红霉素　口服常释剂型、颗粒剂　(7)
琥珀酰明胶　注射剂　(87)
琥珀酸亚铁　口服常释剂型　(83)
替扎尼定　口服常释剂型　(53)
替比夫定　口服常释剂型　(14)
替卡西林克拉维酸　注射剂　(3)

替尼泊苷　注射剂　(44)
替加氟　口服常释剂型　(42)
替加氟　注射剂　(43)
替加氟　栓剂　(43)
替吉奥　口服常释剂型　(42)
替考拉宁　注射剂　(8)
替米沙坦　口服常释剂型　(76)
替罗非班　注射剂　(85)
替勃龙　口服常释剂型　(32)
替莫唑胺　口服常释剂型　(41)
替硝唑　口服常释剂型　(10)
替硝唑　外用液体剂　(99)
替硝唑　阴道泡腾片、栓剂　(100)
替硝唑　注射剂　(10)
替普瑞酮　口服常释剂型　(63)
超短效人胰岛素类似物　注射剂　(33)
博来霉素　注射剂　(43)
联苯双酯　口服常释剂型、滴丸剂　(68)
联苯苄唑　外用液体剂、软膏剂　(89)
联磺甲氧苄啶　口服常释剂型　(9)
葛根素　注射剂　(51)
葡萄糖　注射剂　(85)
葡萄糖氯化钠　注射剂　(87)
葡萄糖酸亚铁　口服常释剂型　(83)
葡萄糖酸钙　口服常释剂型　(26)
葡萄糖酸钙　注射剂　(26)
葡萄糖酸锑钠　口服常释剂型　(17)
葡萄糖酸锑钠　注射剂　(17)
葡醛内酯　口服常释剂型　(69)
葡醛内酯　注射剂　(69)
硝卡芥　注射剂　(41)
硝西泮　口服常释剂型　(57)
硝呋太尔　阴道片　(101)
硝呋太尔制霉菌素　栓剂、阴道软胶囊　(101)
硝苯地平　口服常释剂型　(72)
硝苯地平　缓释控释剂型　(73)
硝普钠　注射剂　(76)
硝酸甘油　口服常释剂型　(72)
硝酸甘油　舌下片剂　(72)
硝酸甘油　注射剂　(72)
硝酸异山梨酯　口服常释剂型　(72)
硝酸异山梨酯　注射剂　(72)
硝酸异山梨酯　缓释控释剂型　(72)
硫代硫酸钠　注射剂　(102)
硫鸟嘌呤　口服常释剂型　(42)
硫必利　注射剂　(56)
硫利达嗪　口服常释剂型　(54)
α-硫辛酸　注射剂　(35)
硫唑嘌呤　口服常释剂型　(38)
硫喷妥钠　注射剂　(23)
硫氯酚　口服常释剂型　(15)
硫普罗宁　口服常释剂型　(68)
硫普罗宁　注射剂　(68)
硫酸亚铁　口服常释剂型、缓释控释剂型　(83)
硫酸钡［I型、II型］　干混悬剂　(104)
硫酸钠　口服散剂　(103)
硫酸锌　口服常释剂型　(27)
硫酸镁　口服散剂、口服液体剂　(66)
硫酸镁　注射剂　(76)
硫磺　软膏剂　(90)
硫糖铝　口服常释剂型、口服液体剂　(63)
紫杉醇　注射剂　(44)
喷他脒　口服常释剂型　(17)
喷他脒　注射剂　(17)
喷托维林　口服常释剂型　(59)
喷昔洛韦　软膏剂　(90)
喷替酸钙钠　注射剂　(102)
喹硫平　口服常释剂型　(55)
黑豆馏油　软膏剂　(90)
链霉素　注射剂　(11)
链激酶［含重组链激酶］　注射剂　(83)
短肽型肠内营养剂　口服散剂、口服液体剂　(29)
氮甲　口服常释剂型　(41)
氮芥　注射剂　(40)

氮䓬斯汀　吸入剂　(97)
氯化钙　注射剂　(26)
氯化钠　注射剂　(86)
氯化钾　口服常释剂型、缓释控释剂型、颗粒剂　(86)
氯化钾　注射剂　(86)
氯化琥珀胆碱　注射剂　(24)
氯丙那林　口服常释剂型　(61)
氯丙嗪　口服常释剂型　(54)
氯丙嗪　注射剂　(54)
氯米芬　口服常释剂型　(44)
氯米帕明　口服常释剂型　(57)
氯米帕明　注射剂　(57)
氯吡格雷　口服常释剂型　(85)
氯沙坦钾　口服常释剂型　(75)
氯苯那敏　口服常释剂型　(46)
氯苯那敏　注射剂　(46)
氯法齐明　口服常释剂型　(12)
氯哌噻吨　注射剂　(55)
氯美扎酮　口服常释剂型　(58)
氯唑西林　注射剂　(2)
氯胺酮　注射剂　(23)
氯诺昔康　注射剂　(18)
氯硝西泮　口服常释剂型　(56)
氯硝西泮　注射剂　(56)
氯硝柳胺　口服常释剂型　(16)
氯喹　口服常释剂型　(16)
氯喹　注射剂　(16)
氯氮平　口服常释剂型　(54)
氯普噻吨　口服常释剂型　(55)
氯普噻吨　注射剂　(55)
氯雷他定　口服常释剂型　(47)
氯解磷定　注射剂　(102)
氯霉素甘油　滴耳剂　(98)
氯霉素　注射剂　(6)
氯霉素氢化可的松　滴耳剂　(98)
氯霉素　滴眼剂　(93)
氯膦酸二钠　口服常释剂型　(36)
氯膦酸二钠　注射剂　(36)
奥扎格雷　注射剂　(85)
奥卡西平　口服常释剂型、口服液体剂　(49)
奥司他韦　口服常释剂型　(14)
奥曲肽［8肽］　注射剂　(70)
奥沙西泮　口服常释剂型　(56)
奥沙利铂　注射剂　(40)
奥昔布宁　口服常释剂型　(80)
奥美拉唑　口服常释剂型　(64)
奥美拉唑　注射剂　(64)
奥硝唑　注射剂　(10)
奥氮平　口服常释剂型　(55)
舒马普坦　口服常释剂型　(53)
舒巴坦　注射剂　(3)
舒必利　口服常释剂型　(55)
舒必利　注射剂　(55)
舒托必利　注射剂　(56)
舒芬太尼　注射剂　(21)
舒林酸　口服常释剂型、缓释控释剂型　(19)
普伐他汀　口服常释剂型　(77)
普拉克索　口服常释剂型　(48)
普拉洛芬　滴眼剂　(96)
普拉睾酮　注射剂　(31)
普罗布考　口服常释剂型　(78)
普罗帕酮　口服常释剂型　(71)
普罗帕酮　注射剂　(71)
普罗碘铵　注射剂　(96)
普罗雌烯　阴道胶囊、阴道片、阴道软胶囊　(101)
普罗雌烯　软膏剂　(101)
普适泰　口服常释剂型　(80)
普萘洛尔　口服常释剂型　(73)
普萘洛尔　注射剂　(74)
普萘洛尔　缓释控释剂型　(74)
普鲁卡因青霉素　注射剂　(2)
普鲁卡因　注射剂　(23)
普鲁卡因胺　注射剂　(71)
富马酸亚铁　口服常释剂型、咀嚼片　(83)

巯乙胺　注射剂　(103)
巯嘌呤　口服常释剂型　(42)
缓解消化道不适症状的复方 OTC 制剂　(70)
缓解感冒症状的复方 OTC 制剂　(20)

13 画

瑞巴派特　口服常释剂型　(63)
瑞芬太尼　注射剂　(21)
瑞波西汀　口服常释剂型　(58)
瑞格列奈　口服常释剂型　(34)
瑞舒伐他汀　口服常释剂型　(77)
蓖麻油　口服液体剂　(66)
蒿甲醚　口服常释剂型　(15)
蒙脱石　口服散剂　(67)
榄香烯　口服液体剂　(45)
榄香烯　注射剂　(45)
赖氨匹林　注射剂　(18)
赖诺普利　口服常释剂型　(75)
酮康唑　软膏剂　(89)
酮替芬　口服常释剂型　(47)
酮替芬　吸入剂　(99)
碘比醇　注射剂　(104)
碘化油　注射剂　(103)
碘他拉葡甲胺　注射剂　(104)
碘曲仑　注射剂　(104)
碘克沙醇　注射剂　(104)
碘佛醇　注射剂　(104)
碘苯酯　注射剂　(103)
碘帕醇　注射剂　(104)
碘美普尔　注射剂　(104)
碘海醇　注射剂　(104)
碘番酸　口服常释剂型　(103)
碘普胺　注射剂　(104)
碘解磷定　注射剂　(102)
碘塞罗宁　口服常释剂型　(35)
硼酸　外用液体剂、软膏剂　(88)
雷贝拉唑　口服常释剂型　(64)
雷公藤多苷　口服常释剂型　(38)
雷尼替丁　口服常释剂型　(63)
雷尼替丁　注射剂　(63)
雷米普利　口服常释剂型　(75)
雷奈酸锶　干混悬剂　(37)
雷洛昔芬　口服常释剂型　(44)
鼠神经生长因子　注射剂　(106)
腹膜透析液　注射剂　(80)
腺苷钴胺　口服常释剂型　(84)
腺苷钴胺　口服常释剂型　(53)
腺苷钴胺　注射剂　(84)
腺苷钴胺　注射剂　(53)
腺苷蛋氨酸　注射剂　(69)
新斯的明　注射剂　(48)
新霉素　软膏剂　(88)
羧甲司坦　口服常释剂型、口服液体剂　(59)
煤焦油　外用液体剂、软膏剂　(90)
溴己新　口服常释剂型　(59)
溴己新　注射剂　(59)
溴丙胺太林　口服常释剂型　(65)
溴米因　注射剂　(66)
溴吡斯的明　口服常释剂型　(48)
溴吡斯的明　注射剂　(48)
溴莫尼定　滴眼剂　(94)
溴隐亭　口服常释剂型　(37)
溴新斯的明　口服常释剂型　(48)
塞来昔布　口服常释剂型　(19)
塞替派　注射剂　(40)
福辛普利　口服常释剂型　(75)
福莫司汀　注射剂　(41)
福莫特罗　吸入剂　(61)

14 画

静脉注射用人免疫球蛋白（pH4）　注射剂　(39)
聚乙二醇干扰素 α-2a［α-2b］　注射剂　(39)
聚乙二醇　口服散剂　(66)

聚甲酚磺醛　外用液体剂、栓剂　(100)
聚桂醇　注射剂　(70)
蔗糖铁　注射剂　(83)
碳酸钙　口服常释剂型　(26)
碳酸钙 D_3（维生素 D_3 碳酸钙）　口服常释剂型　(26)
碳酸钙 D_3（维生素 D_3 碳酸钙）　颗粒剂　(27)
碳酸氢钠　口服常释剂型　(63)
碳酸氢钠　注射剂　(87)
碳酸锂　口服常释剂型　(59)
碳酸锂　缓释控释剂型　(59)
雌二醇　凝胶剂　(32)
雌莫司汀　口服常释剂型　(44)
罂粟碱　注射剂　(80)
辣椒碱　软膏剂　(20)
精制抗狂犬病血清　注射剂　(106)
精制抗炭疽血清　注射剂　(106)
精制抗蛇毒血清　注射剂　(106)
精制破伤风抗毒素　注射剂　(106)
精氨酸布洛芬　颗粒剂、口服散剂　(18)
精氨酸　注射剂　(68)
赛庚啶　口服常释剂型　(47)
赛洛唑啉　滴鼻剂　(99)
熊去氧胆酸　口服常释剂型　(69)
缩宫素　注射剂　(99)

15 画

樟脑　软膏剂、外用液体剂、酊剂　(92)
醋氨苯砜　注射剂　(12)
醋氯芬酸　口服常释剂型　(18)
醋酸钙　口服常释剂型　(80)
鲨肝醇　口服常释剂型　(84)
缬沙坦　口服常释剂型　(76)

16 画

颠茄　口服常释剂型、口服液体剂　(65)
整蛋白型肠内营养剂　口服散剂、口服液体剂　(29)
磺苄西林　注射剂　(3)
磺胺多辛　口服常释剂型　(16)
磺胺嘧啶　口服常释剂型　(9)
磺胺嘧啶　注射剂　(9)
磺胺嘧啶银　外用散剂、软膏剂　(88)
磺胺嘧啶锌　外用散剂、软膏剂　(88)
磺胺醋酰钠　滴眼剂　(93)
噻托溴铵　吸入剂　(61)
噻吗洛尔　滴眼剂　(95)
噻奈普汀　口服常释剂型　(58)
噻氯匹定　口服常释剂型　(85)
膦甲酸钠　注射剂　(14)
凝血酶　外用冻干制剂　(81)

17 画

磷霉素　口服常释剂型、口服散剂　(8)
磷霉素　注射剂　(8)
螺内酯　口服常释剂型　(79)
糜蛋白酶　注射剂　(98)
糜蛋白酶　注射剂　(59)
糠甾醇（牙周宁）　口服常释剂型　(99)
糠莫米松　吸入剂　(98)
糠馏油　软膏剂　(90)
糠酸莫米松　软膏剂　(91)

18 画

鞣酸加压素　吸入剂　(30)
鞣酸加压素　注射剂　(30)

西药中文药名拼音索引

A

阿苯达唑　口服常释剂型　(16)
阿达帕林　凝胶剂　(91)
阿德福韦酯　口服常释剂型　(14)
阿伐斯汀　口服常释剂型　(47)
阿法骨化醇　口服常释剂型　(37)
阿呋唑嗪　口服常释剂型、缓释控释剂型　(80)
阿呋唑嗪　口服常释剂型、缓释控释剂型　(74)
阿卡波糖　口服常释剂型　(34)
阿立哌唑　口服常释剂型　(56)
阿立哌唑　口腔崩解片　(56)
阿仑膦酸钠　口服常释剂型　(36)
阿罗洛尔　口服常释剂型　(73)
阿洛西林　注射剂　(3)
阿霉素　注射剂　(40)
阿米卡星　注射剂　(6)
阿米洛利　口服常释剂型　(79)
阿米三嗪萝巴新　口服常释剂型　(50)
阿米替林　口服常释剂型　(57)
阿莫罗芬　软膏剂　(89)
阿莫西林克拉维酸　口服常释剂型　(3)
阿莫西林克拉维酸　口服液体剂、颗粒剂　(3)
阿莫西林克拉维酸　注射剂　(3)
阿莫西林　口服常释剂型　(2)
阿莫西林　口服液体剂、颗粒剂　(2)
阿莫西林舒巴坦　注射剂　(3)
阿那曲唑　口服常释剂型　(45)
阿扑吗啡　注射剂　(66)
阿普唑仑　口服常释剂型　(56)
阿奇霉素　口服常释剂型、颗粒剂　(7)
阿奇霉素　注射剂　(7)
阿曲库铵　注射剂　(24)
阿柔比星　注射剂　(40)
阿司匹林　口服常释剂型　(85)
阿司匹林　口服常释剂型　(17)
阿糖胞苷　注射剂　(41)
阿替洛尔　口服常释剂型　(73)
阿替普酶　注射剂　(83)
阿托伐他汀　口服常释剂型　(77)
阿托品　滴眼剂、眼膏剂　(95)
阿托品　口服常释剂型　(64)
阿托品　注射剂　(102)
阿维A　口服常释剂型　(91)
阿魏酸钠　口服常释剂型　(78)
阿魏酸哌嗪　口服常释剂型　(78)
阿昔洛韦　滴眼剂　(94)
阿昔洛韦　口服常释剂型　(13)
阿昔洛韦　软膏剂　(89)
阿昔洛韦　注射剂　(13)
阿昔莫司　口服常释剂型　(77)
埃索美拉唑　口服常释剂型　(64)
埃索美拉唑　注射剂　(64)
艾司洛尔　注射剂　(25)
艾司西酞普兰　口服常释剂型　(57)
艾司唑仑　口服常释剂型　(56)
爱普列特　口服常释剂型　(80)
安吖啶　注射剂　(40)
安乃近　口服常释剂型　(18)
氨苯蝶啶　口服常释剂型　(79)
氨苯砜　口服常释剂型　(11)
氨苄西林舒巴坦　注射剂　(3)
氨苄西林　注射剂　(2)
氨茶碱　口服常释剂型、缓释控释剂型　(60)
氨茶碱　注射剂　(60)
氨酚待因［I号，II号］　口服常释剂型

（21）
氨酚羟考酮（对乙酰氨基酚羟考酮） 口服常释剂型 （21）
氨酚曲马多 口服常释剂型 （21）
氨酚双氢可待因（对乙酰氨基酚双氢可待因） 口服常释剂型 （21）
氨磺必利 口服常释剂型 （56）
氨基己酸 口服常释剂型 （81）
氨基己酸 注射剂 （81）
氨基葡萄糖 口服常释剂型 （19）
氨基酸型肠内营养剂 口服散剂 （29）
氨甲苯酸 口服常释剂型 （81）
氨甲苯酸 注射剂 （81）
氨甲环酸 口服常释剂型 （81）
氨甲环酸 注射剂 （81）
氨鲁米特 口服常释剂型 （45）
氨氯地平 口服常释剂型 （72）
氨曲南 注射剂 （8）
氨肽素 口服常释剂型 （84）
氨糖美辛 口服常释剂型 （19）
氨溴索 口服常释剂型、口服液体剂 （59）
氨溴索 注射剂 （59）
胺碘酮 口服常释剂型 （71）
胺碘酮 注射剂 （71）
昂丹司琼 口服常释剂型 （66）
昂丹司琼 注射剂 （66）
奥氮平 口服常释剂型 （55）
奥卡西平 口服常释剂型、口服液体剂 （49）
奥美拉唑 口服常释剂型 （64）
奥美拉唑 注射剂 （64）
奥曲肽［8肽］ 注射剂 （70）
奥沙利铂 注射剂 （40）
奥沙西泮 口服常释剂型 （56）
奥司他韦 口服常释剂型 （14）
奥昔布宁 口服常释剂型 （80）
奥硝唑 注射剂 （10）
奥扎格雷 注射剂 （85）

B

巴氯芬 口服常释剂型 （24）
巴曲酶（降纤酶） 注射剂 （50）
白喉抗毒素 注射剂 （105）
白眉蛇毒血凝酶 注射剂 （81）
白芍总苷 口服常释剂型 （39）
白消安 口服常释剂型 （40）
白消安 注射剂 （40）
班布特罗 口服常释剂型 （61）
半胱氨酸 注射剂 （102）
包醛氧淀粉 口服散剂 （87）
胞磷胆碱 口服常释剂型 （52）
胞磷胆碱 注射剂 （51）
贝美格 注射剂 （102）
贝美前列素 滴眼剂 （95）
贝那普利 口服常释剂型 （75）
贝尼地平 口服常释剂型 （72）
贝前列素 口服常释剂型 （85）
倍氯米松 软膏剂 （90）
倍氯米松 吸入剂 （97）
倍氯米松 吸入剂 （62）
倍他洛尔 滴眼剂 （95）
倍他米松 口服常释剂型 （31）
倍他米松 吸入剂 （97）
倍他米松 注射剂 （31）
倍他司汀 口服常释剂型 （50）
倍他司汀 注射剂 （50）
苯巴比妥 口服常释剂型 （52）
苯巴比妥 注射剂 （52）
苯丙醇 口服常释剂型 （69）
苯丙酸诺龙 注射剂 （32）
苯丁酸氮芥 口服常释剂型 （40）
苯海拉明 口服常释剂型 （46）
苯海拉明 注射剂 （46）
苯海索 口服常释剂型 （48）
苯甲酸雌二醇 注射剂 （32）
苯甲酸 软膏剂 （89）
苯妥英钠 口服常释剂型 （49）

苯妥英钠　注射剂　(49)
苯溴马隆　口服常释剂型　(20)
苯扎贝特. 口服常释剂型　(78)
苯唑西林　口服常释剂型　(2)
苯唑西林　注射剂　(2)
比阿培南　注射剂　(6)
比卡鲁胺　口服常释剂型　(45)
比索洛尔　口服常释剂型　(73)
吡贝地尔　缓释控释剂型　(48)
吡格列酮　口服常释剂型　(35)
吡喹酮　口服常释剂型　(15)
吡拉西坦　口服常释剂型　(52)
吡拉西坦　注射剂　(52)
吡硫醇　注射剂　(52)
吡罗昔康　口服常释剂型、缓释控释剂型　(18)
吡哌酸　口服常释剂型　(9)
吡嗪酰胺　口服常释剂型　(10)
吡柔比星　注射剂　(41)
蓖麻油　口服液体剂　(66)
苄星青霉素　注射剂　(2)
标准桃金娘油　口服常释剂型　(59)
表柔比星　注射剂　(41)
别嘌醇　缓释控释剂型　(20)
别嘌醇　口服常释剂型　(20)
丙氨瑞林　注射剂　(101)
丙氨酰谷氨酰胺　注射剂　(28)
丙吡胺　口服常释剂型　(71)
丙泊酚中/长链脂肪乳　注射剂　(23)
丙泊酚　注射剂　(23)
丙磺舒　口服常释剂型　(20)
丙卡巴肼　口服常释剂型　(40)
丙卡特罗　口服常释剂型　(61)
丙硫氧嘧啶　口服常释剂型　(35)
丙硫异烟胺　口服常释剂型　(11)
丙米嗪　口服常释剂型　(57)
丙酸睾酮　注射剂　(31)
丙酸氯倍他索　软膏剂　(90)
丙戊酸镁　缓释控释剂型　(49)
丙戊酸钠　缓释控释剂型　(49)
丙戊酸钠　口服常释剂型　(49)
丙戊酸钠　注射剂　(50)
伯氨喹　口服常释剂型　(15)
博来霉素　注射剂　(43)
布比卡因　注射剂　(23)
布地奈德福莫特罗　吸入剂　(62)
布地奈德　吸入剂　(62)
布桂嗪　口服常释剂型　(22)
布桂嗪　注射剂　(22)
布林佐胺　滴眼剂　(95)
布洛芬　口服常释剂型　(17)
布洛芬　口服液体剂、缓释控释剂型、颗粒剂　(18)
布洛芬　乳膏剂　(18)
布洛芬　栓剂　(18)
布美他尼　口服常释剂型　(79)
布美他尼　注射剂　(79)
布氏菌素　注射剂　(105)
布替萘芬　软膏剂　(89)
布托啡诺　注射剂　(21)

C

草分枝杆菌 F. U. 36　注射剂　(38)
草木犀流浸液　口服常释剂型　(69)
草乌甲素　口服常释剂型　(22)
茶苯海明　口服常释剂型　(47)
茶碱　口服常释剂型、缓释控释剂型　(60)
长春地辛　注射剂　(43)
长春碱　注射剂　(43)
长春瑞滨　注射剂　(44)
长春西汀　口服常释剂型　(50)
长春西汀　注射剂　(50)
长春新碱　注射剂　(43)
长效人胰岛素类似物　注射剂　(34)
超短效人胰岛素类似物　注射剂　(33)
川芎嗪　注射剂　(78)
垂体后叶　吸入剂　(30)
垂体后叶　注射剂　(99)

雌二醇　凝胶剂　(32)
雌莫司汀　口服常释剂型　(44)
促肝细胞生长素　注射剂　(68)
促皮质素　注射剂　(29)
醋氨苯砜　注射剂　(12)
醋氯芬酸　口服常释剂型　(18)
醋酸钙　口服常释剂型　(80)

D

达卡巴嗪　注射剂　(42)
达那唑　口服常释剂型　(31)
大观霉素　注射剂　(6)
大黄碳酸氢钠　口服常释剂型　(62)
大蒜素　口服常释剂型　(15)
大蒜素　注射剂　(15)
丹参酮 IIA　注射剂　(50)
单硝酸异山梨酯　口服常释剂型、缓释控释剂型　(72)
单硝酸异山梨酯　注射剂　(72)
胆影葡胺　注射剂　(103)
氮甲　口服常释剂型　(41)
氮芥　注射剂　(40)
氮草斯汀　吸入剂　(97)
低分子肝素　注射剂　(82)
地奥司明　口服常释剂型　(70)
地巴唑　口服常释剂型　(76)
地蒽酚　软膏剂　(90)
地尔硫草　口服常释剂型、缓释控释剂型　(72)
地尔硫草　注射剂　(73)
地芬尼多　口服常释剂型　(97)
地氟烷　液体剂型　(22)
地高辛　口服常释剂型　(71)
地高辛　口服液体剂　(71)
地高辛　注射剂　(71)
地红霉素　口服常释剂型　(7)
地奈德　软膏剂　(91)
地诺前列酮　栓剂　(99)
地匹福林　滴眼剂　(94)
地屈孕酮　口服常释剂型　(33)
地塞米松　滴眼剂　(96)
地塞米松　口服常释剂型　(30)
地塞米松　软膏剂　(91)
地塞米松　注射剂　(30)
地西泮　口服常释剂型　(56)
地西泮　注射剂　(56)
地衣芽胞杆菌活菌制剂　口服常释剂型　(67)
颠茄　口服常释剂型、口服液体剂　(65)
碘苯酯　注射剂　(103)
碘比醇　注射剂　(104)
碘番酸　口服常释剂型　(103)
碘佛醇　注射剂　(104)
碘海醇　注射剂　(104)
碘化油　注射剂　(103)
碘解磷定　注射剂　(102)
碘克沙醇　注射剂　(104)
碘美普尔　注射剂　(104)
碘帕醇　注射剂　(104)
碘普胺　注射剂　(104)
碘曲仑　注射剂　(104)
碘塞罗宁　口服常释剂型　(35)
碘他拉葡甲胺　注射剂　(104)
丁苯酞　口服常释剂型　(50)
丁卡因　口服液体剂、溶液剂　(23)
丁卡因　注射剂　(23)
丁咯地尔　口服常释剂型　(50)
丁咯地尔　注射剂　(50)
丁螺环酮　口服常释剂型　(57)
丁酸氢化可的松　软膏剂　(91)
丁溴东莨菪碱　口服常释剂型　(65)
丁溴东莨菪碱　注射剂　(65)
东莨菪碱　口服常释剂型　(65)
东莨菪碱　眼膏剂　(95)
东莨菪碱　注射剂　(65)
动物骨多肽注射制剂　注射剂　(20)
动物源肺表面活性物质　注射剂　(62)
动物源胰岛素　注射剂　(33)

冻干人凝血酶原复合物　注射剂　(81)
冻干人凝血因子Ⅷ　注射剂　(81)
毒毛花苷K　注射剂　(71)
度洛西汀　口服常释剂型　(58)
短肽型肠内营养剂　口服散剂、口服液体剂　(29)
对氨基水杨酸钠　口服常释剂型　(10)
对氨基水杨酸钠　注射剂　(10)
对乙酰氨基酚　缓释控释剂型、口服液体剂　(18)
对乙酰氨基酚　口服常释剂型、颗粒剂　(17)
多巴胺　注射剂　(77)
多巴酚丁胺　注射剂　(77)
多巴丝肼　口服常释剂型　(47)
多价气性坏疽抗毒素　注射剂　(105)
多奈哌齐　口服常释剂型　(51)
多潘立酮　口服常释剂型　(65)
多潘立酮　栓剂　(65)
多塞平　口服常释剂型　(57)
多塞平　乳膏剂　(91)
多沙普仑　注射剂　(52)
多沙唑嗪　口服常释剂型、缓释控释剂型　(80)
多沙唑嗪　口服常释剂型、缓释控释剂型　(74)
多索茶碱　口服常释剂型　(60)
多索茶碱　注射剂　(60)
多西环素　口服常释剂型　(7)
多西他赛　注射剂　(44)
多烯磷脂酰胆碱　口服常释剂型　(68)
多烯磷脂酰胆碱　注射剂　(68)
多粘菌素B(多粘菌素)　注射剂　(8)
多种微量元素(I，II)　注射剂　(27)

E

厄贝沙坦　口服常释剂型、缓释控释剂型　(75)
恩夫韦肽　注射剂　(14)
恩氟烷　液体剂型　(22)
恩曲他滨　口服常释剂型　(14)
恩他卡朋　口服常释剂型　(48)
恩替卡韦　口服常释剂型　(14)
二氮嗪　注射剂　(76)
二甲弗林　注射剂　(52)
二甲硅油　口服常释剂型　(70)
二甲双胍　缓释控释剂型　(34)
二甲双胍　口服常释剂型　(34)
二硫化硒　外用液体剂　(90)
二羟丙茶碱　口服常释剂型　(60)
二羟丙茶碱　注射剂　(60)
二氢麦角碱　口服常释剂型、缓释控释剂型　(50)
二巯丙醇　注射剂　(101)
二巯丙磺钠　注射剂　(101)
二巯丁二钠　注射剂　(101)
二巯丁二酸　口服常释剂型　(102)
二氧丙嗪　口服常释剂型　(60)
二乙基二硫代氨基甲酸钠　注射剂　(102)

F

伐昔洛韦　口服常释剂型　(13)
法罗培南　口服常释剂型　(6)
法莫替丁　口服常释剂型　(63)
法莫替丁　注射剂　(63)
法舒地尔　注射剂　(50)
泛昔洛韦　口服常释剂型　(13)
泛昔洛韦　注射剂　(13)
泛影葡胺　注射剂　(104)
泛影酸钠　注射剂　(104)
放线菌素D　注射剂　(43)
非洛地平　口服常释剂型、缓释控释剂型　(73)
非那吡啶　口服常释剂型　(80)
非那雄胺　口服常释剂型　(80)
非诺贝特　口服常释剂型　(78)
芬太尼　贴剂　(21)
芬太尼　注射剂　(20)

酚苄明　口服常释剂型　(74)
酚苄明　注射剂　(74)
酚磺乙胺　注射剂　(81)
酚酞　口服常释剂型　(66)
酚妥拉明　注射剂　(74)
奋乃静　口服常释剂型　(54)
奋乃静　注射剂　(54)
夫西地酸　软膏剂　(92)
夫西地酸　注射剂　(8)
呋麻　滴鼻剂　(97)
呋喃妥因　口服常释剂型　(10)
呋喃唑酮　口服常释剂型　(10)
呋塞米　口服常释剂型　(79)
呋塞米　注射剂　(79)
伏格列波糖　口服常释剂型　(34)
伏立康唑　口服常释剂型　(12)
伏立康唑　口服液体剂　(12)
伏立康唑　注射剂　(12)
氟胞嘧啶　口服常释剂型　(13)
氟胞嘧啶　注射剂　(13)
氟比洛芬酯　注射剂　(18)
氟达拉滨　注射剂　(42)
氟伐他汀　口服常释剂型　(77)
氟芬那酸　口服常释剂型　(101)
氟奋乃静　口服常释剂型　(54)
氟奋乃静　注射剂　(54)
氟伏沙明　口服常释剂型　(58)
氟桂利嗪　口服常释剂型　(50)
氟甲松龙　滴眼剂　(96)
氟康唑　滴眼剂　(94)
氟康唑　口服常释剂型　(12)
氟康唑　注射剂　(12)
氟罗沙星　注射剂　(9)
氟马西尼　注射剂　(103)
氟米龙　滴眼剂　(96)
氟米龙庆大霉素　滴眼剂　(93)
氟尿嘧啶　口服常释剂型　(41)
氟尿嘧啶氯化钠　注射剂　(42)
氟尿嘧啶葡萄糖　注射剂　(42)
氟尿嘧啶　软膏剂　(92)
氟尿嘧啶　注射剂　(42)
氟哌啶醇　口服常释剂型　(54)
氟哌啶醇　注射剂　(55)
氟哌利多　注射剂　(55)
氟哌噻吨　口服常释剂型　(55)
氟哌噻吨美利曲辛　口服常释剂型　(55)
氟哌噻吨　注射剂　(55)
氟轻松　软膏剂　(90)
氟他胺　口服常释剂型　(44)
氟替卡松沙美特罗　吸入剂　(62)
氟替卡松　吸入剂　(98)
氟替卡松　吸入剂　(62)
氟西汀　口服常释剂型　(58)
福莫司汀　注射剂　(41)
福莫特罗　吸入剂　(61)
福辛普利　口服常释剂型　(75)
辅酶 A　注射剂　(84)
辅酶 Q10　注射剂　(78)
复方阿嗪米特　口服常释剂型　(69)
复方阿司匹林　口服常释剂型　(18)
复方阿替卡因制剂　注射剂　(23)
复方安息香酊　外用液体剂　(98)
复方氨基酸（3AA）　注射剂　(27)
复方氨基酸（18AA-Ⅶ，18B）　注射剂　(28)
复方氨基酸（15AA）　注射剂　(28)
复方氨基酸（20AA）　注射剂　(28)
复方氨基酸（6AA）　注射剂　(28)
复方氨基酸（9AA）　注射剂　(27)
复方氨基酸（19AA-1）　注射剂　(27)
复方氨基酸（18AA）　注射剂　(27)
复方丙氧氨酚　口服常释剂型　(22)
复方茶碱　口服常释剂型　(60)
复方醋酸曲安奈德　滴耳剂　(98)
复方地芬诺酯　口服常释剂型　(67)
复方碘溶液　口服液体剂　(35)
复方对乙酰氨基酚　口服常释剂型　(18)
复方多粘菌素 B　软膏剂　(89)

复方莪术油　栓剂　(100)
复方泛影葡胺　注射剂　(104)
复方甘草甜素（复方甘草酸苷）　口服常释剂型　(68)
复方甘草甜素（复方甘草酸苷）　注射剂　(68)
复方甘草制剂　口服常释剂型、口服液体剂　(59)
复方甘油　注射剂　(79)
复方磺胺甲噁唑　口服常释剂型　(9)
复方磺胺甲噁唑　注射剂　(9)
复方磺胺嘧啶锌　凝胶剂　(89)
复方甲硝唑　阴道泡腾片、栓剂　(100)
复方甲氧那明　口服常释剂型　(62)
复方角菜酸酯　栓剂　(70)
[复方] 聚乙二醇电解质　口服散剂　(66)
复方利血平氨苯蝶啶　口服常释剂型　(76)
复方利血平（复方降压片）　口服常释剂型　(76)
复方磷酸可待因　溶液剂　(60)
复方铝酸铋　颗粒剂　(63)
复方氯化钠　注射剂　(86)
复方氯唑沙宗　口服常释剂型　(20)
复方诺氟沙星　滴鼻剂　(98)
复方硼砂　含漱液　(97)
复方羟甲唑啉　吸入剂　(98)
复方氢氧化铝　口服常释剂型　(63)
复方曲安缩松　软膏剂、贴膏剂　(91)
复方乳酸钠葡萄糖　注射剂　(87)
复方水杨酸　外用液体剂　(90)
复方 α-酮酸　口服常释剂型　(29)
复方土槿皮酊　外用液体剂　(92)
复方托吡卡胺　滴眼剂　(95)
复方盐酸氯丙嗪　注射剂　(54)
复方异丙托溴铵（异丙托溴铵沙丁胺醇）　吸入剂　(62)
复方樟脑酊　口服液体剂　(67)
复合磷酸氢钾　注射剂　(87)
复合维生素 B　口服常释剂型　(26)
富马酸亚铁　口服常释剂型、咀嚼片　(83)
腹膜透析液　注射剂　(80)

G

钆贝葡胺　注射剂　(104)
钆喷酸葡胺　注射剂　(104)
钆双胺　注射剂　(104)
钆特酸葡胺　注射剂　(105)
干酵母　口服常释剂型　(26)
α-干扰素　注射剂　(38)
甘氨双唑钠　注射剂　(45)
甘草酸二铵　口服常释剂型　(68)
甘草酸二铵　注射剂　(68)
甘露醇　注射剂　(53)
甘油果糖　注射剂　(53)
甘油磷酸钠　注射剂　(87)
甘油　栓剂、灌肠剂　(66)
肝素　注射剂　(82)
高锰酸钾　片剂　(92)
高三尖杉酯碱氯化钠　注射剂　(44)
高三尖杉酯碱　注射剂　(43)
高血糖素　注射剂　(37)
戈那瑞林　注射剂　(30)
戈舍瑞林　缓释植入剂　(30)
戈舍瑞林　口服常释剂型　(30)
格拉司琼　口服常释剂型　(66)
格拉司琼　注射剂　(66)
格列本脲　口服常释剂型　(34)
格列吡嗪　缓释控释剂型　(34)
格列吡嗪　口服常释剂型　(34)
格列喹酮　口服常释剂型　(34)
格列美脲　口服常释剂型　(34)
格列齐特　口服常释剂型、缓释控释剂型　(34)
葛根素　注射剂　(51)
更昔洛韦　口服常释剂型　(13)
更昔洛韦　眼用凝胶　(94)

更昔洛韦　注射剂　(14)
枸橼酸铋钾　颗粒剂　(63)
枸橼酸铋钾　口服常释剂型　(63)
枸橼酸钾　颗粒剂　(86)
谷氨酸　注射剂　(68)
谷维素　口服常释剂型　(53)
骨化三醇　口服常释剂型　(37)
鬼臼毒素　外用液体剂　(92)
癸氟奋乃静　注射剂　(54)
桂利嗪　口服常释剂型　(51)
桂哌齐特　注射剂　(51)
果糖二磷酸钠　注射剂　(86)
果糖　注射剂　(86)
过氧苯甲酰　软膏剂、凝胶剂　(88)
过氧化氢　溶液剂　(98)

H

哈西奈德　外用液体剂、软膏剂　(91)
蒿甲醚　口服常释剂型　(15)
黑豆馏油　软膏剂　(90)
红霉素　口服常释剂型　(7)
红霉素　软膏剂　(87)
红霉素　眼膏剂　(93)
红霉素　注射剂　(7)
后马托品　眼膏剂　(95)
琥珀酸亚铁　口服常释剂型　(83)
琥珀酰明胶　注射剂　(87)
琥乙红霉素　口服常释剂型、颗粒剂　(7)
华法林　口服常释剂型　(82)
还原型谷胱甘肽　口服常释剂型　(68)
还原型谷胱甘肽　注射剂　(68)
环孢素　口服常释剂型、口服液体剂　(38)
环孢素　注射剂　(38)
环吡酮胺　软膏剂　(89)
环丙沙星　滴耳剂　(98)
环丙沙星　滴眼剂、眼膏剂　(93)
环丙沙星　口服常释剂型　(9)
环丙沙星　软膏剂　(87)
环丙沙星　注射剂　(9)
环磷酰胺　口服常释剂型　(40)
环磷酰胺　注射剂　(40)
环磷腺苷　注射剂　(78)
环轮宁　注射剂　(78)
缓解感冒症状的复方OTC制剂　(20)
缓解消化道不适症状的复方OTC制剂　(70)
黄体酮　口服常释剂型　(33)
黄体酮　注射剂　(33)
黄酮哌酯　口服常释剂型　(79)
磺胺醋酰钠　滴眼剂　(93)
磺胺多辛　口服常释剂型　(16)
磺胺嘧啶　口服常释剂型　(9)
磺胺嘧啶锌　外用散剂、软膏剂　(88)
磺胺嘧啶银　外用散剂、软膏剂　(88)
磺胺嘧啶　注射剂　(9)
磺苄西林　注射剂　(3)
茴拉西坦　口服常释剂型、颗粒剂　(52)
茴三硫　口服常释剂型　(69)

J

肌苷　口服常释剂型　(84)
肌苷　注射剂　(84)
吉法酯　口服常释剂型　(63)
吉非罗齐　口服常释剂型　(78)
吉米沙星　口服常释剂型　(9)
吉西他滨　注射剂　(42)
疾病特异型肠内营养剂　口服散剂、口服液体剂　(29)
己酸羟孕酮　注射剂　(33)
己酮可可碱　口服常释剂型、缓释控释剂型　(51)
己酮可可碱　注射剂　(51)
己烯雌酚　口服常释剂型　(32)
己烯雌酚　注射剂　(32)
加巴喷丁　口服常释剂型　(49)
加贝酯　注射剂　(70)
加兰他敏　口服常释剂型　(48)
加兰他敏　注射剂　(48)

甲氨蝶呤　口服常释剂型　(42)
甲氨蝶呤　注射剂　(42)
甲苯咪唑　口服常释剂型　(16)
甲地孕酮　口服常释剂型　(33)
甲睾酮　口服常释剂型　(31)
甲钴胺　口服常释剂型　(53)
甲钴胺　注射剂　(53)
甲基多巴　口服常释剂型　(74)
甲硫氨酸维 B_1　注射剂　(103)
甲氯芬酯　口服常释剂型　(52)
甲萘氢醌　口服常释剂型　(81)
甲泼尼龙　口服常释剂型　(31)
甲泼尼龙　注射剂　(31)
甲羟孕酮　口服常释剂型　(33)
甲羟孕酮　注射剂　(33)
甲巯咪唑　口服常释剂型　(35)
甲硝唑　口服常释剂型　(17)
甲硝唑　口服常释剂型　(10)
甲硝唑　凝胶剂　(88)
甲硝唑　阴道泡腾片、栓剂　(100)
甲硝唑　注射剂　(17)
甲硝唑　注射剂　(10)
甲氧苄啶　口服常释剂型　(9)
甲氧氯普胺　口服常释剂型　(65)
甲氧氯普胺　注射剂　(66)
甲氧沙林　口服常释剂型　(92)
甲氧沙林　外用液体剂　(92)
甲异靛　口服常释剂型　(41)
甲状腺片　口服常释剂型　(35)
甲紫　外用液体剂　(88)
尖吻蝮蛇血凝酶　注射剂　(81)
间羟胺　注射剂　(77)
降钙素　吸入剂　(36)
降钙素　注射剂　(36)
胶体果胶铋　口服常释剂型　(63)
结合雌激素/甲羟孕酮　口服常释剂型　(32)
结合雌激素　口服常释剂型　(32)
结核菌素纯蛋白衍生物　注射剂　(105)
金刚烷胺　口服常释剂型　(48)
金刚乙胺　口服常释剂型、口服液体剂、颗粒剂　(14)
金霉素　眼膏剂　(93)
精氨酸布洛芬　颗粒剂、口服散剂　(18)
精氨酸　注射剂　(68)
精制抗狂犬病血清　注射剂　(106)
精制抗蛇毒血清　注射剂　(106)
精制抗炭疽血清　注射剂　(106)
精制破伤风抗毒素　注射剂　(106)
肼屈嗪　口服常释剂型　(76)
肼屈嗪　注射剂　(101)
静脉注射用人免疫球蛋白（pH4）　注射剂　(39)
旧结核菌素　注射剂　(105)
聚桂醇　注射剂　(70)
聚甲酚磺醛　外用液体剂、栓剂　(100)
聚乙二醇干扰素 α-2a［α-2b］　注射剂　(39)
聚乙二醇　口服散剂　(66)
卷曲霉素　注射剂　(11)

K

卡巴克络　口服常释剂型　(82)
卡巴克络　注射剂　(82)
卡巴拉汀　口服常释剂型　(51)
卡贝缩宫素　注射剂　(99)
卡比多巴　口服常释剂型　(47)
卡比马唑　口服常释剂型　(35)
卡泊芬净　注射剂　(13)
卡泊三醇　软膏剂　(92)
卡泊三醇　外用液体剂　(92)
卡铂　注射剂　(40)
卡马西平　缓释控释剂型　(49)
卡马西平　口服常释剂型　(49)
卡莫氟　口服常释剂型　(42)
卡莫司汀　注射剂　(41)
卡培他滨　口服常释剂型　(42)

卡前列甲酯　栓剂　(99)
卡前列素氨丁三醇　注射剂　(99)
卡替洛尔　滴眼剂　(95)
卡托普利　口服常释剂型　(75)
卡维地洛　口服常释剂型　(73)
开塞露（甘油）　灌肠剂　(66)
开塞露　溶液剂　(66)
坎地沙坦　口服常释剂型　(75)
糠馏油　软膏剂　(90)
糠莫米松　吸入剂　(98)
糠酸莫米松　软膏剂　(91)
糠甾醇（牙周宁）　口服常释剂型　(99)
抗艾滋病用药　(14)
抗敌素　注射剂　(8)
抗狂犬病血清　注射剂　(105)
抗蛇毒血清注射制剂　(105)
抗炭疽血清　注射剂　(105)
可待因　口服常释剂型　(60)
可待因　注射剂　(60)
可的松　滴眼剂、眼膏剂　(96)
可的松　口服常释剂型　(31)
可乐定　滴眼剂　(94)
可乐定　口服常释剂型　(74)
可愈糖浆　口服液体剂　(60)
克拉霉素　口服常释剂型、颗粒剂　(7)
克林霉素　口服常释剂型　(8)
克林霉素　软膏剂　(88)
克林霉素　外用液体剂　(88)
克林霉素　注射剂　(8)
克仑特罗　口服常释剂型　(61)
克仑特罗　栓剂　(61)
克罗米通　软膏剂　(88)
克霉唑　滴耳剂　(98)
克霉唑　口服常释剂型　(12)
克霉唑　软膏剂　(88)
克霉唑　贴剂　(98)
克霉唑　阴道片、栓剂　(100)
口服补液盐　口服散剂　(86)
枯草杆菌、肠球菌二联活菌制剂　口服常释剂型　(67)
枯草杆菌二联活菌制剂　口服常释剂型　(67)
苦参素（苦参总碱）　注射剂　(68)
奎尼丁　口服常释剂型　(71)
奎宁　口服常释剂型　(16)
奎宁　注射剂　(16)
喹硫平　口服常释剂型　(55)

L

拉贝洛尔　口服常释剂型　(74)
拉米夫定　口服常释剂型　(14)
拉莫三嗪　口服常释剂型　(49)
拉坦前列素　滴眼剂　(95)
拉西地平　口服常释剂型　(73)
拉氧头孢　注射剂　(5)
辣椒碱　软膏剂　(20)
来氟米特　口服常释剂型　(20)
来曲唑　口服常释剂型　(45)
赖氨匹林　注射剂　(18)
赖诺普利　口服常释剂型　(75)
兰索拉唑　口服常释剂型　(64)
兰索拉唑　注射剂　(64)
榄香烯　口服液体剂　(45)
榄香烯　注射剂　(45)
劳拉西泮　口服常释剂型　(56)
乐卡地平　口服常释剂型　(73)
雷贝拉唑　口服常释剂型　(64)
雷公藤多苷　口服常释剂型　(38)
雷洛昔芬　口服常释剂型　(44)
雷米普利　口服常释剂型　(75)
雷奈酸锶　干混悬剂　(37)
雷尼替丁　口服常释剂型　(63)
雷尼替丁　注射剂　(63)
利巴韦林　滴鼻剂　(98)
利巴韦林　滴眼剂　(94)
利巴韦林　口服常释剂型、颗粒剂　(13)
利巴韦林　注射剂　(13)
利多卡因（Ⅰ）　胶浆剂　(24)

利多卡因　外用液体剂、吸入剂、凝胶剂（24）
利多卡因　注射剂　（23）
利伐沙班　口服常释剂型　（82）
利福布汀　口服常释剂型　（11）
利福霉素　注射剂　（11）
利福喷丁（利福喷汀）　口服常释剂型（10）
利福平　滴眼剂　（93）
利福平　口服常释剂型　（11）
利福平　注射剂　（11）
利福昔明　口服常释剂型　（67）
利可君（利血生）　口服常释剂型　（84）
利奈唑胺　口服常释剂型　（15）
利奈唑胺　注射剂　（15）
利培酮　口服常释剂型、口服液体剂　（55）
利培酮　口腔崩解片　（55）
利塞膦酸钠　口服常释剂型　（36）
利托君　口服常释剂型　（100）
利托君　注射剂　（100）
利血平　口服常释剂型　（76）
利血平　注射剂　（76）
利扎曲普坦　口服常释剂型　（53）
联苯苄唑　外用液体剂、软膏剂　（89）
联苯双酯　口服常释剂型、滴丸剂　（68）
联磺甲氧苄啶　口服常释剂型　（9）
链激酶［含重组链激酶］　注射剂　（83）
链霉素　注射剂　（11）
两性霉素B　注射剂　（13）
亮丙瑞林　注射剂　（30）
林旦　软膏剂　（88）
林可霉素　滴耳剂　（97）
林可霉素　滴眼剂　（93）
林可霉素　口服常释剂型　（8）
林可霉素　软膏剂　（88）
林可霉素　注射剂　（8）
磷霉素　口服常释剂型、口服散剂　（8）
磷霉素　注射剂　（8）
膦甲酸钠　注射剂　（14）
硫必利　注射剂　（56）
硫代硫酸钠　注射剂　（102）
硫磺　软膏剂　（90）
硫利达嗪　口服常释剂型　（54）
硫氯酚　口服常释剂型　（15）
硫鸟嘌呤　口服常释剂型　（42）
硫喷妥钠　注射剂　（23）
硫普罗宁　口服常释剂型　（68）
硫普罗宁　注射剂　（68）
硫酸钡［I型、II型］　干混悬剂　（104）
硫酸镁　口服散剂、口服液体剂　（66）
硫酸镁　注射剂　（76）
硫酸钠　口服散剂　（103）
硫酸锌　口服常释剂型　（27）
硫酸亚铁　口服常释剂型、缓释控释剂型（83）
硫糖铝　口服常释剂型、口服液体剂　（63）
α-硫辛酸　注射剂　（35）
硫唑嘌呤　口服常释剂型　（38）
柳氮磺吡啶　口服常释剂型　（70）
柳氮磺吡啶　栓剂　（70）
六氟化硫微泡　注射剂　（105）
六甲蜜胺　口服常释剂型　（41）
咯萘啶　口服常释剂型　（16）
咯萘啶　注射剂　（16）
炉甘石　外用液体剂、软膏剂　（91）
卤米松　乳膏剂　（91）
卤米松三氯生　软膏剂　（91）
铝碳酸镁　口服常释剂型　（63）
氯胺酮　注射剂　（23）
氯苯那敏　口服常释剂型　（46）
氯苯那敏　注射剂　（46）
氯吡格雷　口服常释剂型　（85）
氯丙那林　口服常释剂型　（61）
氯丙嗪　口服常释剂型　（54）
氯丙嗪　注射剂　（54）
氯氮平　口服常释剂型　（54）
氯法齐明　口服常释剂型　（12）

氯化钙　注射剂　(26)
氯化琥珀胆碱　注射剂　(24)
氯化钾　口服常释剂型、缓释控释剂型、颗粒剂　(86)
氯化钾　注射剂　(86)
氯化钠　注射剂　(86)
氯解磷定　注射剂　(102)
氯喹　口服常释剂型　(16)
氯喹　注射剂　(16)
氯雷他定　口服常释剂型　(47)
氯膦酸二钠　口服常释剂型　(36)
氯膦酸二钠　注射剂　(36)
氯霉素　滴眼剂　(93)
氯霉素甘油　滴耳剂　(98)
氯霉素氢化可的松　滴耳剂　(98)
氯霉素　注射剂　(6)
氯美扎酮　口服常释剂型　(58)
氯米芬　口服常释剂型　(44)
氯米帕明　口服常释剂型　(57)
氯米帕明　注射剂　(57)
氯诺昔康　注射剂　(18)
氯哌噻吨　注射剂　(55)
氯普噻吨　口服常释剂型　(55)
氯普噻吨　注射剂　(55)
氯沙坦钾　口服常释剂型　(75)
氯硝柳胺　口服常释剂型　(16)
氯硝西泮　口服常释剂型　(56)
氯硝西泮　注射剂　(56)
氯唑西林　注射剂　(2)
罗格列酮　口服常释剂型　(35)
罗红霉素　口服常释剂型　(7)
罗库溴铵　注射剂　(24)
罗哌卡因　注射剂　(24)
罗通定　口服常释剂型　(22)
罗通定　注射剂　(22)
螺内酯　口服常释剂型　(79)
洛贝林　注射剂　(51)
洛铂　注射剂　(41)
洛伐他汀　口服常释剂型　(77)
洛芬待因（布洛芬可待因）　口服常释剂型、缓释控释剂型　(22)
洛美沙星　滴耳剂　(98)
洛美沙星　口服常释剂型　(9)
洛美沙星　注射剂　(9)
洛莫司汀　口服常释剂型　(41)
洛哌丁胺　口服常释剂型　(67)
洛索洛芬　口服常释剂型　(18)

M

麻黄碱　滴鼻剂　(97)
麻黄碱　注射剂　(25)
马普替林　口服常释剂型、口服液体剂　(57)
马普替林　注射剂　(57)
吗啡　缓释控释剂型　(21)
吗啡　口服常释剂型　(20)
吗啡　注射剂　(21)
吗氯贝胺　口服常释剂型　(58)
吗替麦考酚酯　口服常释剂型　(38)
麦角胺咖啡因　口服常释剂型　(50)
麦角新碱　注射剂　(99)
麦考酚钠　口服常释剂型　(38)
毛果芸香碱　滴眼剂　(94)
毛果芸香碱　注射剂　(94)
毛花苷丙　注射剂　(71)
煤焦油　外用液体剂、软膏剂　(90)
美法仑　口服常释剂型　(41)
美金刚　口服常释剂型　(48)
美罗培南　注射剂　(6)
美洛西林舒巴坦　注射剂　(3)
美洛西林　注射剂　(3)
美洛昔康　口服常释剂型　(18)
美沙拉嗪　口服常释剂型、缓释控释剂型、缓控释颗粒剂　(70)
美沙拉嗪　栓剂、灌肠剂　(70)
美沙酮　口服常释剂型、口服液体剂　(21)
美沙酮　注射剂　(21)
美司钠　注射剂　(45)

美托洛尔　缓释控释剂型　(74)
美托洛尔　口服常释剂型　(73)
美托洛尔　注射剂　(73)
美西律　口服常释剂型　(71)
L-门冬氨酸氨氯地平　口服常释剂型　(72)
门冬氨酸钾镁　口服常释剂型　(86)
门冬氨酸钾镁　注射剂　(86)
门冬氨酸鸟氨酸（鸟氨酸天门冬氨酸）　注射剂　(68)
门冬酰胺酶　注射剂　(44)
蒙脱石　口服散剂　(67)
孟鲁司特　口服常释剂型　(62)
咪达普利　口服常释剂型　(75)
咪达唑仑　口服常释剂型　(57)
咪达唑仑　注射剂　(23)
咪康唑　口服常释剂型　(12)
咪康唑　软膏剂　(88)
咪康唑　栓剂　(100)
咪康唑　阴道泡腾片、阴道片、阴道软胶囊　(100)
咪康唑　注射剂　(12)
咪唑立宾　口服常释剂型　(38)
咪唑斯汀　口服常释剂型、缓释控释剂型　(47)
糜蛋白酶　注射剂　(98)
糜蛋白酶　注射剂　(59)
米安色林　口服常释剂型　(57)
米氮平　口服常释剂型　(58)
米多君　口服常释剂型　(77)
米非司酮　口服常释剂型　(33)
米格来宁　口服常释剂型　(53)
米卡芬净　注射剂　(13)
米力农　注射剂　(71)
米诺地尔　口服常释剂型　(76)
米诺环素　口服常释剂型、颗粒剂　(7)
米曲菌胰酶　口服常释剂型　(64)
米索前列醇　口服常释剂型　(100)
米托蒽醌　注射剂　(42)
灭菌注射用水　注射剂　(87)
莫雷西嗪　口服常释剂型　(71)
莫匹罗星　软膏剂　(89)
莫沙必利　口服常释剂型、颗粒剂　(65)
莫西沙星　口服常释剂型　(10)
莫西沙星　注射剂　(10)

N

那格列奈　口服常释剂型　(34)
那他霉素　滴眼剂　(93)
纳洛酮　注射剂　(103)
纳美芬　注射剂　(103)
奈达铂　注射剂　(41)
奈替米星　注射剂　(6)
萘丁美酮　口服常释剂型、缓释控释剂型　(19)
萘哌地尔　口服常释剂型　(80)
萘普生　口服常释剂型、缓释控释剂型　(19)
尼尔雌醇　口服常释剂型　(32)
尼卡地平　口服常释剂型、缓释控释剂型　(73)
尼卡地平　注射剂　(73)
尼可刹米　注射剂　(52)
尼麦角林　口服常释剂型、缓释控释剂型　(51)
尼美舒利　口服常释剂型　(19)
尼莫地平　口服常释剂型　(50)
尼莫地平　注射剂　(51)
尼莫司汀　注射剂　(41)
尼群地平　口服常释剂型　(72)
尿促性素　注射剂　(30)
尿激酶　注射剂　(83)
尿素　软膏剂　(91)
凝血酶　外用冻干制剂　(81)
诺氟沙星　滴眼剂　(93)
诺氟沙星　口服常释剂型　(9)
诺氟沙星　软膏剂　(89)

P

帕利哌酮　口服常释剂型　(56)
帕罗西汀　口服常释剂型　(58)
帕米膦酸二钠　注射剂　(36)
帕尼培南倍他米隆　注射剂　(6)
帕瑞昔布　注射剂　(19)
帕司烟肼　口服常释剂型　(11)
哌泊塞嗪　注射剂　(54)
哌甲酯　缓释控释剂型　(52)
哌甲酯　口服常释剂型　(52)
哌甲酯　注射剂　(52)
哌库溴铵　注射剂　(24)
哌喹　口服常释剂型　(16)
哌拉西林舒巴坦　注射剂　(3)
哌拉西林他唑巴坦（哌拉西林三唑巴坦）
注射剂　(3)
哌拉西林　注射剂　(3)
哌嗪　锭剂　(16)
哌嗪　口服常释剂型　(16)
哌替啶　注射剂　(20)
哌唑嗪　口服常释剂型　(79)
哌唑嗪　口服常释剂型　(74)
泮库溴铵　注射剂　(24)
泮托拉唑　口服常释剂型　(64)
泮托拉唑　注射剂　(64)
培哚普利　口服常释剂型　(75)
喷他脒　口服常释剂型　(17)
喷他脒　注射剂　(17)
喷替酸钙钠　注射剂　(102)
喷托维林　口服常释剂型　(59)
喷昔洛韦　软膏剂　(90)
硼酸　外用液体剂、软膏剂　(88)
匹维溴铵　口服常释剂型　(65)
平阳霉素　注射剂　(43)
泼尼松　口服常释剂型　(30)
泼尼松龙　滴眼剂　(96)
泼尼松龙　口服常释剂型　(31)
泼尼松龙　注射剂　(31)
破伤风抗毒素　注射剂　(105)
破伤风（人）免疫球蛋白　注射剂　(106)
扑米酮　口服常释剂型　(49)
葡醛内酯　口服常释剂型　(69)
葡醛内酯　注射剂　(69)
葡萄糖氯化钠　注射剂　(87)
葡萄糖酸钙　口服常释剂型　(26)
葡萄糖酸钙　注射剂　(26)
葡萄糖酸锑钠　口服常释剂型　(17)
葡萄糖酸锑钠　注射剂　(17)
葡萄糖酸亚铁　口服常释剂型　(83)
葡萄糖　注射剂　(85)
普伐他汀　口服常释剂型　(77)
普拉睾酮　注射剂　(31)
普拉克索　口服常释剂型　(48)
普拉洛芬　滴眼剂　(96)
普鲁卡因胺　注射剂　(71)
普鲁卡因青霉素　注射剂　(2)
普鲁卡因　注射剂　(23)
普罗布考　口服常释剂型　(78)
普罗雌烯　软膏剂　(101)
普罗雌烯　阴道胶囊、阴道片、阴道软胶囊
(101)
普罗碘铵　注射剂　(96)
普罗帕酮　口服常释剂型　(71)
普罗帕酮　注射剂　(71)
普萘洛尔　缓释控释剂型　(74)
普萘洛尔　口服常释剂型　(73)
普萘洛尔　注射剂　(74)
普适泰　口服常释剂型　(80)

Q

七氟烷　液体剂型　(22)
七叶皂苷　注射剂　(51)
齐多拉米双夫定　口服常释剂型　(14)
齐拉西酮　口服常释剂型　(56)
前列地尔　注射剂　(78)
羟苯磺酸　口服常释剂型　(96)
羟苄唑　滴眼剂　(94)

羟丁酸钠　注射剂　（23）
羟基脲　口服常释剂型　（42）
羟基喜树碱氯化钠　注射剂　（43）
羟甲唑啉　滴鼻剂、吸入剂　（98）
羟考酮　口服常释剂型、缓释控释剂型　（21）
羟氯喹　口服常释剂型　（16）
羟嗪　口服常释剂型　（57）
羟嗪　口服常释剂型　（46）
羟喜树碱　注射剂　（43）
羟乙基淀粉　注射剂　（87）
羟乙膦酸钠　口服常释剂型　（37）
青蒿素类药物　（15）
青蒿素　栓剂　（15）
青霉胺　口服常释剂型　（102）
青霉素Ｖ　口服常释剂型、颗粒剂　（2）
青霉素　注射剂　（2）
氢化可的松　口服常释剂型　（31）
氢化可的松　软膏剂　（90）
氢化可的松　注射剂　（31）
氢醌　软膏剂　（91）
氢氯噻嗪　口服常释剂型　（79）
庆大霉素　滴眼剂　（93）
庆大霉素　口服常释剂型　（6）
庆大霉素　注射剂　（6）
秋水仙碱　口服常释剂型　（20）
巯嘌呤　口服常释剂型　（42）
巯乙胺　注射剂　（103）
曲安奈德　软膏剂　（91）
曲安奈德　吸入剂　（99）
曲安奈德益康唑（益康唑曲安奈德）　软膏剂　（89）
曲安奈德　注射剂　（31）
曲安西龙　口服常释剂型　（31）
曲安西龙　注射剂　（31）
曲伏前列素　滴眼剂　（95）
曲克芦丁　口服常释剂型、口服液体剂　（85）
曲克芦丁　注射剂　（85）
曲马多　口服常释剂型、缓释控释剂型、口服液体剂　（22）
曲马多　注射剂　（22）
曲美布汀　口服常释剂型　（65）
曲美他嗪　口服常释剂型　（78）
曲匹布通　口服常释剂型　（69）
曲普利啶　口服常释剂型　（47）
曲普瑞林　注射剂　（30）
曲唑酮　口服常释剂型　（58）
去氨加压素　口服常释剂型　（30）
去氨加压素　吸入剂　（30）
去氨加压素　注射剂　（30）
去甲肾上腺素　注射剂　（77）
去甲万古霉素　注射剂　（8）
去氯羟嗪　口服常释剂型　（46）
去氢胆酸　口服常释剂型　（69）
去铁胺　注射剂　（102）
去痛片（索米痛）　口服常释剂型　（19）
去氧氟尿苷（脱氧氟尿苷）　口服常释剂型　（42）
去氧肾上腺素　注射剂　（77）
去乙酰毛花苷　注射剂　（71）
炔雌醇　口服常释剂型　（32）
炔诺酮　口服常释剂型、丸剂　（33）

R

人工泪液　滴眼剂　（96）
人狂犬病免疫球蛋白　注射剂　（106）
人免疫球蛋白　注射剂　（106）
人纤维蛋白原　注射剂　（82）
人血白蛋白　注射剂　（106）
人用狂犬病疫苗　注射剂　（106）
绒促性素　注射剂　（30）
柔红霉素　注射剂　（40）
鞣酸加压素　吸入剂　（30）
鞣酸加压素　注射剂　（30）
肉毒抗毒素　注射剂　（106）
乳杆菌活菌　阴道胶囊　（101）
乳果糖　糖浆剂、口服散剂、口服液体剂

(69)
乳酶生　口服常释剂型　(64)
乳酸钠林格　注射剂　(86)
乳酸钠　注射剂　(86)
瑞巴派特　口服常释剂型　(63)
瑞波西汀　口服常释剂型　(58)
瑞芬太尼　注射剂　(21)
瑞格列奈　口服常释剂型　(34)
瑞舒伐他汀　口服常释剂型　(77)

S

塞来昔布　口服常释剂型　(19)
塞替派　注射剂　(40)
噻氯匹定　口服常释剂型　(85)
噻吗洛尔　滴眼剂　(95)
噻奈普汀　口服常释剂型　(58)
噻托溴铵　吸入剂　(61)
赛庚啶　口服常释剂型　(47)
赛洛唑啉　滴鼻剂　(99)
三氟拉嗪　口服常释剂型　(54)
三尖杉酯碱　注射剂　(44)
三磷酸腺苷　注射剂　(78)
色甘酸钠　滴鼻剂　(99)
色甘酸钠　滴眼剂　(96)
色甘酸钠　吸入剂　(62)
沙丁胺醇　口服常释剂型、缓释控释剂型　(61)
沙丁胺醇　吸入剂　(61)
沙丁胺醇　注射剂　(61)
沙格雷酯　口服常释剂型　(85)
沙奎那韦　口服常释剂型　(14)
沙利度胺　口服常释剂型　(39)
沙美特罗　吸入剂　(61)
鲨肝醇　口服常释剂型　(84)
山莨菪碱　口服常释剂型　(65)
山莨菪碱　注射剂　(65)
山梨醇铁　注射剂　(83)
蛇毒血凝酶　注射剂　(82)
舍曲林　口服常释剂型　(58)
肾上腺素　注射剂　(77)
升华硫　软膏剂　(88)
生长抑素［14 肽］　注射剂　(70)
十一酸睾酮　口服常释剂型　(31)
十一酸睾酮　注射剂　(32)
十一烯酸　外用液体剂、软膏剂　(89)
石杉碱甲　口服常释剂型　(51)
舒巴坦　注射剂　(3)
舒必利　口服常释剂型　(55)
舒必利　注射剂　(55)
舒芬太尼　注射剂　(21)
舒林酸　口服常释剂型、缓释控释剂型　(19)
舒马普坦　口服常释剂型　(53)
舒托必利　注射剂　(56)
鼠神经生长因子　注射剂　(106)
双碘喹啉　口服常释剂型　(17)
双复磷　注射剂　(102)
双环醇　口服常释剂型　(69)
双环醇　注射剂　(69)
双氯芬酸二乙胺　软膏剂、凝胶剂　(19)
双氯芬酸　口服常释剂型、缓释控释剂型　(17)
双氯芬酸钠　滴眼剂　(96)
双嘧达莫　口服常释剂型　(85)
双嘧达莫　注射剂　(85)
双歧杆菌活菌制剂　口服常释剂型　(67)
双歧杆菌、嗜酸乳杆菌、肠球菌三联活菌制剂　口服常释剂型、口服散剂　(67)
双羟萘酸噻嘧啶　口服常释剂型　(16)
双羟萘酸噻嘧啶　软膏剂　(16)
双氢可待因　口服常释剂型、缓释控释剂型　(21)
双氢麦角胺　口服常释剂型　(51)
双重造影产气颗粒　颗粒剂　(105)
水飞蓟宾　口服常释剂型　(69)
水溶性维生素　注射剂　(26)
水杨酸　软膏剂　(90)
顺苯磺阿曲库铵　注射剂　(24)

顺铂氯化钠　注射剂　(41)
顺铂　注射剂　(40)
司可巴比妥　口服常释剂型　(52)
司来吉兰　口服常释剂型　(48)
司莫司汀　口服常释剂型　(40)
司坦唑醇　口服常释剂型　(32)
丝裂霉素　注射剂　(40)
四环素醋酸可的松　软膏剂　(93)
四环素　口服常释剂型　(7)
四环素　软膏剂　(88)
四氢帕马丁　口服常释剂型　(22)
羧甲司坦　口服常释剂型、口服液体剂　(59)
缩宫素　注射剂　(99)
索他洛尔　口服常释剂型　(74)
索他洛尔　注射剂　(74)

T

他克莫司　口服常释剂型　(38)
他克莫司　软膏剂　(92)
他莫昔芬　口服常释剂型　(44)
坦度螺酮　口服常释剂型　(57)
坦洛新（坦索罗辛）　口服常释剂型、缓释控释剂型　(80)
碳酸钙　口服常释剂型　(26)
碳酸钙 D_3（维生素 D_3 碳酸钙）　颗粒剂　(27)
碳酸钙 D_3（维生素 D_3 碳酸钙）　口服常释剂型　(26)
碳酸锂　缓释控释剂型　(59)
碳酸锂　口服常释剂型　(59)
碳酸氢钠　口服常释剂型　(63)
碳酸氢钠　注射剂　(87)
特比萘芬　口服常释剂型　(13)
特比萘芬　软膏剂　(89)
特布他林　口服常释剂型、口服液体剂　(61)
特布他林　吸入剂　(61)
特布他林　注射剂　(61)
特拉唑嗪　口服常释剂型　(80)
特拉唑嗪　口服常释剂型　(74)
替比夫定　口服常释剂型　(14)
替勃龙　口服常释剂型　(32)
替吉奥　口服常释剂型　(42)
替加氟　口服常释剂型　(42)
替加氟　栓剂　(43)
替加氟　注射剂　(43)
替卡西林克拉维酸　注射剂　(3)
替考拉宁　注射剂　(8)
替罗非班　注射剂　(85)
替米沙坦　口服常释剂型　(76)
替莫唑胺　口服常释剂型　(41)
替尼泊苷　注射剂　(44)
替普瑞酮　口服常释剂型　(63)
替硝唑　口服常释剂型　(10)
替硝唑　外用液体剂　(99)
替硝唑　阴道泡腾片、栓剂　(100)
替硝唑　注射剂　(10)
替扎尼定　口服常释剂型　(53)
铁羧葡胺　注射剂　(105)
酮康唑　软膏剂　(89)
酮替芬　口服常释剂型　(47)
酮替芬　吸入剂　(99)
头孢氨苄　口服常释剂型、颗粒剂　(4)
头孢吡肟　注射剂　(5)
头孢丙烯　口服常释剂型　(4)
头孢地尼　口服常释剂型　(5)
头孢呋辛　口服常释剂型　(4)
头孢呋辛　注射剂　(4)
头孢克洛　口服常释剂型、缓释控释剂型、颗粒剂　(4)
头孢克肟　口服常释剂型、颗粒剂　(5)
头孢拉定　口服常释剂型　(4)
头孢拉定　注射剂　(4)
头孢硫脒　注射剂　(4)
头孢美唑　注射剂　(4)
头孢米诺　注射剂　(5)
头孢哌酮舒巴坦　注射剂　(5)

头孢匹罗　注射剂　(5)
头孢羟氨苄　口服常释剂型、颗粒剂　(4)
头孢曲松　注射剂　(5)
头孢噻肟　注射剂　(5)
头孢他啶　注射剂　(5)
头孢替安　注射剂　(5)
头孢西丁　注射剂　(5)
头孢唑林　注射剂　(4)
头孢唑肟　注射剂　(5)
透明质酸钠　滴眼剂　(96)
透明质酸钠　注射剂　(96)
土霉素　口服常释剂型　(7)
托吡卡胺　滴眼剂　(95)
托吡酯　口服常释剂型　(49)
托拉塞米　口服常释剂型　(79)
托拉塞米　注射剂　(79)
托莫西汀　口服常释剂型　(52)
托瑞米芬　口服常释剂型　(44)
托特罗定　口服常释剂型、缓释控释剂型　(80)
托烷司琼　注射剂　(66)
托西溴苄铵　注射剂　(71)
妥布霉素　滴眼剂、眼膏剂　(93)
妥布霉素地塞米松　滴眼剂、眼膏剂　(94)
妥布霉素　注射剂　(6)
妥拉唑啉　注射剂　(96)
拓扑替康　注射剂　(43)

W

万古霉素　注射剂　(8)
维库溴铵　注射剂　(24)
维拉帕米　缓释控释剂型　(73)
维拉帕米　口服常释剂型　(72)
维拉帕米　注射剂　(72)
维生素 A　口服常释剂型　(25)
维生素 B_1　口服常释剂型　(25)
维生素 B_1　注射剂　(25)
维生素 B_2　口服常释剂型　(25)
维生素 B_2　注射剂　(25)
维生素 B_4　口服常释剂型　(84)
维生素 B_6　口服常释剂型　(25)
维生素 B_6　注射剂　(25)
维生素 B_{12}　注射剂　(25)
维生素 B_{12}　注射剂　(84)
维生素 C　口服常释剂型　(26)
维生素 C　注射剂　(25)
维生素 D_2　口服常释剂型　(26)
维生素 D_2　口服常释剂型　(36)
维生素 D_2　注射剂　(26)
维生素 D_2　注射剂　(36)
维生素 D_3　口服常释剂型　(26)
维生素 D_3　口服常释剂型　(36)
维生素 D_3　注射剂　(26)
维生素 D_3　注射剂　(36)
维生素 K_1　口服常释剂型　(82)
维生素 K_1　注射剂　(81)
维 A 酸　口服常释剂型　(92)
维 A 酸　口服常释剂型　(45)
维 A 酸　软膏剂、凝胶剂　(91)
文拉法辛　口服常释剂型、缓释控释剂型　(58)
乌苯美司　口服常释剂型　(38)
乌拉地尔　口服常释剂型、缓释控释剂型　(74)
乌拉地尔　注射剂　(75)
乌司他丁　注射剂　(70)
五氟利多　口服常释剂型　(55)
戊酸雌二醇　口服常释剂型　(32)
戊乙奎醚　注射剂　(103)

X

西吡氯铵　外用液体剂　(99)
西拉普利　口服常释剂型　(75)
西罗莫司　口服常释剂型、口服液体剂　(38)
西洛他唑　口服常释剂型　(85)
西咪替丁　口服常释剂型　(64)
西咪替丁　注射剂　(64)

西尼地平　口服常释剂型　(73)
西酞普兰　口服常释剂型　(58)
西替利嗪　口服常释剂型　(46)
硒酵母　口服常释剂型　(27)
烯丙雌醇　口服常释剂型　(32)
烯丙吗啡　注射剂　(103)
纤溶酶　注射剂　(83)
腺苷蛋氨酸　注射剂　(69)
腺苷钴胺　口服常释剂型　(84)
腺苷钴胺　口服常释剂型　(53)
腺苷钴胺　注射剂　(84)
腺苷钴胺　注射剂　(53)
消旋卡多曲　颗粒剂　(67)
硝苯地平　缓释控释剂型　(73)
硝苯地平　口服常释剂型　(72)
硝呋太尔　阴道片　(101)
硝呋太尔制霉菌素　栓剂、阴道软胶囊　(101)
硝卡芥　注射剂　(41)
硝普钠　注射剂　(76)
硝酸甘油　口服常释剂型　(72)
硝酸甘油　舌下片剂　(72)
硝酸甘油　注射剂　(72)
硝酸异山梨酯　缓释控释剂型　(72)
硝酸异山梨酯　口服常释剂型　(72)
硝酸异山梨酯　注射剂　(72)
硝西泮　口服常释剂型　(57)
小檗碱　口服常释剂型　(14)
小牛血清去蛋白　眼用凝胶　(96)
小牛血去蛋白提取物　眼用凝胶　(96)
缬沙坦　口服常释剂型　(76)
辛伐他汀　滴丸剂　(77)
辛伐他汀　口服常释剂型　(77)
新霉素　软膏剂　(88)
新斯的明　注射剂　(48)
A型肉毒抗毒素　注射剂　(106)
胸腺肽α1　注射剂　(39)
熊去氧胆酸　口服常释剂型　(69)
溴吡斯的明　口服常释剂型　(48)
溴吡斯的明　注射剂　(48)
溴丙胺太林　口服常释剂型　(65)
溴己新　口服常释剂型　(59)
溴己新　注射剂　(59)
溴米因　注射剂　(66)
溴莫尼定　滴眼剂　(94)
溴新斯的明　口服常释剂型　(48)
溴隐亭　口服常释剂型　(37)
血凝酶（巴曲酶）　注射剂　(82)

Y

鸦胆子油　外用液体剂　(92)
亚胺培南西司他丁　注射剂　(6)
亚甲蓝　注射剂　(103)
亚硫酸氢钠甲萘醌　口服常释剂型　(82)
亚硫酸氢钠甲萘醌　注射剂　(81)
亚砷酸氯化钠　注射剂　(46)
亚砷酸（三氧化二砷）　注射剂　(45)
亚硝酸钠　注射剂　(102)
亚硝酸异戊酯　吸入剂　(102)
亚叶酸钙　口服常释剂型　(45)
亚叶酸钙　注射剂　(45)
烟酸肌醇酯　口服常释剂型　(78)
烟酸　口服常释剂型、缓释控释剂型　(25)
烟酸　注射剂　(25)
烟酰胺　注射剂　(25)
盐酸米托蒽醌葡萄糖　注射剂　(43)
氧氟沙星　滴耳剂　(97)
氧氟沙星　滴眼剂、眼膏剂　(94)
氧氟沙星　口服常释剂型　(10)
氧氟沙星　注射剂　(9)
氧化锌　软膏剂　(92)
氧化亚氮　气体剂型　(23)
药用炭　口服常释剂型、口服散剂　(103)
叶酸　口服常释剂型　(84)
叶酸　注射剂　(84)
液状石蜡　溶液剂　(67)
伊立替康　注射剂　(43)
伊曲康唑　口服常释剂型　(12)

伊曲康唑　口服液体剂　(12)
伊曲康唑　注射剂　(12)
伊托必利　口服常释剂型　(65)
依巴斯汀　口服常释剂型　(47)
依达拉奉　注射剂　(51)
依地酸钙钠　注射剂　(102)
依酚氯铵　注射剂　(49)
依美斯汀　滴眼剂　(97)
依米丁　注射剂　(17)
依那普利　口服常释剂型　(75)
依那普利叶酸　口服常释剂型　(78)
依帕司他　口服常释剂型　(35)
依沙吖啶　外用液体剂　(92)
依沙吖啶　注射剂　(101)
依替米星　注射剂　(6)
依托必利　口服常释剂型　(65)
依托泊苷　口服常释剂型　(44)
依托泊苷　注射剂　(43)
依托咪酯　注射剂　(23)
依西美坦　口服常释剂型　(45)
胰激肽原酶　口服常释剂型　(37)
胰激肽原酶　注射剂　(37)
胰酶　口服常释剂型　(64)
乙胺吡嗪利福异烟II　口服常释剂型　(11)
乙胺丁醇　口服常释剂型　(11)
乙胺利福异烟　口服常释剂型　(11)
乙胺嘧啶　口服常释剂型　(16)
乙胺嘧啶　贴剂　(16)
乙胺嗪　口服常释剂型　(15)
乙琥胺　口服常释剂型　(49)
乙琥胺　口服液体剂　(49)
乙哌立松　口服常释剂型　(54)
乙酰胺　注射剂　(103)
乙酰半胱氨酸　口服常释剂型　(59)
乙酰半胱氨酸　吸入剂　(59)
乙酰螺旋霉素　口服常释剂型　(7)
乙酰唑胺　口服常释剂型　(95)
乙酰唑胺　注射剂　(95)
异丙嗪　口服常释剂型　(46)
异丙嗪　注射剂　(46)
异丙肾上腺素　注射剂　(77)
异丙托溴铵　吸入剂　(61)
异氟烷　液体剂型　(22)
异福酰胺（异烟肼/利福平/吡嗪酰胺）　口服常释剂型　(11)
异福（异烟肼/利福平）　口服常释剂型　(11)
异甘草酸镁　注射剂　(69)
异环磷酰胺　注射剂　(41)
异帕米星　注射剂　(6)
异维A酸　口服常释剂型　(92)
异戊巴比妥　注射剂　(52)
异烟肼　口服常释剂型　(11)
异烟肼　注射剂　(11)
益康唑　软膏剂　(89)
益康唑　栓剂　(101)
吲达帕胺　口服常释剂型、缓释控释剂型　(76)
吲哚菁绿　注射剂　(97)
吲哚美辛　口服常释剂型、缓释控释剂型、缓控释颗粒剂　(19)
吲哚美辛　栓剂　(17)
蚓激酶　口服常释剂型　(83)
罂粟碱　注射剂　(80)
荧光素钠　注射剂　(97)
右丙亚胺　注射剂　(45)
右美沙芬　口服常释剂型、颗粒剂　(60)
右旋糖酐铁　注射剂　(83)
右旋糖酐　注射剂　(87)
右佐匹克隆　口服常释剂型　(52)
鱼肝油酸钠　注射剂　(97)
鱼精蛋白　注射剂　(81)
鱼石脂　软膏剂　(90)
鱼腥草素　口服常释剂型　(15)
ω-3鱼油脂肪乳（C14-24）　注射剂　(28)
孕三烯酮　口服常释剂型　(33)

Z

扎来普隆　口服常释剂型　(53)
扎鲁司特　口服常释剂型　(62)
粘菌素（黏菌素）　口服常释剂型　(8)
樟脑　软膏剂、外用液体剂、酊剂　(92)
蔗糖铁　注射剂　(83)
整蛋白型肠内营养剂　口服散剂、口服液体剂　(29)
脂肪乳氨基酸葡萄糖　注射剂　(29)
脂肪乳（C14-24）（大豆油）
脂溶性维生素（I，II）　注射剂　(26)
制霉素　口服常释剂型　(13)
制霉素　阴道泡腾片、栓剂　(100)
治疗用A型肉毒毒素　注射剂　(106)
中/长链脂肪乳（C8-24，Ve）　注射剂　(28)
中/长链脂肪乳（C6-24）　注射剂　(28)
重组牛碱性成纤维细胞生长因子（融合蛋白）　外用冻干制剂　(106)
重组牛碱性成纤维细胞生长因子（融合蛋白）　眼用凝胶　(97)
重组人白介素-11　注射剂　(39)
重组人白介素-11［I］　注射剂　(39)
重组人白介素-2　注射剂　(39)
重组人表皮生长因子　滴眼剂　(97)
重组人表皮生长因子　凝胶剂、吸入剂、外用液体剂　(92)
重组人表皮生长因子　注射剂　(107)
重组人红细胞生成素（重组人促红素）　注射剂　(84)
重组人碱性成纤维细胞生长因子　外用冻干制剂　(107)
重组人粒细胞集落刺激因子　注射剂　(84)
重组人粒细胞巨噬细胞集落刺激因子　注射剂　(84)
重组人凝血因子Ⅷ　注射剂　(82)
重组人（牛）碱性成纤维细胞生长因子　滴眼剂　(97)
重组人生长激素　注射剂　(30)
重组人血小板生成素　注射剂　(85)
重组人胰岛素　注射剂　(33)
注射剂　(28)
注射用利培酮微球　注射剂　(55)
转化糖　注射剂　(86)
紫杉醇　注射剂　(44)
左奥硝唑　注射剂　(10)
左布比卡因　注射剂　(24)
左布诺洛尔　滴眼剂　(95)
左卡巴斯汀　吸入剂　(99)
左卡尼汀　注射剂　(80)
左西替利嗪　口服常释剂型、口服液体剂　(46)
左旋氨氯地平　口服常释剂型　(73)
左旋多巴/卡比多巴　口服常释剂型、缓释控释剂型　(47)
左旋多巴　口服常释剂型　(47)
左旋甲状腺素　口服常释剂型　(35)
左氧氟沙星　滴耳剂　(99)
左氧氟沙星　滴眼剂　(93)
左氧氟沙星　口服常释剂型　(9)
左氧氟沙星　眼用凝胶　(94)
左氧氟沙星　注射剂　(9)
左乙拉西坦　口服常释剂型　(49)
佐米曲普坦　口服常释剂型　(53)
佐匹克隆　口服常释剂型　(53)
唑吡坦　口服常释剂型　(53)
唑来膦酸　注射剂　(37)

西药英文药名索引

A

Acarbose　口服常释剂型　(34)
Aceclofenac　口服常释剂型　(18)
Acedapsone　注射剂　(12)
Acetamide　注射剂　(103)
Acetazolamide　口服常释剂型　(95)
Acetazolamide　注射剂　(95)
Acetylcysteine　口服常释剂型　(59)
Acetylcysteine　吸入剂　(59)
Acetylspiramycin　口服常释剂型　(7)
Aciclovir　滴眼剂　(94)
Aciclovir　口服常释剂型　(13)
Aciclovir　软膏剂　(89)
Aciclovir　注射剂　(13)
Acipimox　口服常释剂型　(77)
Acitretin　口服常释剂型　(91)
Aclarubicin　注射剂　(40)
Acrivastine　口服常释剂型　(47)
Adapalene　凝胶剂　(91)
Adefovir Dipivoxil　口服常释剂型　(14)
Ademetionine　注射剂　(69)
Adenosine Triphosphate　注射剂　(78)
Adrenaline　注射剂　(77)
Aescine　注射剂　(51)
Alanyl Glutamine　注射剂　(28)
Alarelin　注射剂　(101)
Albendazole　口服常释剂型　(16)
Alendronate Sodium　口服常释剂型　(36)
Alfacalcidol　口服常释剂型　(37)
Alfuzosin　口服常释剂型、缓释控释剂型　(80)
Alfuzosin　口服常释剂型、缓释控释剂型　(74)
Allopurinol　缓释控释剂型　(20)
Allopurinol　口服常释剂型　(20)
Allylestrenol　口服常释剂型　(32)
Almitrine and Raubasine　口服常释剂型　(50)
Alprazolam　口服常释剂型　(56)
Alprostadil　注射剂　(78)
Alteplase　注射剂　(83)
Altretamine　口服常释剂型　(41)
Amantadine　口服常释剂型　(48)
Ambroxol　口服常释剂型、口服液体剂　(59)
Ambroxol　注射剂　(59)
Amikacin　注射剂　(6)
Amiloride　口服常释剂型　(79)
Aminocaproic Acid　口服常释剂型　(81)
Aminocaproic Acid　注射剂　(81)
Aminoglutethimide　口服常释剂型　(45)
Aminomethylbenzoic Acid　口服常释剂型　(81)
Aminomethylbenzoic Acid　注射剂　(81)
Aminophylline　口服常释剂型、缓释控释剂型　(60)
Aminophylline　注射剂　(60)
Amino Polypeptide　口服常释剂型　(84)
Amiodarone　口服常释剂型　(71)
Amiodarone　注射剂　(71)
Amisulpride　口服常释剂型　(56)
Amitriptyline　口服常释剂型　(57)
Amlodipine　口服常释剂型　(72)
Amobarbital　注射剂　(52)
Amorolfine Hydrochloride Liniment　软膏剂　(89)
Amoxicillin and Clavulanate　口服常释剂型　(3)
Amoxicillin and Clavulanate　口服液体剂、

颗粒剂 (3)
Amoxicillin and Clavulanate 注射剂 (3)
Amoxicillin and Sulbactam 注射剂 (3)
Amoxicillin 口服常释剂型 (2)
Amoxicillin 口服液体剂、颗粒剂 (2)
Amphotericin B 注射剂 (13)
Ampicillin and Sulbactam 注射剂 (3)
Ampicillin 注射剂 (2)
Amsacrine 注射剂 (40)
Amyl Nitrite 吸入剂 (102)
Anastrozole 口服常释剂型 (45)
Anethol Trithione 口服常释剂型 (69)
Aniracetam 口服常释剂型、颗粒剂 (52)
Anisodamine 口服常释剂型 (65)
Anisodamine 注射剂 (65)
Anthrax Antiserum 注射剂 (105)
Antipyrine and Caffeine Citrate 口服常释剂型 (53)
Antirabies Serum 注射剂 (105)
Apomorphine 注射剂 (66)
Arginine 注射剂 (68)
Aripiprazole 口服常释剂型 (56)
Aripiprazole 口腔崩解片 (56)
Arotinolol 口服常释剂型 (73)
Arsenious Acid and Sodium Chloride 注射剂 (46)
Arsenious acid (Arsenic Trioxide) 注射剂 (45)
Artemether 口服常释剂型 (15)
Artemisinin 栓剂 (15)
Artificial Tear 滴眼剂 (96)
Asparaginase 注射剂 (44)
Aspirin 口服常释剂型 (17)
Aspirin 口服常释剂型 (85)
Atenolol 口服常释剂型 (73)
Atorvastatin 口服常释剂型 (77)
Atracurium 注射剂 (24)
Atropine 滴眼剂、眼膏剂 (95)
Atropine 口服常释剂型 (64)
Atropine 注射剂 (102)
Azathioprine 口服常释剂型 (38)
Azelastine 吸入剂 (97)
Azithromycin 口服常释剂型、颗粒剂 (7)
Azithromycin 注射剂 (7)
Azlocillin 注射剂 (3)
Aztreonam 注射剂 (8)

B

Bacillus Licheniformis 口服常释剂型 (67)
Baclofen 口服常释剂型 (24)
Bambuterol 口服常释剂型 (61)
Barium Sulfate (I, II) 干混悬剂 (104)
Batiol 口服常释剂型 (84)
Batroxobin (Defibrase) 注射剂 (50)
Beclometasone Dipropionate 吸入剂 (62)
Beclometasone 软膏剂 (90)
Beclometasone 吸入剂 (97)
Belladonna 口服常释剂型、口服液体剂 (65)
Bemegride 注射剂 (102)
Benazepril 口服常释剂型 (75)
Bendazol (Dibazol) 口服常释剂型 (76)
Benidipine 口服常释剂型 (72)
Benzathine Benzylpenicillin 注射剂 (2)
Benzbromarone 口服常释剂型 (20)
Benzoic Acid 软膏剂 (89)
Benzoyl Peroxide 软膏剂、凝胶剂 (88)
Benzylpenicillin 注射剂 (2)
Beraprost 口服常释剂型 (85)
Berberine 口服常释剂型 (14)
Betahistine 口服常释剂型 (50)
Betahistine 注射剂 (50)
Betamethasone 口服常释剂型 (31)

Betamethasone 吸入剂 (97)
Betamethasone 注射剂 (31)
Betaxolol 滴眼剂 (95)
Bezafibrate 口服常释剂型 (78)
Biapenem 注射剂 (6)
Bicalutamide 口服常释剂型 (45)
Bicyclol 口服常释剂型 (69)
Bicyclol 注射剂 (69)
Bifendate 口服常释剂型、滴丸剂 (68)
Bifonazole 外用液体剂、软膏剂 (89)
Bimatoprost 滴眼剂 (95)
Bismuth Potassium Citrate 颗粒剂 (63)
Bismuth Potassium Citrate 口服常释剂型 (63)
Bisoprolol 口服常释剂型 (73)
Bithionol 口服常释剂型 (15)
Bleomycin A5 注射剂 (43)
Bleomycin Hydrochloride 注射剂 (43)
Boric Acid 外用液体剂、软膏剂 (88)
Botulinum Antitoxin A 注射剂 (106)
Botulinum Antitoxin 注射剂 (106)
Botulinum Toxin A for Therapeutic Use 注射剂 (106)
Bretylium Tosilate 注射剂 (71)
Brimonidine 滴眼剂 (94)
Brinzolamide 滴眼剂 (95)
Bromhexine 口服常释剂型 (59)
Bromhexine 注射剂 (59)
Bromocriptine 口服常释剂型 (37)
Bromosoval and Procaine 注射剂 (66)
Brucellin 注射剂 (105)
Bucinnazine 口服常释剂型 (22)
Bucinnazine 注射剂 (22)
Budesonide and Formoterol 吸入剂 (62)
Budesonide 吸入剂 (62)
Buflomedil 口服常释剂型 (50)
Buflomedil 注射剂 (50)
Bulleyaconitine A 口服常释剂型 (22)
Bumetanide 口服常释剂型 (79)
Bumetanide 注射剂 (79)
Bupivacaine 注射剂 (23)
Buspirone 口服常释剂型 (57)
Busulfan 口服常释剂型 (40)
Busulfan 注射剂 (40)
Butenafine 软膏剂 (89)
Butorphanol 注射剂 (21)
Butylphthalide 口服常释剂型 (50)

C

Calamine 外用液体剂、软膏剂 (91)
Calcipotriol 软膏剂 (92)
Calcipotriol 外用液体剂 (92)
Calcitonin 吸入剂 (36)
Calcitonin 注射剂 (36)
Calcitriol 口服常释剂型 (37)
Calcium Acetate 口服常释剂型 (80)
Calcium Carbonate and Vitamin D_3 颗粒剂 (27)
Calcium Carbonate and Vitamin D_3 口服常释剂型 (26)
Calcium Carbonate 口服常释剂型 (26)
Calcium Chloride 注射剂 (26)
Calcium Disodium Edetate 注射剂 (102)
Calcium Folinate 口服常释剂型 (45)
Calcium Folinate 注射剂 (45)
Calcium Gluconate 口服常释剂型 (26)
Calcium Gluconate 注射剂 (26)
Calcium Trisodium Pentetate 注射剂 (102)
Camphor 软膏剂、外用液体剂、酊剂 (92)
Candesartan 口服常释剂型 (75)
Capecitabine 口服常释剂型 (42)
Capreomycin 注射剂 (11)
Capsaicin 软膏剂 (20)
Captopril 口服常释剂型 (75)
Carbamazepine 缓释控释剂型 (49)
Carbamazepine 口服常释剂型 (49)

Carbazochrome　口服常释剂型　(82)
Carbazochrome　注射剂　(82)
Carbetocin　注射剂　(99)
Carbidopa and Levodopa　口服常释剂型、缓释控释剂型　(47)
Carbidopa　口服常释剂型　(47)
Carbimazole　口服常释剂型　(35)
Carbocisteine　口服常释剂型、口服液体剂　(59)
Carboplatin　注射剂　(40)
Carboprost Methylate　栓剂　(99)
Carboprost Tromethamine　注射剂　(99)
Carmofur　口服常释剂型　(42)
Carmustine　注射剂　(41)
Carteolol　滴眼剂　(95)
Carvedilol　口服常释剂型　(73)
Caspofungin　注射剂　(13)
Castor Oil　口服液体剂　(66)
Cefaclor　口服常释剂型、缓释控释剂型、颗粒剂　(4)
Cefadroxil　口服常释剂型、颗粒剂　(4)
Cefalexin　口服常释剂型、颗粒剂　(4)
Cefazolin　注射剂　(4)
Cefdinir　口服常释剂型　(5)
Cefepime　注射剂　(5)
Cefixime　口服常释剂型、颗粒剂　(5)
Cefmetazole　注射剂　(4)
Cefminox　注射剂　(5)
Cefoperazone and Sulbactam　注射剂　(5)
Cefotaxime　注射剂　(5)
Cefotiam　注射剂　(5)
Cefoxitin　注射剂　(5)
Cefpirome　注射剂　(5)
Cefprozil　口服常释剂型　(4)
Cefradine　口服常释剂型　(4)
Cefradine　注射剂　(4)
Ceftazidime　注射剂　(5)
Ceftizoxime　注射剂　(5)
Ceftriaxone　注射剂　(5)
Cefuroxime　口服常释剂型　(4)
Cefuroxime　注射剂　(4)
Celecoxib　口服常释剂型　(19)
Cephathiamidine　注射剂　(4)
Cetirizine　口服常释剂型　(46)
Cetylpyridinium Chloride　外用液体剂　(99)
Chlorambucil　口服常释剂型　(40)
Chloramphenicol Hydrocortisone　滴耳剂　(98)
Chloramphenicol　滴眼剂　(93)
Chloramphenicol　注射剂　(6)
Chlormethine　注射剂　(40)
Chlormezanone　口服常释剂型　(58)
Chloromycetin in Glycerine　滴耳剂　(98)
Chloroquine　口服常释剂型　(16)
Chloroquine　注射剂　(16)
Chlorphenamine　口服常释剂型　(46)
Chlorphenamine　注射剂　(46)
Chlorpromazine　口服常释剂型　(54)
Chlorpromazine　注射剂　(54)
Chlorprothixene　口服常释剂型　(55)
Chlorprothixene　注射剂　(55)
Chlortetracycline　眼膏剂　(93)
Chorionic Gonadotrophin　注射剂　(30)
Chymotrypsin　注射剂　(98)
Chymotrypsin　注射剂　(59)
Ciclopirox Olamine　软膏剂　(89)
Ciclosporin　口服常释剂型、口服液体剂　(38)
Ciclosporin　注射剂　(38)
Cilazapril　口服常释剂型　(75)
Cilnidipine　口服常释剂型　(73)
Cilostazol　口服常释剂型　(85)
Cimetidine　口服常释剂型　(64)
Cimetidine　注射剂　(64)
Cinepazide　注射剂　(51)
Cinnarizine　口服常释剂型　(51)

Ciprofloxacin　滴耳剂　(98)
Ciprofloxacin　滴眼剂、眼膏剂　(93)
Ciprofloxacin　口服常释剂型　(9)
Ciprofloxacin　软膏剂　(87)
Ciprofloxacin　注射剂　(9)
Cisatracurium Besylate　注射剂　(24)
Cisplatin Sodium Chloride　注射剂　(41)
Cisplatin　注射剂　(40)
Citalopram　口服常释剂型　(58)
Citicoline　口服常释剂型　(52)
Citicoline　注射剂　(51)
Clarithromycin　口服常释剂型、颗粒剂　(7)
Clenbuterol　口服常释剂型　(61)
Clenbuterol　栓剂　(61)
Clindamycin　口服常释剂型　(8)
Clindamycin　软膏剂　(88)
Clindamycin　外用液体剂　(88)
Clindamycin　注射剂　(8)
Clobetasol Propionate　软膏剂　(90)
Clodronate Disodium　口服常释剂型　(36)
Clodronate Disodium　注射剂　(36)
Clofazimine　口服常释剂型　(12)
Clomifene　口服常释剂型　(44)
Clomipramine　口服常释剂型　(57)
Clomipramine　注射剂　(57)
Clonazepam　口服常释剂型　(56)
Clonazepam　注射剂　(56)
Clonidine　滴眼剂　(94)
Clonidine　口服常释剂型　(74)
Clopenthixol　注射剂　(55)
Clopidogrel　口服常释剂型　(85)
Clorprenaline　口服常释剂型　(61)
Clotrimazole　滴耳剂　(98)
Clotrimazole　口服常释剂型　(12)
Clotrimazole　软膏剂　(88)
Clotrimazole　贴剂　(98)
Clotrimazole　阴道片、栓剂　(100)
Cloxacillin　注射剂　(2)
Clozapine　口服常释剂型　(54)
Coal Tar　外用液体剂、软膏剂　(90)
Coated Aldehyde Oxystarch　口服散剂　(87)
Cobamamide　口服常释剂型　(84)
Cobamamide　口服常释剂型　(53)
Cobamamide　注射剂　(84)
Cobamamide　注射剂　(53)
Codeine and Guaifenesin Syrup　口服液体剂　(60)
Codeine　口服常释剂型　(60)
Codeine　注射剂　(60)
Coenzyme A　注射剂　(84)
Coenzyme Q10　注射剂　(78)
Colchicine　口服常释剂型　(20)
Colistin　口服常释剂型　(8)
Colistin　注射剂　(8)
Colloidal Bismuth Pectin　口服常释剂型　(63)
Compound Aluminium Hydroxide　口服常释剂型　(63)
Compound Amino Acid（18AA-Ⅶ，18B）　注射剂　(28)
Compound Amino Acid（3AA）　注射剂　(27)
Compound Amino Acid（6AA）　注射剂　(28)
Compound Amino Acid（9AA）　注射剂　(27)
Compound Amino Acid（19AA-1）　注射剂　(27)
Compound Amino Acid（20AA）　注射剂　(28)
Compound Amino Acid（18AA）　注射剂　(27)
Compound Amino Acid（15AA）　注射剂　(28)
Compound Aminopyrine Phenacetin Tablets

(Somedon)　口服常释剂型　(19)
Compound Articaine Preparations　注射剂　(23)
Compound Aspirin Preparations　口服常释剂型　(18)
Compound Azintamide　口服常释剂型　(69)
Compound Benzoin Tincture　外用液体剂　(98)
Compound Bismuth Aluminate　颗粒剂　(63)
Compound Borax Solution　含漱液　(97)
Compound Camphor　口服液体剂　(67)
Compound Carraghenates Suppositories　栓剂　(70)
Compound Chlorpromazine Hydrochloridein　注射剂　(54)
Compound Chlorzoxazone　口服常释剂型　(20)
Compound Codeine Phosphate　溶液剂　(60)
Compound Diphenoxylate　口服常释剂型　(67)
Compound Glycerol　注射剂　(79)
Compound Glycyrrhizin　口服常释剂型　(68)
Compound Glycyrrhizin　注射剂　(68)
Compound Hibiscuse　外用液体剂　(92)
Compound Hypoensive Tablets　口服常释剂型　(76)
Compound Iodine Solution　口服液体剂　(35)
Compound α-Ketoacid　口服常释剂型　(29)
Compound Liquorice (Glycyrrhiza) Preparations　口服常释剂型、口服液体剂　(59)
Compound Meglumine and Diatrizoate　注射剂　(104)
Compound Methoxyphenamine　口服常释剂型　(62)
Compound Metrnidazole　阴道泡腾片、栓剂　(100)
Compound Norfloxacin　滴鼻剂　(98)
Compound Oxymetazoline Hydrochloride　吸入剂　(98)
Compound Paracetamol　口服常释剂型　(18)
Compound Polymyxin B　软膏剂　(89)
Compound Potassium Dihydrogen Phosphate　注射剂　(87)
Compound Reserpine　口服常释剂型　(76)
Compound Salicylic Acid Liniment　外用液体剂　(90)
Compound Sodium Chloride　注射剂　(86)
Compound Sodium Lactate and Glucose　注射剂　(87)
Compound Sulfadiazine Zinc Pingment　凝胶剂　(89)
Compound Sulfamethoxazole　口服常释剂型　(9)
Compound Sulfamethoxazole　注射剂　(9)
Compound Theophylline Preparations　口服常释剂型　(60)
Compound Triamcinolone Acetonide　滴耳剂　(98)
Compound Triamcinolone Acetonide　软膏剂、贴膏剂　(91)
Compound Tropicamide　滴眼剂　(95)
Compound Vitamin B　口服常释剂型　(26)
Compound Zedoary Turmeric Oil Suppositories　栓剂　(100)
Conjugated Estrogens and Medroxyprogest-

erone 口服常释剂型 (32)
Conjugated Estrogens 口服常释剂型 (32)
Corticotrophin 注射剂 (29)
Cortisone 滴眼剂、眼膏剂 (96)
Cortisone 口服常释剂型 (31)
Crotamiton 软膏剂 (88)
Cycleanine Dimethobromide 注射剂 (78)
Cyclic Adenosine Monophosphate 注射剂 (78)
Cyclophosphamide 口服常释剂型 (40)
Cyclophosphamide 注射剂 (40)
Cyproheptadine 口服常释剂型 (47)
Cytarabine 注射剂 (41)

D

Dacarbazine 注射剂 (42)
Dactinomycin 注射剂 (43)
Danazol 口服常释剂型 (31)
Dapsone 口服常释剂型 (11)
Daunorubicin 注射剂 (40)
Decloxizine 口服常释剂型 (46)
Deferoxamine 注射剂 (102)
Dehydrocholic Acid 口服常释剂型 (69)
Deproteinised Calf Blood Extractives 眼用凝胶 (96)
Deproteinised Calf Serum 眼用凝胶 (96)
Desflurane 液体剂型 (22)
Deslanoside 注射剂 (71)
Desmopressin 口服常释剂型 (30)
Desmopressin 吸入剂 (30)
Desmopressin 注射剂 (30)
Desonide 软膏剂 (91)
Dexamethasone 滴眼剂 (96)
Dexamethasone 口服常释剂型 (30)
Dexamethasone 软膏剂 (91)
Dexamethasone 注射剂 (30)
Dexrazoxane 注射剂 (45)
Dextran 注射剂 (87)
Dextromethorphan 口服常释剂型、颗粒剂 (60)
Diammonium Glycyrrhizinate 口服常释剂型 (68)
Diammonium Glycyrrhizinate 注射剂 (68)
Diazepam 口服常释剂型 (56)
Diazepam 注射剂 (56)
Diazoxide 注射剂 (76)
Diclofenac Sodium 滴眼剂 (96)
Diclofenac 口服常释剂型、缓释控释剂型 (17)
Didofenac Diethylamine 软膏剂、凝胶剂 (19)
Diethylcarbamazine 口服常释剂型 (15)
Diethylstilbestrol 口服常释剂型 (32)
Diethylstilbestrol 注射剂 (32)
Difenidol 口服常释剂型 (97)
Digoxin 口服常释剂型 (71)
Digoxin 口服液体剂 (71)
Digoxin 注射剂 (71)
Dihydrocodeine 口服常释剂型、缓释控释剂型 (21)
Dihydroergotamine 口服常释剂型 (51)
Dihydroergotoxine 口服常释剂型、缓释控释剂型 (50)
Diiodohydroxyquinoline 口服常释剂型 (17)
Diltiazem 口服常释剂型、缓释控释剂型 (72)
Diltiazem 注射剂 (73)
Dimefline 注射剂 (52)
Dimenhydrinate 口服常释剂型 (47)
Dimercaprol 注射剂 (101)
Dimercaptosuccinic Acid 口服常释剂型 (102)
Dimethicone 口服常释剂型 (70)

Dinoprostone 栓剂 (99)
Diosmin 口服常释剂型 (70)
Dioxopromethazine 口服常释剂型 (60)
Diphenhydramine 口服常释剂型 (46)
Diphenhydramine 注射剂 (46)
Diphtheria Antitoxin 注射剂 (105)
Dipivefrine 滴眼剂 (94)
Diprophylline 口服常释剂型 (60)
Diprophylline 注射剂 (60)
Dipyridamole 口服常释剂型 (85)
Dipyridamole 注射剂 (85)
Dirithromycin 口服常释剂型 (7)
Disease-specific Enteral Nutrition Agent 口服散剂、口服液体剂 (29)
Disopyramide 口服常释剂型 (71)
Dithranol 软膏剂 (90)
Dobesilate 口服常释剂型 (96)
Dobutamine 注射剂 (77)
Docetaxel 注射剂 (44)
Domperidone 口服常释剂型 (65)
Domperidone 栓剂 (65)
Donepezil 口服常释剂型 (51)
Dopamine 注射剂 (77)
Doxapram 注射剂 (52)
Doxazosin 口服常释剂型、缓释控释剂型 (80)
Doxazosin 口服常释剂型、缓释控释剂型 (74)
Doxepin 口服常释剂型 (57)
Doxepin 乳膏剂 (91)
Doxifluridine 口服常释剂型 (42)
Doxofylline 口服常释剂型 (60)
Doxofylline 注射剂 (60)
Doxorubicin 注射剂 (40)
Doxycycline 口服常释剂型 (7)
Dried Yeast 口服常释剂型 (26)
Droperidol 注射剂 (55)
Duloxetine 口服常释剂型 (58)
Dydrogesterone 口服常释剂型 (33)

E

Ebastine 口服常释剂型 (47)
Econazole and Triamcinolone Acetonide 软膏剂 (89)
Econazole 软膏剂 (89)
Econazole 栓剂 (101)
Edaravone 注射剂 (51)
Edrophonium Chloride 注射剂 (49)
Elemene 口服液体剂 (45)
Elemene 注射剂 (45)
Emedastine 滴眼剂 (97)
Emetine 注射剂 (17)
Emtricitabine 口服常释剂型 (14)
Enalapril and Folic Acid 口服常释剂型 (78)
Enalapril 口服常释剂型 (75)
Enflurane 液体剂型 (22)
Enfuvirtide 注射剂 (14)
Entacapone 口服常释剂型 (48)
Entecavir 口服常释剂型 (14)
Enteral Nutritional Powder (AA) 口服散剂 (29)
Enteral Nutritional Powder (TP) 口服散剂、口服液体剂 (29)
Epalrestat 口服常释剂型 (35)
Eperisone 口服常释剂型 (54)
Ephedrine and Nitrofurazone 滴鼻剂 (97)
Ephedrine 滴鼻剂 (97)
Ephedrine 注射剂 (25)
Epirubicin 注射剂 (41)
Epristeride 口服常释剂型 (80)
Ergometrine 注射剂 (99)
Ergotamine Caffeine 口服常释剂型 (50)
Erythromycin Ethylsuccinate 口服常释剂型、颗粒剂 (7)
Erythromycin 口服常释剂型 (7)
Erythromycin 软膏剂 (87)

Erythromycin　眼膏剂　(93)
Erythromycin　注射剂　(7)
Escitalopram　口服常释剂型　(57)
Esmolol　注射剂　(25)
Esomeprazole　口服常释剂型　(64)
Esomeprazole　注射剂　(64)
Estazolam　口服常释剂型　(56)
Estradiol Benzoate　注射剂　(32)
Estradiol Valerate　口服常释剂型　(32)
Estradiol　凝胶剂　(32)
Estramustine　口服常释剂型　(44)
Eszopiclone　口服常释剂型　(52)
Etamsylate　注射剂　(81)
Ethacridine　外用液体剂　(92)
Ethacridine　注射剂　(101)
Ethambutol，Pyrazinamide，Rifampicin and Isoniazid II　口服常释剂型　(11)
Ethambutol Rifampicin and Isoniazid　口服常释剂型　(11)
Ethambutol　口服常释剂型　(11)
Ethinylestradiol　口服常释剂型　(32)
Ethosuximide　口服常释剂型　(49)
Ethosuximide　口服液体剂　(49)
Etidronate Disodium　口服常释剂型　(37)
Etimicin　注射剂　(6)
Etomidate　注射剂　(23)
Etoposide　口服常释剂型　(44)
Etoposide　注射剂　(43)
Exemestane　口服常释剂型　(45)

F

Famciclovir　口服常释剂型　(13)
Famciclovir　注射剂　(13)
Famotidine　口服常释剂型　(63)
Famotidine　注射剂　(63)
Faropenem　口服常释剂型　(6)
Fasudil　注射剂　(50)
Fat Emulsion Amino Acids and Glucose　注射剂　(29)
Fat Emulsion (C14-24)　注射剂　(28)
Fat-soluble Vitamin (Ⅰ，Ⅱ)　注射剂　(26)
Felodipine　口服常释剂型、缓释控释剂型　(73)
Fenofibrate　口服常释剂型　(78)
Fentanyl　贴剂　(21)
Fentanyl　注射剂　(20)
Ferrous Fumarate　口服常释剂型、咀嚼片　(83)
Ferrous Gluconate　口服常释剂型　(83)
Ferrous Saccharose　注射剂　(83)
Ferrous Succinate　口服常释剂型　(83)
Ferrous Sulfate　口服常释剂型、缓释控释剂型　(83)
Ferucarbotran　注射剂　(105)
Fibrinogenase　注射剂　(83)
Finasteride　口服常释剂型　(80)
ω-3 Fish Oil Fat Emulsion　注射剂　(28)
Flavoxate　口服常释剂型　(79)
Fleroxacin　注射剂　(9)
Fluconazole　滴眼剂　(94)
Fluconazol　口服常释剂型　(12)
Fluconazol　注射剂　(12)
Flucytosine　口服常释剂型　(13)
Flucytosine　注射剂　(13)
Fludarabine　注射剂　(42)
Flufenamic Acid　口服常释剂型　(101)
Flumazenil　注射剂　(103)
Flunarizine　口服常释剂型　(50)
Fluocinonide　软膏剂　(90)
Fluorescein Sodium　注射剂　(97)
Fluorometholone and Gentamicin　滴眼剂　(93)
Fluorometholone　滴眼剂　(96)
Fluorometholone　滴眼剂　(96)
Fluorouracil and Glucose　注射剂　(42)

Fluorouracil and Sodium Chloride　注射剂（42）
Fluorouracil　口服常释剂型（41）
Fluorouracil　软膏剂（92）
Fluorouracil　注射剂（42）
Fluoxetine　口服常释剂型（58）
Flupentixol and Melitracen　口服常释剂型（55）
Flupentixol　口服常释剂型（55）
Flupentixol　注射剂（55）
Fluphenazine Decanoate　注射剂（54）
Fluphenazine　口服常释剂型（54）
Fluphenazine　注射剂（54）
Flurbiprofen Axetil　注射剂（18）
Flutamide　口服常释剂型（44）
Fluticasone and Salmeterol　吸入剂（62）
Fluticasone　吸入剂（62）
Fluticason　吸入剂（98）
Fluvastatin　口服常释剂型（77）
Fluvoxamine　口服常释剂型（58）
Folic Acid　口服常释剂型（84）
Folic Acid　注射剂（84）
Formoterol　吸入剂（61）
Formylmerphalan　口服常释剂型（41）
Foscarnet Sodium　注射剂（14）
Fosfomycin　口服常释剂型、口服散剂（8）
Fosfomycin　注射剂（8）
Fosinopril　口服常释剂型（75）
Fotemustine　注射剂（41）
Fructose Diphosphate Sodium　注射剂（86）
Fructose　注射剂（86）
Furazolidone　口服常释剂型（10）
Furosemide　口服常释剂型（79）
Furosemide　注射剂（79）
Fusidic Acid　软膏剂（92）
Fusidic Acid　注射剂（8）

G

Gabapentin　口服常释剂型（49）
Gabexate　注射剂（70）
Gadobenate Dimeglumine　注射剂（104）
Gadodiamide　注射剂（104）
Gadopentetate Dimeglumine　注射剂（104）
Gadoteric Acid Meglumine Salt　注射剂（105）
Galanthamine　口服常释剂型（48）
Galanthamine　注射剂（48）
Ganciclovir　口服常释剂型（13）
Ganciclovir　眼用凝胶（94）
Ganciclovir　注射剂（14）
Garlicin　口服常释剂型（15）
Garlicin　注射剂（15）
Gas-Gangrene Antitoxin（Mixed）　注射剂（105）
Gefarnate　口服常释剂型（63）
Gemcitabine　注射剂（42）
Gemfibrozil　口服常释剂型（78）
Gemifloxacin　口服常释剂型（9）
Gentamicin　滴眼剂（93）
Gentamicin　注射剂（6）
Gentamycin　口服常释剂型（6）
Gestrinone　口服常释剂型（33）
Glibenclamide　口服常释剂型（34）
Gliclazide　口服常释剂型、缓释控释剂型（34）
Glimepiride　口服常释剂型（34）
Glipizide　缓释控释剂型（34）
Glipizide　口服常释剂型（34）
Gliquidone　口服常释剂型（34）
Glucagon　注射剂（37）
Glucosamine Indomethacin　口服常释剂型（19）
Glucosamine　口服常释剂型（19）
Glucose and Sodium Chloride　注射剂

(87)
Glucose 注射剂 (85)
Glucurolactone 口服常释剂型 (69)
Glucurolactone 注射剂 (69)
Glutamate 注射剂 (68)
Glutathione 口服常释剂型 (68)
Glutathione 注射剂 (68)
Glycerine Enema 溶液剂 (66)
Glycerini Enema 灌肠剂 (66)
Glycerin 栓剂、灌肠剂 (66)
Glycerol Fructose 注射剂 (53)
Gonadorelin 注射剂 (30)
Goserelin 缓释植入剂 (30)
Goserelin 口服常释剂型 (30)
Granisetron 口服常释剂型 (66)
Granisetron 注射剂 (66)

H

Haemocoagulase Agkistrodon 注射剂 (81)
Halcinonide 外用液体剂、软膏剂 (91)
Halometasone/Triclosan 软膏剂 (91)
Halometasone 乳膏剂 (91)
Haloperidol 口服常释剂型 (54)
Haloperidol 注射剂 (55)
Harringtonine 注射剂 (44)
Hemocoagulase Atrox 注射剂 (82)
Hemocoagulase 注射剂 (81)
Hemocoagulase 注射剂 (82)
Heparin 注射剂 (82)
Hepatocyte Growth-Promoting Factors 注射剂 (68)
High Energy Enteral Nutritional Polymeric Diet 口服散剂、口服液体剂 (29)
Homatropine 眼膏剂 (95)
Homoharringtonine and Sodium Chloride 注射剂 (44)
Homoharringtonine 注射剂 (43)
Houttuyfonate 口服常释剂型 (15)
Human Coagulation Factor Ⅷ, Freeze Dried 注射剂 (81)
Human Fibrinogen 注射剂 (82)
Human Immunoglobulin (pH4) for Intravenous Injection 注射剂 (39)
Human Immunoglobulin 注射剂 (106)
Human Rabies Immunoglobulin 注射剂 (106)
Human Serum Albumin 注射剂 (106)
(Human Tetanus) Immunoglobulin 注射剂 (106)
Huperzine A 口服常释剂型 (51)
Hydralazine 口服常释剂型 (76)
Hydralazine 注射剂 (101)
Hydrobenzole 滴眼剂 (94)
Hydrochlorothiazide 口服常释剂型 (79)
Hydrocortisone 口服常释剂型 (31)
Hydrocortisone 软膏剂 (90)
Hydrocortisone 软膏剂 (91)
Hydrocortisone 注射剂 (31)
Hydrogen Peroxide 溶液剂 (98)
Hydroquinone 软膏剂 (91)
Hydrotalcite 口服常释剂型 (63)
Hydroxycamptothecinum and Sodium Chloride 注射剂 (43)
Hydroxycamptothecin 注射剂 (43)
Hydroxycarbamide 口服常释剂型 (42)
Hydroxychloroquine 口服常释剂型 (16)
Hydroxyethyl Starch 注射剂 (87)
Hydroxyprogesterone Caproate 注射剂 (33)
Hydroxyzine 口服常释剂型 (46)
Hydroxyzine 口服常释剂型 (57)

I

Ibuprofen and Codeine 口服常释剂型、缓释控释剂型 (22)
Ibuprofen Arginine 颗粒剂、口服散剂 (18)

Ibuprofen 口服常释剂型 (17)
Ibuprofen 口服液体剂、缓释控释剂型、颗粒剂 (18)
Ibuprofen 乳膏剂 (18)
Ibuprofen 栓剂 (18)
Ichthammol 软膏剂 (90)
Ifosfamide 注射剂 (41)
Imidapril 口服常释剂型 (75)
Imipenem and Cilastatin 注射剂 (6)
Imipramine 口服常释剂型 (57)
Indapamide 口服常释剂型、缓释控释剂型 (76)
Indocyanine Green 注射剂 (97)
Indometacin 口服常释剂型、缓释控释剂型、缓控释颗粒剂 (19)
Indometacin 栓剂 (17)
Inosine 口服常释剂型 (84)
Inosine 注射剂 (84)
Inositol Nicotinate 口服常释剂型 (78)
Insulin of Animal Origin 注射剂 (33)
α-Interferon 注射剂 (38)
Invert Sugar 注射剂 (86)
Iobitridol 注射剂 (104)
Iodinated Oil 注射剂 (103)
Iodixanol 注射剂 (104)
Iohexol 注射剂 (104)
Iomeprol 注射剂 (104)
Iopamidol 注射剂 (104)
Iopanoic Acid 口服常释剂型 (103)
Iophendylate 注射剂 (103)
Iopromide 注射剂 (104)
Iotrolan 注射剂 (104)
Ioversol 注射剂 (104)
Ipratropine Bromide and Salbutamol 吸入剂 (62)
Ipratropium Bromide 吸入剂 (61)
Irbesartan 口服常释剂型、缓释控释剂型 (75)
Irinotecan 注射剂 (43)
Iron Dextran 注射剂 (83)
Iron Sorbitex 注射剂 (83)
Isepamicin 注射剂 (6)
Isoflurane 液体剂型 (22)
Isoniazid and Rifampicin 口服常释剂型 (11)
Isoniazid, Rifampicin and Pyrazinamide 口服常释剂型 (11)
Isoniazid 口服常释剂型 (11)
Isoniazid 注射剂 (11)
Isoprenaline 注射剂 (77)
Isosorbide Dinitrate 缓释控释剂型 (72)
Isosorbide Dinitrate 口服常释剂型 (72)
Isosorbide Dinitrate 注射剂 (72)
Isosorbide Mononitrate 口服常释剂型、缓释控释剂型 (72)
Isosorbide Mononitrate 注射剂 (72)
Isotretinoin 口服常释剂型 (92)
Itopride 口服常释剂型 (65)
Itopride 口服常释剂型 (65)
Itraconazole 口服常释剂型 (12)
Itraconazole 口服液体剂 (12)
Itraconazole 注射剂 (12)

K

Ketamine 注射剂 (23)
Ketoconazole 软膏剂 (89)
Ketolifen 吸入剂 (99)
Ketotifen 口服常释剂型 (47)

L

Labetalol 口服常释剂型 (74)
Lacidipine 口服常释剂型 (73)
Lactasin 口服常释剂型 (64)
Lactulose 糖浆剂、口服散剂、口服液体剂 (69)
Lamivudine 口服常释剂型 (14)
Lamotrigine 口服常释剂型 (49)

Lanatoside C　注射剂　(71)
Lansoprazole　口服常释剂型　(64)
Lansoprazole　注射剂　(64)
L-Aspartic Acid Amlodipine　口服常释剂型　(72)
Latamoxef　注射剂　(5)
Latanoprost　滴眼剂　(95)
Lauromacrogol　注射剂　(70)
L-Cysteine　注射剂　(102)
Leflunomide　口服常释剂型　(20)
Lercanidipine　口服常释剂型　(73)
Letrozole　口服常释剂型　(45)
Leucogen　口服常释剂型　(84)
Leuprorelin　注射剂　(30)
Levamlodipine　口服常释剂型　(73)
Levetiracetam　口服常释剂型　(49)
Levobunolol　滴眼剂　(95)
Levobupivacaine　注射剂　(24)
Levocabastine　吸入剂　(99)
Levocarnitine　注射剂　(80)
Levocetirizine　口服常释剂型、口服液体剂　(46)
Levodopa and Benserazide　口服常释剂型　(47)
Levodopa　口服常释剂型　(47)
Levofloxacin　滴耳剂　(99)
Levofloxacin　滴眼剂　(93)
Levofloxacin　口服常释剂型　(9)
Levofloxacin　眼用凝胶　(94)
Levofloxacin　注射剂　(9)
Levornidazole　注射剂　(10)
Levothyroxine　口服常释剂型　(35)
Lidocaine（Ⅰ）　胶浆剂　(24)
Lidocaine　外用液体剂、吸入剂、凝胶剂　(24)
Lidocaine　注射剂　(23)
Ligustrazine　注射剂　(78)
Lincomycin　滴耳剂　(97)
Lincomycin　滴眼剂　(93)
Lincomycin　口服常释剂型　(8)
Lincomycin　软膏剂　(88)
Lincomycin　注射剂　(8)
Lindane　软膏剂　(88)
Linezolid　口服常释剂型　(15)
Linezolid　注射剂　(15)
Liothyronine　口服常释剂型　(35)
α-Lipoic Acid　注射剂　(35)
Liquid Paraffin　溶液剂　(67)
Lisinopril　口服常释剂型　(75)
Lithium Carbonate　缓释控释剂型　(59)
Lithium Carbonate　口服常释剂型　(59)
Live Bifidobacterium Preparation　口服常释剂型　(67)
Live Combined Bacillus Subtilis and Enterococcus Faecium　口服常释剂型　(67)
Live Combined Bifidobacterium，Lactobacillus and Enterococcus　口服常释剂型、口服散剂　(67)
Live Combined B. Subtilis and E. Faecium　口服常释剂型　(67)
Living Preparation of Lactobacillus　阴道胶囊　(101)
Lobaplatin　注射剂　(41)
Lobeline　注射剂　(51)
Lomefloxacin　滴耳剂　(98)
Lomefloxacin　口服常释剂型　(9)
Lomefloxacin　注射剂　(9)
Lomustine　口服常释剂型　(41)
Long-Acting Insulin Similitude　注射剂　(34)
Loperamide　口服常释剂型　(67)
Loratadine　口服常释剂型　(47)
Lorazepam　口服常释剂型　(56)
Lornoxicam　注射剂　(18)
Losartan Potassium　口服常释剂型　(75)
Lovastatin　口服常释剂型　(77)
Low Molecular Weight Heparin（Enoxapa-

rin） 注射剂 （82）
Loxoprofen 口服常释剂型 （18）
Lumbrokinase 口服常释剂型 （83）
Lysine Acetylsalicylate 注射剂 （18）

M

Maglumine Adipiodone 注射剂 （103）
Maglumine Diatrizoate 注射剂 （104）
Magnesium Isoglycyrrhizinate 注射剂 （69）
Magnesium Sulfate 口服散剂、口服液体剂 （66）
Magnesium Sulfate 注射剂 （76）
Magnesium Valproate 缓释控释剂型 （49）
Malaridine 口服常释剂型 （16）
Malaridine 注射剂 （16）
Mannitol 注射剂 （53）
Maprotiline 口服常释剂型、口服液体剂 （57）
Maprotiline 注射剂 （57）
Marine 注射剂 （68）
Maxifloxacin 口服常释剂型 （10）
Maxifloxacin 注射剂 （10）
Mebendazol 口服常释剂型 （16）
Meclofenoxate 口服常释剂型 （52）
Mecobalamin 口服常释剂型 （53）
Mecobalamin 注射剂 （53）
Medicinal Charcoal 口服常释剂型、口服散剂 （103）
Medium and Long Chain Fat Emulsion（C8-24，Ve） 注射剂 （28）
Medium and Long Chain Fat Emulsion（C6-24） 注射剂 （28）
Medroxyprogesterone 口服常释剂型 （33）
Medroxyprogesterone 注射剂 （33）
Megestrol 口服常释剂型 （33）
Meglumine Iotalamate 注射剂 （104）
Meisoindigotin 口服常释剂型 （41）
Melilotus 口服常释剂型 （69）
Meloxicam 口服常释剂型 （18）
Melphalan 口服常释剂型 （41）
Memantine 口服常释剂型 （48）
Menadiol 口服常释剂型 （81）
Menadione Sodium Bisulfite 口服常释剂型 （82）
Menadione Sodium Bisulfite 注射剂 （81）
Menotropins 注射剂 （30）
Mercaptamine 注射剂 （103）
Mercaptopurine 口服常释剂型 （42）
Meropenem 注射剂 （6）
Mesalazine 口服常释剂型、缓释控释剂型、缓控释颗粒剂 （70）
Mesalazine 栓剂、灌肠剂 （70）
Mesna 注射剂 （45）
Metamizole 口服常释剂型 （18）
Metaraminol 注射剂 （77）
Metformin 缓释控释剂型 （34）
Metformin 口服常释剂型 （34）
Methadone 口服常释剂型、口服液体剂 （21）
Methadone 注射剂 （21）
Methionine and Vitamin B_1 注射剂 （103）
Methotrexate 口服常释剂型 （42）
Methotrexate 注射剂 （42）
Methoxsalen 口服常释剂型 （92）
Methoxsalen 外用液体剂 （92）
Methyldopa 口服常释剂型 （74）
Methylphenidate 缓释控释剂型 （52）
Methylphenidate 口服常释剂型 （52）
Methylphenidate 注射剂 （52）
Methylprednisolone 口服常释剂型 （31）
Methylprednisolone 注射剂 （31）
Methylrosanilinium Chloride 外用液体剂 （88）

Methyltestosterone　口服常释剂型　(31)
Methylthioninium Chloride　注射剂　(103)
Metoclopramide　口服常释剂型　(65)
Metoclopramide　注射剂　(66)
Metoprolol　缓释控释剂型　(74)
Metoprolol　口服常释剂型　(73)
Metoprolol　注射剂　(73)
Metronidazole　口服常释剂型　(17)
Metronidazole　口服常释剂型　(10)
Metronidazole　凝胶剂　(88)
Metronidazole　阴道泡腾片、栓剂　(100)
Metronidazole　注射剂　(10)
Metronidazole　注射剂　(17)
Mexiletine　口服常释剂型　(71)
Mezlocillin and Sulbactam　注射剂　(3)
Mezlocillin　注射剂　(3)
Mianserin　口服常释剂型　(57)
Micafungin　注射剂　(13)
Miconazole　口服常释剂型　(12)
Miconazole　软膏剂　(88)
Miconazole　栓剂　(100)
Miconazole　阴道泡腾片、阴道片、阴道软胶囊　(100)
Miconazole　注射剂　(12)
Midazolam　口服常释剂型　(57)
Midazolam　注射剂　(23)
Midodrine　口服常释剂型　(77)
Mifepristone　口服常释剂型　(33)
Milrinone　注射剂　(71)
Minocycline　口服常释剂型、颗粒剂　(7)
Minoxidil　口服常释剂型　(76)
Mirtazapine　口服常释剂型　(58)
Misoprostol　口服常释剂型　(100)
Mitomycin　注射剂　(40)
Mitoxantrone Hydrochloride　注射剂　(43)
Mitoxantrone　注射剂　(42)
Mizolastine　口服常释剂型、缓释控释剂型　(47)
Mizoribine　口服常释剂型　(38)
Moclobemide　口服常释剂型　(58)
Mometasone Furoate　软膏剂　(91)
Mometasone Furoate　吸入剂　(98)
Montelukast　口服常释剂型　(62)
Moracizine　口服常释剂型　(71)
Morphine　缓释控释剂型　(21)
Morphine　口服常释剂型　(20)
Morphine　注射剂　(21)
Morrhuate Sodium　注射剂　(97)
Mosapride　口服常释剂型、颗粒剂　(65)
Mouse Nerve Growth Factor　注射剂　(106)
Multi-Trace Elements（I，II）　注射剂　(27)
Mupirocin　软膏剂　(89)
Mycobacterium Phlei F. U. 36　注射剂　(38)
Mycophenolate Mofetil　口服常释剂型　(38)
Mycophenolate Sodium　口服常释剂型　(38)
Myrtol Standardized　口服常释剂型　(59)

N

Nabumetone　口服常释剂型、缓释控释剂型　(19)
Naftopidil　口服常释剂型　(80)
Nalmefene　注射剂　(103)
Nalorphine　注射剂　(103)
Naloxone　注射剂　(103)
Nandrolone Phenylpropionate　注射剂　(32)
Naproxen　口服常释剂型、缓释控释剂型　(19)
Natamycin　滴眼剂　(93)
Nateglinide　口服常释剂型　(34)

Nedaplatin 注射剂 (41)
Neomycin 软膏剂 (88)
Neostigmine Bromide 口服常释剂型 (48)
Neostigmine 注射剂 (48)
Netilmicin 注射剂 (6)
Nicardipine 口服常释剂型、缓释控释剂型 (73)
Nicardipine 注射剂 (73)
Nicergoline 口服常释剂型、缓释控释剂型 (51)
Niclosamide 口服常释剂型 (16)
Nicotinamide 注射剂 (25)
Nicotinic Acid 口服常释剂型、缓释控释剂型 (25)
Nicotinic Acid 注射剂 (25)
Nifedipine 缓释控释剂型 (73)
Nifedipine 口服常释剂型 (72)
Nifuratel and Nysfungin 栓剂、阴道软胶囊 (101)
Nifuratel 阴道片 (101)
Nikethamide 注射剂 (52)
Nilestriol 口服常释剂型 (32)
Nimesulide 口服常释剂型 (19)
Nimodipine 口服常释剂型 (50)
Nimodipine 注射剂 (51)
Nimustine 注射剂 (41)
Nitrazepam 口服常释剂型 (57)
Nitrendipine 口服常释剂型 (72)
Nitrocaphane 注射剂 (41)
Nitrofurantoin 口服常释剂型 (10)
Nitroglycerin 口服常释剂型 (72)
Nitroglycerin 舌下片剂 (72)
Nitroglycerin 注射剂 (72)
Nitrous Oxide 气体剂型 (23)
Noradrenaline Bitartrate 注射剂 (77)
Norethisterone 口服常释剂型、丸剂 (33)
Norfloxacin 滴眼剂 (93)
Norfloxacin 口服常释剂型 (9)
Norfloxacin 软膏剂 (89)
Norvancomycin 注射剂 (8)
Nysfungin 口服常释剂型 (13)
Nysfungin 阴道泡腾片、栓剂 (100)

O

Obidoxime Chloride 注射剂 (102)
Octreotide 注射剂 (70)
Ofloxacin 滴耳剂 (97)
Ofloxacin 滴眼剂、眼膏剂 (94)
Ofloxacin 口服常释剂型 (10)
Ofloxacin 注射剂 (9)
Oil Seed Bruceae 外用液体剂 (92)
Olanzapine 口服常释剂型 (55)
Old Tuberculin 注射剂 (105)
Omeprazole 口服常释剂型 (64)
Omeprazole 注射剂 (64)
Ondansetron 口服常释剂型 (66)
Ondansetron 注射剂 (66)
Oral Rehydration Salts 口服散剂 (86)
Ornidazole 注射剂 (10)
Ornithine and Aspartate 注射剂 (68)
Oryzanol 口服常释剂型 (53)
Oryz-Aspergillus Enzyme and Pancreatin 口服常释剂型 (64)
Oseltamivir 口服常释剂型 (14)
Oxacillin 口服常释剂型 (2)
Oxacillin 注射剂 (2)
Oxaliplatin 注射剂 (40)
Oxazepam 口服常释剂型 (56)
Oxcarbazepine 口服常释剂型、口服液体剂 (49)
Oxybutynin 口服常释剂型 (80)
Oxycodone Acetaminophen 口服常释剂型 (21)
Oxycodone 口服常释剂型、缓释控释剂型 (21)
Oxymetazoline 滴鼻剂、吸入剂 (98)

Oxytetracycline　口服常释剂型　(7)
Oxytocin　注射剂　(99)
Ozagrel　注射剂　(85)

P

Paclitaxel　注射剂　(44)
Paliperidone　口服常释剂型　(56)
Pamidronate Disodium　注射剂　(36)
Pancreatic Kininogenase　口服常释剂型　(37)
Pancreatic Kininogenase　注射剂　(37)
Pancreatin　口服常释剂型　(64)
Pancuronium Bromide　注射剂　(24)
Panipenem and Betamipron　注射剂　(6)
Pantoprazole　口服常释剂型　(64)
Pantoprazole　注射剂　(64)
Papaverine　注射剂　(80)
Paracetamol and Codeine Phosphate　口服常释剂型　(21)
Paracetamol and Dihydrocodeine　口服常释剂型　(21)
Paracetamol and Tramadol　口服常释剂型　(21)
Paracetamol　缓释控释剂型、口服液体剂　(18)
Paracetamol　口服常释剂型、颗粒剂　(17)
Parecoxib　注射剂　(19)
Paroxetine　口服常释剂型　(58)
Pasiniazid　口服常释剂型　(11)
Peginterferon α-2a [α-2b]　注射剂　(39)
Penciclovir　软膏剂　(90)
Penehyclidine　注射剂　(103)
Penfluridol　口服常释剂型　(55)
Penicillamine　口服常释剂型　(102)
Pentamidine　口服常释剂型　(17)
Pentamidine　注射剂　(17)
Pentoxifylline　口服常释剂型、缓释控释剂型　(51)
Pentoxifylline　注射剂　(51)
Pentoxyverine　口服常释剂型　(59)
Perindopril　口服常释剂型　(75)
Peritoneal Dialysis Solution　注射剂　(80)
Perphenazine　口服常释剂型　(54)
Perphenazine　注射剂　(54)
Pethidine　注射剂　(20)
Phenazopyridine　口服常释剂型　(80)
Phenobarbital　口服常释剂型　(52)
Phenobarbital　注射剂　(52)
Phenolphthalein　口服常释剂型　(66)
Phenoxybenzamine　口服常释剂型　(74)
Phenoxybenzamine　注射剂　(74)
Phenoxymethylpenicillin　口服常释剂型、颗粒剂　(2)
Phentolamine　注射剂　(74)
Phenylephrine　注射剂　(77)
Phenylpropanol　口服常释剂型　(69)
Phenytoin Sodium　口服常释剂型　(49)
Phenytoin Sodium　注射剂　(49)
Pilocarpine　滴眼剂　(94)
Pilocarpine　注射剂　(94)
Pinaverium Bromide　口服常释剂型　(65)
Pioglitazone　口服常释剂型　(35)
Pipecuronium Bromide　注射剂　(24)
Pipemidic Acid　口服常释剂型　(9)
Piperacillin and Sulbactam　注射剂　(3)
Piperacillin and Tazobactam　注射剂　(3)
Piperacillin　注射剂　(3)
Piperaquine　口服常释剂型　(16)
Piperazine Ferulate　口服常释剂型　(78)
Piperazine　锭剂　(16)
Piperazine　口服常释剂型　(16)
Pipotiazine　注射剂　(54)
Piracetam　口服常释剂型　(52)
Piracetam　注射剂　(52)
Pirarubicin　注射剂　(41)

Piribedil　缓释控释剂型　(48)
Piroxicam　口服常释剂型、缓释控释剂型　(18)
Pityrol　软膏剂　(90)
Pix Fabate Nigrate　软膏剂　(90)
Podophyllotoxin　外用液体剂　(92)
Policresulen　外用液体剂、栓剂　(100)
Polyene Phosphatidyl Choline　口服常释剂型　(68)
Polyene Phosphatidyl Choline　注射剂　(68)
Polyethylene Glycol Electrolytes　口服散剂　(66)
Polyethylene Glycol　口服散剂　(66)
Polymyxin B　注射剂　(8)
Posterior Pituitary Powder　吸入剂　(30)
Posterior Pituitary　注射剂　(99)
Potassium Chloride　口服常释剂型、缓释控释剂型、颗粒剂　(86)
Potassium Chloride　注射剂　(86)
Potassium Citrate　颗粒剂　(86)
Potassium Magnesium Aspartate　口服常释剂型　(86)
Potassium Magnesium Aspartate　注射剂　(86)
Potassium Permanganate　片剂　(92)
Pralidoxime Chloride　注射剂　(102)
Pralidoxime Iodide　注射剂　(102)
Pramipexole　口服常释剂型　(48)
Pranoprofen　滴眼剂　(96)
Prasterone　注射剂　(31)
Pravastatin　口服常释剂型　(77)
Praziquantel　口服常释剂型　(15)
Prazosin　口服常释剂型　(79)
Prazosin　口服常释剂型　(74)
Prednisolone　口服常释剂型　(31)
Prednisolone　注射剂　(31)
Prednisone　滴眼剂　(96)
Prednisone　口服常释剂型　(30)
Preparation of Anti-Snake Venom Serum for Injection　(105)
Primaquine　口服常释剂型　(15)
Primidone　口服常释剂型　(49)
Probenecid　口服常释剂型　(20)
Probucol　口服常释剂型　(78)
Procainamide　注射剂　(71)
Procaine Benzylpenicillin　注射剂　(2)
Procaine　注射剂　(23)
Procarbazine　口服常释剂型　(40)
Procaterol　口服常释剂型　(61)
Progesterone　口服常释剂型　(33)
Progesterone　注射剂　(33)
Prolonium Iodide　注射剂　(96)
Promestriene　软膏剂　(101)
Promestriene　阴道胶囊、阴道片、阴道软胶囊　(101)
Promethazine　口服常释剂型　(46)
Promethazine　注射剂　(46)
Propafenone　口服常释剂型　(71)
Propafenone　注射剂　(71)
Propantheline Bromide　口服常释剂型　(65)
Propofol Medium and Long Chain Fat Emulsion　注射剂　(23)
Propofol　注射剂　(23)
Propoxyphene Napsylate and Paracetamol　口服常释剂型　(22)
Propranolol　缓释控释剂型　(74)
Propranolol　口服常释剂型　(73)
Propranolol　注射剂　(74)
Propylthiouracil　口服常释剂型　(35)
Prostat　口服常释剂型　(80)
Protamine　注射剂　(81)
Prothrombin Complex Concentrate (Human), Freeze Dried　注射剂　(81)
Protionamide　口服常释剂型　(11)
Puerarin　注射剂　(51)
Purified Anthrax Antiserum　注射剂

(106)
Purified Antirabies Serum　注射剂　(106)
Purified Protein Derivative Tuberculin　注射剂　(105)
Purified Tetanus Antitoxin　注射剂　(106)
Pyrantel Pamoate　口服常释剂型　(16)
Pyrantel Pamoate　软膏剂　(16)
Pyrazinamide　口服常释剂型　(10)
Pyridostigmine Bromide　口服常释剂型　(48)
Pyridostigmine Bromide　注射剂　(48)
Pyrimethamine　口服常释剂型　(16)
Pyrimethamine　贴剂　(16)
Pyritinol　注射剂　(52)

Q

Quetiapine　口服常释剂型　(55)
Quinidine　口服常释剂型　(71)
Quinine　口服常释剂型　(16)
Quinine　注射剂　(16)

R

Rabeprazole　口服常释剂型　(64)
Rabies Vaccine for Human Use　注射剂　(106)
Racecadotril　颗粒剂　(67)
Raloxifene　口服常释剂型　(44)
Ramipril　口服常释剂型　(75)
Ranitidine　口服常释剂型　(63)
Ranitidine　注射剂　(63)
Rebamipide　口服常释剂型　(63)
Reboxetine　口服常释剂型　(58)
Recombinant Bovine Basic Fibroblast Growth Factor　外用冻干制剂　(106)
Recombinant Bovine Basic Fibroblast Growth Factor　眼用凝胶　(97)
Recombinant Coagulation Factor Ⅷ　注射剂　(82)
Recombinant Human Basic Fibroblast Growth Factor　外用冻干制剂　(107)
Recombinant Human (Bovin) Basic Fibroblast Growth Factor　滴眼剂　(97)
Recombinant Human Epidermal Growth Factor　滴眼剂　(97)
Recombinant Human Epidermal Growth Factor　凝胶剂、吸入剂、外用液体剂　(92)
Recombinant Human Epidermal Growth Factor　注射剂　(107)
Recombinant Human Erythropoietin　注射剂　(84)
Recombinant Human Granulocyte Colony-Stimulating Factor　注射剂　(84)
Recombinant Human Granulocyte/Macrophage Colony-Stimulating Factor　注射剂　(84)
Recombinant Human Insulin　注射剂　(33)
Recombinant Human Interleukin-11［Ⅰ］注射剂　(39)
Recombinant Human Interleukin-11　注射剂　(39)
Recombinant Human Interleukin-2　注射剂　(39)
Recombinant Human Somatropin (Recombinant Human Growth Hormone)　注射剂　(30)
Recombinant Human Thrombopoietin　注射剂　(85)
Refined Anti-Cobra Venom Serum　注射剂　(106)
Remifentanil　注射剂　(21)
Repaglinide　口服常释剂型　(34)
Reserpine　口服常释剂型　(76)
Reserpine　注射剂　(76)
Ribavirin　滴鼻剂　(98)
Ribavirin　滴眼剂　(94)

Ribavirin　口服常释剂型、颗粒剂　(13)
Ribavirin　注射剂　(13)
Rice Bran Sterol　口服常释剂型　(99)
Rifabutin　口服常释剂型　(11)
Rifampicin　滴眼剂　(93)
Rifampicin　口服常释剂型　(11)
Rifampicin　注射剂　(11)
Rifamycin　注射剂　(11)
Rifapentine　口服常释剂型　(10)
Rifaximin　口服常释剂型　(67)
Rimantadine　口服常释剂型、口服液体剂、颗粒剂　(14)
Risperidone for Depot Suspension　注射剂　(55)
Risperidone　口服常释剂型、口服液体剂　(55)
Risperidone　口腔崩解片　(55)
Ritodrine　口服常释剂型　(100)
Ritodrine　注射剂　(100)
Rivaroxaban　口服常释剂型　(82)
Rivastigmine　口服常释剂型　(51)
Rizatriptan　口服常释剂型　(53)
Rnei and Sodium Bicabronate　口服常释剂型　(62)
Rocuronium Bromide　注射剂　(24)
Ropivacaine　注射剂　(24)
Rosiglitazone　口服常释剂型　(35)
Rosuvastatin　口服常释剂型　(77)
Rotundine　口服常释剂型　(22)
Rotundine　注射剂　(22)
Roxithromycin　口服常释剂型　(7)

S

Salbutamol　口服常释剂型、缓释控释剂型　(61)
Salbutamol　吸入剂　(61)
Salbutamol　注射剂　(61)
Salicylic Acid　软膏剂　(90)
Salmeterol　吸入剂　(61)
Saquinavir　口服常释剂型　(14)
Sarpogrelate　口服常释剂型　(85)
Scopolamine Butylbromide　口服常释剂型　(65)
Scopolamine Butylbromide　注射剂　(65)
Scopolamine　口服常释剂型　(65)
Scopolamine　眼膏剂　(95)
Scopolamine　注射剂　(65)
Secobarbital　口服常释剂型　(52)
Selegiline　口服常释剂型　(48)
Selenious Yeast　口服常释剂型　(27)
Selenium Sulfide　外用液体剂　(90)
Semustine　口服常释剂型　(40)
Sertraline　口服常释剂型　(58)
Sevoflurane　液体剂型　(22)
Silibinin　口服常释剂型　(69)
Simvastatin　滴丸剂　(77)
Simvastatin　口服常释剂型　(77)
Sirolimus　口服常释剂型、口服液体剂　(38)
Smectite　口服散剂　(67)
Sodium Aminosalicylate　口服常释剂型　(10)
Sodium Aminosalicylate　注射剂　(10)
Sodium Bicarbonate　口服常释剂型　(63)
Sodium Bicarbonate　注射剂　(87)
Sodium Chloride　注射剂　(86)
Sodium Cromoglicate　滴鼻剂　(99)
Sodium Cromoglicate　滴眼剂　(96)
Sodium Cromoglicate　吸入剂　(62)
Sodium Diatrizoate　注射剂　(104)
Sodium Diethyldithiocarbamate; Trihydrate; Dithiocarb　注射剂　(102)
Sodium Dimercaptopropane Sulfonate　注射剂　(101)
Sodium Dimercaptosuccinate　注射剂　(101)
Sodium Ferulate　口服常释剂型　(78)
Sodium Glycerophosphate　注射剂　(87)

Sodium Glycididazole 注射剂 (45)
Sodium Hyaluronate 滴眼剂 (96)
Sodium Hyaluronate 注射剂 (96)
Sodium Hydroxybutyrate 注射剂 (23)
Sodium Lactate Ringer's 注射剂 (86)
Sodium Lactate 注射剂 (86)
Sodium Nitrite 注射剂 (102)
Sodium Nitroprusside 注射剂 (76)
Sodium Risedronate 口服常释剂型 (36)
Sodium Stibogluconate 口服常释剂型 (17)
Sodium Stibogluconate 注射剂 (17)
Sodium Sulfacetamide 滴眼剂 (93)
Sodium Sulfate 口服散剂 (103)
Sodium Thiosulfate 注射剂 (102)
Sodium Valproate 缓释控释剂型 (49)
Sodium Valproate 口服常释剂型 (49)
Sodium Valproate 注射剂 (50)
Somatostatin 注射剂 (70)
Sotalol 口服常释剂型 (74)
Sotalol 注射剂 (74)
Spectinomycin 注射剂 (6)
Spironolactone 口服常释剂型 (79)
Stanozolol 口服常释剂型 (32)
Sterile Water for Injection 注射剂 (87)
Streptokinase (Recombinant Streptokinase) 注射剂 (83)
Streptomycin 注射剂 (11)
Strontium Ranelate 干混悬剂 (37)
Strophanthin K 注射剂 (71)
Sublimed Sulfur 软膏剂 (88)
Succinylated Gelatin 注射剂 (87)
Sucralfate 口服常释剂型、口服液体剂 (63)
Sufentanyl 注射剂 (21)
Sulbenicillin 注射剂 (3)
Sulfadiazine Silver 外用散剂、软膏剂 (88)
Sulfadiazine Zinc 外用散剂、软膏剂 (88)
Sulfadiazine 口服常释剂型 (9)
Sulfadiazine 注射剂 (9)
Sulfadoxine 口服常释剂型 (16)
Sulfamethoxazole, Sulfadiazine and Trimethoprim 口服常释剂型 (9)
Sulfasalazine 口服常释剂型 (70)
Sulfasalazine 栓剂 (70)
Sulfur 软膏剂 (90)
Sulindac 口服常释剂型、缓释控释剂型 (19)
Sulphur Hexafluoride Microbubbles 注射剂 (105)
Sulpiride 口服常释剂型 (55)
Sulpiride 注射剂 (55)
Sultopride 注射剂 (56)
Sumatriptan 口服常释剂型 (53)
Sutbactam 注射剂 (3)
Suxamethonium Chloride 注射剂 (24)

T

Tacrolimus 口服常释剂型 (38)
Tacrolimus 软膏剂 (92)
Tamoxifen 口服常释剂型 (44)
Tamsulosin 口服常释剂型、缓释控释剂型 (80)
Tandospirone 口服常释剂型 (57)
Tanshinon IIA 注射剂 (50)
Tegafur, Gimeracil and Oteracil Potassium 口服常释剂型 (42)
Tegafur 口服常释剂型 (42)
Tegafur 栓剂 (43)
Tegafur 注射剂 (43)
Teicoplanin 注射剂 (8)
Telbivudin 口服常释剂型 (14)
Telmisartan 口服常释剂型 (76)
Temozolomide 口服常释剂型 (41)
Teniposide 注射剂 (44)
Teprenone 口服常释剂型 (63)

Terazosin　口服常释剂型　(80)
Terazosin　口服常释剂型　(74)
Terbinafine　口服常释剂型　(13)
Terbinafine　软膏剂　(89)
Terbutaline　口服常释剂型、口服液体剂　(61)
Terbutaline　吸入剂　(61)
Terbutaline　注射剂　(61)
Testosterone Propionate　注射剂　(31)
Testosterone Undecanoate　口服常释剂型　(31)
Testosterone Undecanoate　注射剂　(32)
Tetanus Antitoxin　注射剂　(105)
Tetracaine　口服液体剂、溶液剂　(23)
Tetracaine　注射剂　(23)
Tetracycline and Cortisone Acetate　软膏剂　(93)
Tetracycline　口服常释剂型　(7)
Tetracycline　软膏剂　(88)
Tetrahydropalmatine　口服常释剂型　(22)
Thalidomide　口服常释剂型　(39)
Theophylline　口服常释剂型、缓释控释剂型　(60)
Thiamazole　口服常释剂型　(35)
Thiopental Sodium　注射剂　(23)
Thioridazine　口服常释剂型　(54)
Thiotepa　注射剂　(40)
Thrombin　外用冻干制剂　(81)
Thymosin α1　注射剂　(39)
Thyroid Tablets　口服常释剂型　(35)
Tianeptine　口服常释剂型　(58)
Tiapride　注射剂　(56)
Tibolone　口服常释剂型　(32)
Ticarcillin and Clavulanate　注射剂　(3)
Ticlopidine　口服常释剂型　(85)
Timolol　滴眼剂　(95)
Tinidazole　口服常释剂型　(10)
Tinidazole　外用液体剂　(99)
Tinidazole　阴道泡腾片、栓剂　(100)
Tinidazole　注射剂　(10)
Tioguanine　口服常释剂型　(42)
Tiopronin　口服常释剂型　(68)
Tiopronin　注射剂　(68)
Tiotropium Bromide　吸入剂　(61)
Tirofiban　注射剂　(85)
Tizanidine　口服常释剂型　(53)
Tobramycin and Dexamethasone　滴眼剂、眼膏剂　(94)
Tobramycin　滴眼剂、眼膏剂　(93)
Tobramycin　注射剂　(6)
Tolazoline　注射剂　(96)
Tolterodine　口服常释剂型、缓释控释剂型　(80)
Tomoxetine　口服常释剂型　(52)
Topiramate　口服常释剂型　(49)
Topotecan　注射剂　(43)
Torasemide　口服常释剂型　(79)
Torasemide　注射剂　(79)
Toremifene　口服常释剂型　(44)
Total Glycosides of Paeony　口服常释剂型　(39)
Tramadol　口服常释剂型、缓释控释剂型、口服液体剂　(22)
Tramadol　注射剂　(22)
Tranexamic Acid　口服常释剂型　(81)
Tranexamic Acid　注射剂　(81)
Travoprost　滴眼剂　(95)
Trazodone　口服常释剂型　(58)
Trepibutone　口服常释剂型　(69)
Tretinoin　口服常释剂型　(92)
Tretinoin　口服常释剂型　(45)
Tretinoin　软膏剂、凝胶剂　(91)
Triamcinolone Acetonide　软膏剂　(91)
Triamcinolone Acetonide　吸入剂　(99)
Triamcinolone Acetonide　注射剂　(31)
Triamcinolone　口服常释剂型　(31)

Triamcinolone 注射剂 (31)
Triamterene 口服常释剂型 (79)
Trifluoperazine 口服常释剂型 (54)
Trihexyphenidyl 口服常释剂型 (48)
Trimebutine 口服常释剂型 (65)
Trimetazidine 口服常释剂型 (78)
Trimethoprim 口服常释剂型 (9)
Triprolidine 口服常释剂型 (47)
Tripterysium Glucosides 口服常释剂型 (38)
Triptorelin 注射剂 (30)
Tropicamide 滴眼剂 (95)
Tropisetron 注射剂 (66)
Troxerutin 口服常释剂型、口服液体剂 (85)
Troxerutin 注射剂 (85)

U

Ubenimex 口服常释剂型 (38)
Ulinastatin 注射剂 (70)
Ultrashort-Acting Insulin Similitude 注射剂 (33)
Undecylenic Acid 外用液体剂、软膏剂 (89)
Urapidil 口服常释剂型、缓释控释剂型 (74)
Urapidil 注射剂 (75)
Urea 软膏剂 (91)
Urokinase 注射剂 (83)
Ursodeoxycholic Acid 口服常释剂型 (69)

V

Valaciclovir 口服常释剂型 (13)
Valsartan 口服常释剂型 (76)
Vancomycin 注射剂 (8)
Vasopressin Tannate 吸入剂 (30)
Vasopressin Tannate 注射剂 (30)
Vecuronium Bromide 注射剂 (24)
Venlafaxine 口服常释剂型、缓释控释剂型 (58)
Verapamil 缓释控释剂型 (73)
Verapamil 口服常释剂型 (72)
Verapamil 注射剂 (72)
Vinblastine 注射剂 (43)
Vincristine 注射剂 (43)
Vindesine 注射剂 (43)
Vinorelbine 注射剂 (44)
Vinpocetine 口服常释剂型 (50)
Vinpocetine 注射剂 (50)
Vitamin A 口服常释剂型 (25)
Vitamin B_1 口服常释剂型 (25)
Vitamin B_1 注射剂 (25)
Vitamin B_2 口服常释剂型 (25)
Vitamin B_2 注射剂 (25)
Vitamin B_4 口服常释剂型 (84)
Vitamin B_6 口服常释剂型 (25)
Vitamin B_6 注射剂 (25)
Vitamin B_{12} 注射剂 (25)
Vitamin B_{12} 注射剂 (84)
Vitamin C 口服常释剂型 (26)
Vitamin C 注射剂 (25)
Vitamin D_2 口服常释剂型 (26)
Vitamin D_2 口服常释剂型 (36)
Vitamin D_2 注射剂 (26)
Vitamin D_2 注射剂 (36)
Vitamin D_3 口服常释剂型 (26)
Vitamin D_3 口服常释剂型 (36)
Vitamin D_3 注射剂 (26)
Vitamin D_3 注射剂 (36)
Vitamin K_1 口服常释剂型 (82)
Vitamin K_1 注射剂 (81)
Voglibose 口服常释剂型 (34)
Voriconazole 口服常释剂型 (12)
Voriconazole 口服液体剂 (12)
Voriconazole 注射剂 (12)

W

Warfarin 口服常释剂型 (82)

Water-soluble Vitamin　注射剂　(26)

X

Xylometazoline　滴鼻剂　(99)

Z

Zafirlukast　口服常释剂型　(62)
Zaleplon　口服常释剂型　(53)
Zidovudine and Lamivudine　口服常释剂型　(14)
Zinc Oxide　软膏剂　(92)
Zinc Sulfate　口服常释剂型　(27)
Ziprasidone　口服常释剂型　(56)
Zoledronic Acid　注射剂　(37)
Zolmitriptan　口服常释剂型　(53)
Zolpidem　口服常释剂型　(53)
Zopiclone　口服常释剂型　(53)

中成药中文药名笔画索引

1 画

一捻金［指：散剂］（胶囊）　(142)
一清颗粒（胶囊、片）　(112)
乙肝宁颗粒（片）　(116)
乙肝养阴活血颗粒　(128)
乙肝健胶囊（片）　(115)
乙肝益气解郁颗粒　(139)
乙肝清热解毒颗粒（胶囊、片）　(115)

2 画

二十五味松石丸　(172)
二十五味珍珠丸　(172)
二十五味珊瑚丸（胶囊）　(172)
二十味沉香丸　(145)
二母宁嗽丸（颗粒、片）　(121)
二至丸　(127)
二陈丸　(119)
二妙丸　(146)
十灰丸（散）　(132)
十味玉泉胶囊　(129)
十味龙胆花颗粒（胶囊）　(173)
十味蒂达胶囊　(173)
十香返生丸　(123)
十滴水　(111)
丁细牙痛胶囊　(167)
七叶神安片　(131)
七味红花殊胜丸（散）　(173)
七制香附丸　(159)
七厘散（胶囊）　(168)
八正颗粒（胶囊、片）　(148)
八宝丹（八宝丹胶囊）　(116)
八宝眼药　(163)
八珍丸（颗粒、胶囊、片）　(126)
八珍益母丸（胶囊、片）　(161)
人参归脾丸　(129)
人参再造丸　(145)
人参养荣丸　(129)
人参健脾丸（片）　(125)
儿泻停颗粒　(117)
儿泻康贴膜　(118)
儿脾醒颗粒　(125)
九一散　(153)
九华痔疮栓　(155)
九华膏　(155)
九味双解口服液　(110)
九味肝泰胶囊　(139)
九味羌活丸（颗粒）　(108)
九味羌活片　(108)

3画

三七伤药颗粒（胶囊、片） （167）
三七血伤宁胶囊 （132）
三七皂苷口服制剂 （137）
三七皂苷注射制剂 （137）
三七胶囊（片） （131）
三九胃泰胶囊 （140）
三九胃泰颗粒 （140）
三拗片 （122）
三金胶囊（片） （148）
三金颗粒 （149）
三黄丸 （111）
三黄胶囊（片） （111）
三黄膏 （154）
大补阴丸 （127）
大活络丸（胶囊） （145）
大柴胡颗粒 （152）
大黄䗪虫丸（胶囊、片） （138）
大黄利胆胶囊（片） （116）
大黄通便颗粒（胶囊、片） （111）
万氏牛黄清心丸（片） （123）
万应胶囊 （114）
万通筋骨片 （146）
上清丸（胶囊、片） （112）
口炎清颗粒 （167）
口腔炎喷雾剂 （167）
口腔溃疡散 （167）
山绿茶降压胶囊（片） （144）
千金止带丸 （162）
川贝枇杷颗粒（胶囊、片） （120）
川芎茶调口服液 （142）
川芎茶调丸（散、颗粒、片） （142）
女金丸（胶囊、片） （162）
女珍颗粒 （162）
小儿七星茶口服液 （142）
小儿化毒散（胶囊） （114）
小儿化食丸（口服液） （142）
小儿双清颗粒 （110）
小儿生血糖浆 （126）
小儿至宝丸 （108）
小儿导赤片 （112）
小儿肠胃康颗粒 （116）
小儿金丹片 （121）
小儿肺咳颗粒 （122）
小儿泻速停颗粒 （116）
小儿宝泰康颗粒 （109）
小儿咽扁颗粒 （114）
小儿咳喘灵颗粒 （121）
小儿香橘丸 （141）
小儿热速清颗粒（口服液） （109）
小儿柴桂退热颗粒（口服液） （110）
小儿消食颗粒（片） （142）
小儿消积止咳口服液 （120）
小儿豉翘清热颗粒 （110）
小儿清热止咳口服液 （121）
小儿清热利肺口服液 （115）
小儿感冒片 （108）
小儿腹泻贴 （118）
小青龙颗粒（胶囊） （119）
小败毒膏 （154）
小金丸（胶囊、片） （156）
小建中颗粒（胶囊、片） （118）
小活络丸（片） （145）
小柴胡丸（颗粒、胶囊、片） （110）
马应龙八宝眼膏 （163）
马应龙麝香痔疮膏 （154）

4画

王氏保赤丸 （142）
开胸顺气丸（胶囊） （141）
开喉剑喷雾剂 （166）
天王补心丸（片） （130）
天丹通络胶囊（片） （137）
天麦消渴片 （129）
天芪降糖胶囊 （129）
天和追风膏 （145）
天黄猴枣散 （144）

天菊脑安胶囊　(143)
天麻丸（胶囊、片）　(145)
天麻壮骨丸　(151)
天麻钩藤颗粒　(143)
天麻素注射液　(144)
天智颗粒　(144)
天舒胶囊（片）　(144)
元胡止痛口服液　(141)
元胡止痛颗粒（胶囊、片、滴丸）　(140)
云南白药（胶囊、片）　(168)
云南白药膏（酊、气雾剂）　(168)
木丹颗粒　(132)
木瓜丸（片）　(146)
木香顺气丸（颗粒）　(140)
木香槟榔丸　(141)
五加生化胶囊　(159)
五苓散（胶囊、片）　(148)
五味麝香丸　(173)
五海瘿瘤丸　(156)
五黄膏　(154)
五粒回春丸　(109)
五酯丸（颗粒、胶囊、片）　(115)
五福化毒丸（片）　(154)
扎冲十三味丸　(174)
止咳丸（片）　(120)
止咳橘红丸（颗粒、胶囊）　(121)
止喘灵口服液　(123)
止喘灵注射液　(123)
止痛化癥颗粒（胶囊、片）　(163)
止嗽化痰颗粒（胶囊、丸）　(121)
少腹逐瘀丸（颗粒、胶囊）　(160)
中风回春丸（颗粒、胶囊、片）　(145)
中满分消丸　(141)
内消瘰疬丸　(156)
内消瘰疬片　(156)
牛黄上清丸（胶囊、片）　(112)
牛黄至宝丸　(112)
牛黄抱龙丸　(143)
牛黄降压丸（胶囊、片）　(143)
牛黄蛇胆川贝散（胶囊、片、滴丸、液）(119)
牛黄清火丸　(112)
牛黄清胃丸　(112)
牛黄清感胶囊　(109)
牛黄解毒丸（胶囊、软胶囊、片）　(112)
牛黄醒消丸　(154)
气滞胃痛颗粒（胶囊、片）　(139)
升血小板胶囊　(126)
仁青芒觉（胶囊）　(173)
化风丹　(144)
化积口服液　(141)
化滞柔肝颗粒　(151)
风湿二十五味丸　(172)
风湿马钱片　(147)
风湿骨痛颗粒（胶囊、片）　(146)
风湿祛痛胶囊　(146)
风湿液　(150)
丹七软胶囊　(134)
丹七胶囊（片）　(135)
丹田降脂丸　(151)
丹灯通脑胶囊（片）　(137)
丹红化瘀口服液　(164)
丹红注射液　(135)
丹参合剂（颗粒、胶囊、片、滴丸、口服液）(135)
丹参注射液　(134)
丹参舒心胶囊　(135)
丹参酮胶囊　(153)
丹珍头痛胶囊　(143)
丹栀逍遥丸　(139)
丹栀逍遥胶囊（片）　(139)
丹香清脂颗粒　(151)
丹莪妇康煎膏　(159)
丹黄祛瘀胶囊（片）　(159)
丹鹿通督片　(135)
丹葶肺心颗粒　(122)
丹蒌片　(138)
丹膝颗粒　(144)

乌灵胶囊 （131）
乌鸡白凤丸（胶囊、片） （162）
乌鸡白凤颗粒（口服液） （162）
乌梅丸 （118）
乌蛇止痒丸 （171）
六合定中丸 （111）
六应丸 （153）
六君子丸 （125）
六味地黄丸 （127）
六味地黄颗粒（胶囊、片） （127）
六味安消散（胶囊、片） （173）
六味香连胶囊 （117）
六味能消丸（胶囊） （173）
六神丸 （166）
六神软膏 （153）
六神胶囊 （166）
心元胶囊 （136）
心可宁胶囊 （136）
心可舒丸（颗粒、胶囊、片） （134）
心达康胶囊（片） （138）
心血宁胶囊（片） （136）
心安胶囊 （136）
心宝丸 （136）
心脉通胶囊（片） （136）
心脑宁胶囊 （134）
心脑欣丸（胶囊、片） （128）
心脑康胶囊（片） （138）
心脑舒通胶囊（片） （138）
心悦胶囊 （133）
心通颗粒（口服液） （129）
巴特日七味丸 （172）
双丹颗粒（胶囊、片） （135）
双苓止泻口服液 （117）
双虎清肝颗粒 （115）
双料喉风散 （166）
双黄连口服液 （109）
双黄连合剂（颗粒、胶囊、片） （108）
双黄连注射液［含注射用冻干粉针］（109）
双黄连滴眼剂 （164）

5画

玉叶解毒颗粒 （114）
玉枢散 （110）
玉泉丸（颗粒、胶囊、片） （129）
玉屏风胶囊 （110）
玉屏风颗粒 （110）
正天丸（胶囊） （144）
正心泰颗粒（胶囊、片） （136）
正红花油 （170）
正骨水 （170）
正柴胡饮颗粒 （108）
正清风痛宁注射液 （147）
正清风痛宁胶囊（片） （147）
甘桔冰梅片 （166）
甘露消毒丸 （111）
艾附暖宫丸 （161）
艾迪注射液 （156）
左归丸 （127）
左金丸（胶囊、片） （141）
石龙清血颗粒 （144）
石斛明目丸 （164）
石斛夜光丸 （164）
石斛夜光颗粒 （164）
石榴健胃丸（散、胶囊、片） （173）
右归丸（胶囊） （128）
龙心素胶囊 （137）
龙血竭散（胶囊、片） （168）
龙胆泻肝丸（颗粒、胶囊、片） （116）
龙珠软膏 （153）
平肝舒络丸 （139）
平眩胶囊 （144）
平消胶囊（片） （156）
归脾丸（合剂） （126）
归脾颗粒（胶囊、片） （126）
田七痛经胶囊 （160）
四君子丸（颗粒） （125）
四妙丸 （147）

四物膏（颗粒、胶囊、片） （126）
四逆汤 （118）
四逆散 （139）
四神丸（片） （128）
四磨汤口服液 （142）
生化丸 （160）
生血宁片 （126）
生血宝合剂（颗粒） （158）
生肌玉红膏 （154）
生脉饮（片）（党参方） （129）
生脉饮（颗粒、胶囊） （130）
生脉注射液 （130）
代温灸膏 （156）
仙灵骨葆胶囊 （170）
仙灵骨葆颗粒（片） （171）
白百抗痨颗粒 （119）
白灵胶囊（片） （171）
白带丸 （160）
白脉软膏 （172）
瓜霜退热灵胶囊 （123）
外用紫金锭 （154）
外用溃疡散 （173）
冬凌草胶囊（片） （113）
乐脉丸（颗粒、胶囊、片） （134）
玄麦甘桔颗粒（胶囊） （167）
半夏天麻丸 （144）
头风痛丸（胶囊） （143）
头痛宁胶囊 （145）
宁泌泰胶囊 （149）
加味天麻胶囊 （147）
加味左金丸 （140）
加味逍遥丸（颗粒、胶囊、片） （139）
皮肤康洗液 （171）
孕康颗粒 （162）

6 画

吉祥安坤丸 （172）
地奥心血康胶囊 （133）
地榆升白片 （126）
地榆槐角丸 （153）
耳聋丸（胶囊） （165）
耳聋左慈丸 （165）
芎菊上清丸（颗粒、片） （109）
再造丸 （145）
再造生血胶囊（片） （126）
西帕依固龈液 （173）
西黄丸（胶囊） （156）
百乐眠胶囊 （131）
百合固金丸（颗粒、片） （127）
百癣夏塔热胶囊（片） （172）
迈之灵片（马栗种子提取物片） （148）
贞芪扶正颗粒（胶囊、片） （158）
当飞利肝宁胶囊（片） （116）
当归龙荟丸（胶囊、片） （112）
当归补血丸（颗粒、胶囊、口服液） （126）
当归苦参丸 （171）
虫草菌发酵制剂 （158）
肉蔻五味丸 （173）
朱砂安神丸（片） （131）
伤科灵喷雾剂 （168）
伤科接骨片 （168）
华佗再造丸 （145）
华蟾素注射液 （156）
华蟾素胶囊（片） （157）
血尿安胶囊（片） （150）
血府逐瘀丸（胶囊、片） （134）
血府逐瘀颗粒（口服液） （134）
血栓心脉宁胶囊（片） （132）
血脂康胶囊 （151）
血滞通胶囊 （152）
全天麻胶囊（片） （143）
创灼膏 （155）
产复康颗粒 （162）
关节止痛膏 （146）
关节克痹丸 （147）
灯盏生脉胶囊 （137）
灯盏花素片 （137）

灯盏细辛注射制剂 （137）
壮骨关节丸 （171）
壮骨关节胶囊 （143）
壮骨伸筋胶囊 （151）
壮骨麝香止痛膏 （170）
壮腰健肾丸（片） （151）
安多霖胶囊 （157）
安坤颗粒 （162）
安坤赞育丸 （162）
安胃疡胶囊 （125）
安宫止血颗粒 （160）
安宫牛黄丸 （123）
安宫降压丸 （143）
安神补心丸（颗粒、胶囊、片） （130）
安神补脑颗粒（胶囊、片、液） （131）
安脑丸（片） （123）
安康欣胶囊 （157）
安替可胶囊 （156）
冰黄肤乐软膏 （172）
冰硼散 （166）
导赤丸 （148）
阳和解凝膏 （156）
阴虚胃痛颗粒（胶囊、片） （128）
防风通圣丸（颗粒） （110）
如意金黄散 （154）
如意珍宝丸 （173）
妇女痛经丸（颗粒） （159）
妇乐颗粒（胶囊、片） （160）
妇炎平胶囊 （160）
妇炎消胶囊 （160）
妇炎舒胶囊（片） （160）
妇科十味片 （159）
妇科千金胶囊（片） （160）
妇科调经颗粒（胶囊、片） （159）
红花注射液 （136）
红花逍遥颗粒（胶囊、片） （139）
红花清肝十三味丸 （172）
红药贴膏（气雾剂） （168）
红药胶囊（片） （168）

7画

麦味地黄丸（胶囊、片） （127）
壳脂胶囊 （152）
花红颗粒（胶囊、片） （161）
苁蓉益肾颗粒 （127）
苁蓉通便口服液 （111）
苍苓止泻口服液 （117）
芪冬颐心口服液 （129）
芪苈强心胶囊 （135）
芪参胶囊 （133）
芪参益气滴丸 （133）
芪胶升白胶囊 （128）
芪蛭降糖胶囊（片） （129）
芪蓉润肠口服液 （111）
克咳胶囊（片） （119）
苏子降气丸 （122）
苏合香丸 （123）
苏黄止咳胶囊 （120）
杜仲颗粒 （151）
杏苏止咳糖浆（颗粒、口服液） （119）
杞菊地黄丸（胶囊、片） （127）
更年安丸（胶囊） （162）
更年安片 （161）
尪痹颗粒（胶囊、片） （150）
扶正化瘀胶囊（片） （135）
连花清瘟颗粒（胶囊、片） （114）
连柏烧伤膏 （153）
连翘败毒丸（膏、片） （153）
抗骨质增生丸 （170）
抗骨增生丸（颗粒、胶囊、片） （170）
抗骨髓炎片 （113）
抗宫炎颗粒（胶囊、片） （161）
抗病毒丸（颗粒、胶囊、片、口服液） （113）
护肝丸 （115）
护肝宁丸（胶囊、片） （115）
护肝颗粒（胶囊、片） （115）
利肝隆颗粒（胶囊、片） （115）

利肺片 （119）
利胆片 （116）
利胆排石胶囊（片） （155）
利胆排石散（颗粒） （152）
利脑心胶囊（片） （134）
利舒康胶囊 （128）
坐珠达西 （174）
肝达康颗粒（胶囊、片） （140）
肝苏丸（颗粒、胶囊、片） （115）
肝复乐胶囊（片） （157）
肝泰舒胶囊 （116）
肛安栓 （155）
肛泰软膏（栓） （155）
肠舒通栓 （111）
辛夷鼻炎丸 （165）
辛芩片 （165）
辛芩颗粒 （165）
快胃片 （140）
沉香化滞丸 （141）
沈阳红药（胶囊、片） （168）
良附丸 （118）
启脾丸（口服液） （125）
补中益气丸（颗粒） （124）
补中益气合剂（片、口服液） （124）
补心气口服液 （132）
补血益母丸（颗粒） （159）
补肾固齿丸 （127）
补肾益脑丸（胶囊、片） （128）
补肺活血胶囊 （127）
补脑安神胶囊（片） （131）
补脾益肠丸 （125）
局方至宝丸 （123）
尿石通丸 （155）
尿毒清颗粒 （148）
尿感宁颗粒 （149）
尿塞通胶囊（片） （150）
阿拉坦五味丸 （172）
附子理中丸（片） （117）
附桂骨痛颗粒（胶囊、片） （146）

8画

武力拔寒散 （146）
青龙蛇药片 （154）
青鹏软膏（青鹏膏剂） （173）
青黛散 （166）
表虚感冒颗粒 （110）
坤宁口服液 （159）
坤复康胶囊（片） （159）
坤泰胶囊 （162）
苦参软膏 （161）
苦黄注射液 （116）
苦黄颗粒 （116）
苦碟子注射液 （136）
苓桂咳喘宁胶囊 （122）
枇杷止咳颗粒（胶囊） （121）
枇杷叶膏 （121）
板蓝根片（口服液） （113）
板蓝根颗粒 （112）
板蓝根滴眼液 （163）
松龄血脉康胶囊 （143）
枫蓼肠胃康颗粒（胶囊、片） （117）
刺五加注射液 （125）
刺五加脑灵液 （130）
刺五加颗粒（胶囊、片） （125）
枣仁安神颗粒（胶囊） （130）
矽肺宁片 （121）
拔毒生肌散 （153）
拔毒膏 （153）
拨云退翳丸 （163）
齿痛冰硼散 （167）
虎力散（胶囊、片）（147）
虎黄烧伤搽剂 （153）
肾石通丸（颗粒、片） （156）
肾安胶囊 （149）
肾炎四味丸（颗粒） （148）
肾炎四味胶囊（片） （147）
肾炎消肿片 （148）
肾炎康复片 （151）

肾炎舒颗粒（胶囊、片） (148)
肾复康胶囊（片） (149)
肾衰宁颗粒（胶囊、片） (133)
肾康宁颗粒（胶囊、片） (151)
肾康注射液 (148)
肾舒颗粒 (150)
明目上清丸 (163)
明目上清片 (163)
明目地黄丸 (164)
明目蒺藜丸 (163)
固本丸 (129)
固本咳喘胶囊（片） (122)
固本益肠胶囊（片） (124)
固肠止泻丸（胶囊） (124)
固肾定喘丸 (122)
固经丸 (161)
岩鹿乳康胶囊（片） (163)
罗浮山风湿膏药 (146)
垂盆草颗粒（片） (116)
知柏地黄丸 (127)
知柏地黄颗粒（胶囊、片） (127)
和血明目片 (164)
季德胜蛇药片 (153)
金天格胶囊 (151)
金乌骨通胶囊 (146)
金龙胶囊 (157)
金刚藤丸（糖浆、颗粒、胶囊、片） (161)
金花明目丸 (164)
金芪降糖丸（颗粒、胶囊、片） (129)
金鸡颗粒（胶囊、片） (161)
金荞麦胶囊（片） (119)
金骨莲胶囊（片） (147)
金复康口服液 (158)
金胆片 (152)
金莲花颗粒（胶囊、片） (113)
金莲清热颗粒（胶囊） (113)
金振口服液 (120)
金钱草颗粒（胶囊、片） (155)
金黄利胆胶囊 (116)
金匮肾气丸（片） (128)
金喉健喷雾剂 (166)
金锁固精丸 (124)
金嗓开音丸（颗粒、胶囊、片） (166)
金嗓散结丸（颗粒） (166)
乳宁丸（颗粒） (163)
乳块消丸（颗粒、胶囊、片） (163)
乳核散结胶囊（片） (162)
乳康丸（颗粒、胶囊、片） (163)
乳增宁胶囊（片） (163)
乳癖消颗粒（胶囊、片） (162)
乳癖散结颗粒（胶囊、片） (163)
肤痒颗粒 (171)
肺力咳合剂（胶囊） (120)
肿节风注射液 (114)
肿节风颗粒（胶囊、片） (114)
肿痛气雾剂 (168)
肿痛安胶囊 (145)
鱼腥草注射液 (115)
鱼腥草滴眼液 (164)
鱼鳞病片 (172)
狗皮膏 (169)
狗皮膏（改进型） (169)
京万红 (153)
炎消迪娜儿糖浆 (174)
注射用丹参多酚酸盐 (137)
泻停胶囊 (117)
泌淋清胶囊 (149)
泌淋颗粒（胶囊） (149)
泽桂癃爽胶囊（片） (150)
治伤软膏 (170)
治咳川贝枇杷露（滴丸） (120)
治糜灵栓 (161)
定坤丹 (162)
定喘膏 (122)
降脂灵颗粒（胶囊、片） (151)
降脂通便胶囊 (111)
降脂通脉胶囊 (151)

参丹散结胶囊 （157）
参芎胶囊（片） （132）
参麦注射液 （130）
参芪十一味颗粒、十一味参芪胶囊（片）（124）
参芪五味子颗粒（胶囊、片） （131）
参芪扶正注射液 （158）
参芪肝康胶囊（片） （116）
参芪降糖颗粒（胶囊、片） （129）
参苏丸（胶囊、片） （110）
参附注射液 （118）
参苓白术丸（散、颗粒） （124）
参苓白术胶囊（片） （124）
参松养心胶囊 （132）
参莲胶囊 （156）
参桂胶囊 （135）
参蛇花痔疮膏 （154）
经舒颗粒（胶囊） （159）

9画

珍宝丸 （174）
珍珠明目滴眼液 （164）
珍黄安宫片 （123）
珍菊降压片 （143）
荆防合剂（颗粒） （108）
荆花胃康胶丸 （140）
荆肤止痒颗粒 （171）
茜芷胶囊（片） （160）
荜铃胃痛颗粒 （140）
茵芪肝复颗粒 （117）
茵陈五苓丸 （117）
茵栀黄注射液 （116）
茵栀黄胶囊（片） （117）
茵栀黄颗粒（口服液） （116）
茵莲清肝颗粒 （115）
茴香橘核丸 （156）
枳术丸（颗粒） （141）
枳术宽中胶囊 （141）
枳实导滞丸 （142）
柏子养心丸（胶囊、片） （130）
威麦宁胶囊 （157）
厚朴排气合剂 （111）
鸦胆子油软胶囊（口服乳液） （157）
鸦胆子油乳注射液 （157）
胃力康颗粒 （141）
胃苏颗粒 （140）
胃肠安丸 （140）
胃复春胶囊（片） （125）
胃疼宁片 （141）
胃康灵丸（颗粒、胶囊、片） （141）
胃康胶囊 （141）
胃痛宁片 （141）
咽立爽口含滴丸 （167）
咳喘宁合剂（颗粒、胶囊、片、口服液）（122）
咳喘顺丸 （122）
骨友灵擦剂 （170）
骨龙胶囊 （145）
骨仙片 （170）
骨折挫伤胶囊 （168）
骨松宝颗粒（胶囊） （170）
骨刺丸（胶囊、片） （170）
骨刺宁胶囊（片） （169）
骨质宁搽剂 （170）
骨通贴膏 （169）
骨康胶囊 （170）
骨痛灵酊 （169）
骨疏康颗粒（胶囊） （170）
骨愈灵胶囊（片） （170）
香丹注射液 （133）
香连丸（胶囊、片） （117）
香连化滞丸（片） （117）
香砂六君丸 （125）
香砂六君片 （125）
香砂平胃丸（散、颗粒） （118）
香砂枳术丸 （141）
香砂养胃丸（颗粒、胶囊、片） （118）
香砂理中丸 （118）

香菊胶囊（片） （165）
重感灵胶囊（片） （109）
复方土槿皮酊 （171）
复方川贝精胶囊（片） （122）
复方川芎胶囊（片） （135）
复方木尼孜其颗粒 （172）
复方牙痛酊 （167）
复方风湿宁颗粒（胶囊、片） （147）
复方丹参丸 （134）
复方丹参颗粒（胶囊、片、滴丸） （133）
复方双花颗粒（片、口服液） （113）
复方石淋通胶囊（片） （149）
复方田七胃痛胶囊（片） （140）
复方地龙胶囊（片） （132）
复方伤痛胶囊 （168）
复方血栓通胶囊 （164）
复方血栓通颗粒（片） （164）
复方红曲口服制剂 （151）
复方红豆杉胶囊 （157）
复方苁蓉益智胶囊 （128）
复方杜仲健骨颗粒 （170）
复方皂矾丸 （158）
复方沙棘籽油栓 （161）
复方阿胶浆 （126）
复方陈香胃片 （140）
复方青黛丸（胶囊、片） （171）
复方苦参注射液 （157）
复方罗布麻颗粒（片） （144）
复方金钱草颗粒 （149）
复方珍珠口疮颗粒 （166）
复方南星止痛膏 （169）
复方胃痛胶囊 （118）
复方胆通胶囊（片） （152）
复方夏天无片 （144）
复方夏枯草膏 （156）
复方益母颗粒（胶囊、片） （159）
复方益肝灵胶囊（片） （115）
复方黄连素片 （117）
复方雪莲胶囊 （146）
复方斑蝥胶囊 （157）
复方感冒灵颗粒（胶囊、片） （109）
复方鳖甲软肝片 （138）
复明颗粒（胶囊、片） （164）
便通胶囊（片） （111）
保妇康栓 （161）
保利尔胶囊 （136）
保和丸（颗粒、片） （141）
保济口服液 （110）
保济丸 （110）
追风透骨丸（胶囊、片） （146）
盾叶冠心宁片 （134）
盆炎净颗粒（胶囊、片） （161）
胆石利通胶囊（片） （152）
胆石通胶囊 （152）
胆宁片 （152）
胆康胶囊（片） （152）
胆舒胶囊（片） （152）
脉平片 （136）
脉血康胶囊（片） （137）
脉君安片 （143）
脉络宁注射液 （135）
脉络宁颗粒（口服液） （135）
脉络通颗粒（胶囊、片） （132）
脉络舒通丸（颗粒） （148）
脉管复康胶囊（片） （137）
独一味丸（颗粒、胶囊、片） （172）
独活寄生丸（合剂、颗粒） （150）
急支颗粒 （120）
急支糖浆 （120）
养心氏片 （133）
养心生脉颗粒 （130）
养心达瓦依米西克蜜膏 （174）
养心定悸颗粒（胶囊） （129）
养正消积胶囊 （158）
养血安神丸（糖浆、颗粒、片） （131）
养血饮口服液 （126）
养血荣筋丸 （145）
养血清脑丸（颗粒） （145）

养阴生血合剂 (126)
养阴清肺丸 (121)
养阴清肺膏(糖浆、颗粒、口服液)(121)
养胃舒颗粒(胶囊) (126)
养胃颗粒(片) (126)
前列平胶囊 (149)
前列安栓 (149)
前列安通胶囊(片) (149)
前列欣胶囊 (150)
前列泰丸(颗粒、胶囊、片) (149)
前列倍喜胶囊 (149)
前列通胶囊(片) (149)
前列舒丸 (151)
前列舒乐颗粒(胶囊、片) (150)
前列舒通胶囊 (149)
前列癃闭通颗粒(胶囊、片) (150)
洁白丸(胶囊) (172)
活力苏口服液 (131)
活血止痛散(胶囊、片) (169)
活血止痛膏 (170)
活血通脉胶囊(片) (138)
活血解毒丸 (113)
活络丸 (142)
济生肾气丸(片) (128)
津力达颗粒 (129)
宣肺止嗽合剂 (120)
宫血宁胶囊 (160)
宫炎平胶囊(片) (161)
宫颈炎康栓 (161)
宫瘤宁颗粒(胶囊、片) (162)
宫瘤消胶囊 (162)
宫瘤清颗粒(胶囊、片) (162)
穿心莲丸 (113)
穿心莲内酯滴丸 (113)
穿心莲胶囊(片) (112)
冠心丹参颗粒(胶囊、片、滴丸) (134)
冠心宁注射液 (137)
冠心苏合丸(胶囊、软胶囊) (136)
冠心舒通胶囊 (134)
冠脉宁胶囊(片) (134)
祛风止痛丸(胶囊、片) (142)
祛痰止咳胶囊 (120)
祛痰止咳颗粒 (119)
祛痰灵口服液 (120)
祖卡木颗粒 (174)
祖师麻片 (146)
祖师麻注射液 (146)
祖师麻膏药 (146)
神农镇痛膏 (168)
结石通胶囊(片) (155)
结核丸 (127)
绞股蓝总苷[甙]颗粒(胶囊、片)(152)

10 画

秦归活络口服液 (142)
泰脂安胶囊 (152)
珠珀猴枣散 (121)
珠黄散 (167)
都梁软胶囊(滴丸) (142)
莲必治注射液 (113)
荷丹胶囊(片) (151)
荷叶丸 (132)
桂龙咳喘宁胶囊(片) (122)
桂龙咳喘宁颗粒 (122)
桂芍镇痫片 (116)
桂附地黄丸(颗粒、胶囊、片) (128)
桂附理中丸 (118)
桂林西瓜霜(指散剂) (166)
桂枝茯苓丸(胶囊、片) (159)
桂枝颗粒 (108)
速效牙痛宁酊 (167)
速效牛黄丸 (123)
速效心痛滴丸 (136)
速效救心丸 (133)
夏天无眼药水 (164)
夏枯草膏(颗粒、胶囊、片、口服液)

（114）
逐瘀通脉胶囊 （138）
振源胶囊（片） （130）
热毒宁注射液 （113）
热淋清颗粒（胶囊、片） （149）
致康胶囊 （132）
柴胡注射液 （108）
柴胡舒肝丸 （139）
柴胡滴丸（口服液） （109）
柴黄胶囊（片） （109）
柴黄颗粒 （139）
柴银口服液 （109）
逍遥丸（颗粒） （139）
逍遥胶囊（片） （139）
眩晕宁颗粒（片） （128）
健儿消食口服液 （125）
健儿清解液 （113）
健胃消炎颗粒 （140）
健胃愈疡颗粒（胶囊、片） （140）
健脾丸 （125）
健脾止泻宁颗粒 （125）
健脾生血颗粒（片） （125）
健脾益肾颗粒 （158）
爱活尿通片 （148）
翁沥通颗粒（胶囊、片） （150）
脂康颗粒 （152）
脑心通丸（胶囊、片） （133）
脑心清胶囊（片） （136）
脑立清丸（胶囊、片） （144）
脑血康丸（颗粒、胶囊、片、滴丸、口服液） （138）
脑安颗粒（胶囊、片、滴丸） （133）
脑脉泰胶囊 （133）
脑栓通胶囊 （138）
脑得生丸（颗粒、胶囊、片） （134）
益气复脉颗粒（胶囊） （130）
益气维血颗粒（胶囊、片） （126）
益心丸（颗粒、胶囊） （133）
益心巴迪然吉布亚颗粒 （174）
益心宁神片 （130）
益心舒丸（颗粒、胶囊、片） （133）
益母草（含鲜益母草）膏（颗粒、胶囊、片） （159）
益血生胶囊 （158）
益肝灵胶囊（片） （115）
益肾蠲痹丸 （151）
益胆胶囊（片） （153）
益脑胶囊（片） （130）
消风止痒颗粒 （171）
消乳散结胶囊 （163）
消肿止痛酊 （168）
消炎止痛膏 （155）
消炎利胆颗粒（胶囊、片） （152）
消咳喘颗粒（胶囊、片） （119）
消咳喘糖浆 （120）
消栓再造丸 （138）
消栓通络颗粒（胶囊、片） （137）
消栓颗粒（肠溶胶囊） （133）
消眩止晕片 （143）
消积洁白丸 （142）
消银颗粒（胶囊、片） （171）
消痔丸 （155）
消痔灵注射液 （154）
消痔软膏（栓） （155）
消痛贴膏 （174）
消渴丸 （129）
消渴康颗粒 （128）
消瘀康胶囊（片） （138）
消朦眼膏 （164）
消癌平丸（胶囊、片） （157）
消癌平注射液 （157）
海珠喘息定片 （122）
流感丸 （172）
润肺膏 （121）
润燥止痒胶囊 （171）
烫伤油 （154）
烫疮油 （154）
涩肠止泻散 （124）

宽胸气雾剂 (136)
诺迪康口服液 (133)
诺迪康颗粒（胶囊、片） (173)
调经活血胶囊（片） (159)
展筋活血散 (170)
通天口服液 (142)
通心络胶囊（片） (132)
通便宁片 (112)
通便灵胶囊 (112)
通脉养心丸 (126)
通宣理肺口服液 (119)
通宣理肺丸（颗粒、胶囊、片） (119)
通络开痹片 (145)
通络骨质宁膏 (147)
通络祛痛膏 (148)
通窍耳聋丸 (165)
通窍鼻炎颗粒（胶囊、片） (165)
通滞苏润江胶囊（片） (173)
通痹胶囊（片） (151)
通塞脉颗粒（胶囊、片） (135)
桑菊感冒丸（颗粒、片） (109)

11画

理中丸 (117)
理中片 (118)
培元通脑胶囊 (135)
黄氏响声丸 (166)
黄芪注射液 (158)
黄芪建中丸 (118)
黄芪颗粒（片） (125)
黄杨宁片 (134)
黄连上清丸（颗粒、胶囊、片） (112)
黄连羊肝丸 (163)
黄根片 (135)
黄葵胶囊 (148)
萆薢分清丸 (150)
梅花点舌丸（胶囊、片） (166)
雪山金罗汉止痛涂膜剂 (174)
排石颗粒 (155)
接骨七厘丸（散） (168)
接骨七厘胶囊（片） (167)
虚汗停胶囊 (130)
虚寒胃痛颗粒（胶囊） (118)
野菊花栓 (150)
蛇胆川贝枇杷膏 (120)
蛇胆川贝液 (119)
蛇胆川贝散（胶囊） (120)
蛇胆陈皮口服液 (120)
蛇胆陈皮散（胶囊、片） (119)
银丹心泰滴丸 (135)
银丹心脑通软胶囊 (134)
银花泌炎灵片 (150)
银杏叶口服制剂 (136)
银杏叶注射制剂 (137)
银盏心脉滴丸 (138)
银黄丸（口服液） (115)
银黄注射液 (115)
银黄颗粒（胶囊、片） (114)
银翘解毒丸（颗粒、胶囊、片） (109)
银翘解毒合剂（软胶囊、液） (109)
银蒲解毒片 (114)
甜梦胶囊（口服液） (131)
得力生注射液 (157)
得生丸 (159)
盘龙七片 (148)
脱牙敏糊剂 (167)
猪苓多糖注射液 (158)
麻仁丸（胶囊） (111)
麻仁润肠丸（软胶囊） (111)
麻仁滋脾丸 (111)
麻黄止嗽丸（胶囊） (108)
痔血丸 (154)
痔疮栓 (155)
痔疮胶囊（片） (155)
痔康胶囊（片） (155)
康力欣胶囊 (158)
康艾注射液 (158)
康妇炎胶囊 (161)

康妇消炎栓 (161)
康肾颗粒 (148)
康复新液 (153)
康莱特软胶囊 (157)
康莱特注射液 (157)
粘膜溃疡散 (114)
断血流颗粒（胶囊、片、口服液） (132)
清开灵注射液 (123)
清开灵颗粒（胶囊、片） (112)
清气化痰丸 (121)
清心沉香八味丸（散） (173)
清宁丸 (112)
清肝降压胶囊 (143)
清肺抑火丸（胶囊、片） (114)
清肺消炎丸 (121)
清咽润喉丸 (166)
清咽滴丸 (166)
清咳平喘颗粒 (121)
清音丸 (166)
清宣止咳颗粒 (119)
清热八味丸（散、胶囊） (173)
清热通淋丸（胶囊、片） (149)
清热散结胶囊（片） (113)
清热解毒口服液 (113)
清热解毒注射液 (113)
清热解毒颗粒（胶囊、片） (113)
清脑降压颗粒（胶囊、片） (143)
清脑复神液 (130)
清喉咽颗粒 (166)
清感九味丸 (173)
清瘟解毒丸（片） (113)
颈复康颗粒 (169)
颈舒颗粒 (169)
颈痛颗粒 (169)
维血宁颗粒 (126)
维C银翘颗粒（胶囊、片） (109)

12 画

琥珀消石颗粒 (155)
斑秃丸 (171)
越鞠丸 (139)
越鞠保和丸 (142)
喜炎平注射液 (114)
散风活络丸 (145)
散结镇痛胶囊 (159)
葛兰心宁软胶囊 (136)
葛根汤颗粒（片） (108)
葛根芩连丸（颗粒、胶囊、片、口服液） (117)
葆宫止血颗粒 (160)
朝阳丸（胶囊） (139)
紫龙金片 (157)
紫地宁血散 (132)
紫金锭（散） (111)
紫雪（颗粒、胶囊） (123)
跌打七厘散（片） (168)
跌打万花油 (169)
跌打丸 (167)
跌打片 (168)
蛤蚧定喘丸 (122)
蛤蚧定喘胶囊 (122)
喘可治注射液 (122)
黑豆馏油软膏 (171)
黑骨藤追风活络胶囊 (147)
黑锡丹 (122)
智托洁白丸 (174)
舒心口服液 (133)
舒尔经颗粒（胶囊、片） (160)
舒肝丸（散、颗粒、片） (139)
舒肝止痛丸 (140)
舒肝健胃丸 (140)
舒肝解郁胶囊 (139)
舒胆胶囊（片） (116)
舒眠胶囊（片） (131)
舒筋活血丸（胶囊、片） (169)
痢愈胶囊 (124)
痛风定胶囊（片） (147)
痛血康胶囊 (169)

痛经宝颗粒 （160）
痛舒胶囊（片） （169）
普乐安胶囊（片） （150）
普济痔疮栓 （155）
湛江蛇药 （154）
湿毒清胶囊（片） （171）
湿热痹颗粒（胶囊、片） （147）
湿润烧伤膏 （154）
温胃舒颗粒（胶囊、片） （118）
滋心阴颗粒（胶囊、口服液） （127）
滋肾育胎丸 （162）
寒喘祖帕颗粒 （172）
寒湿痹颗粒（片） （146）
强力天麻杜仲丸（胶囊） （144）
强力枇杷露（胶囊） （121）
强力定眩胶囊（片） （143）
强肝丸（颗粒、胶囊、片） （129）
强骨胶囊 （171）
疏风定痛丸 （147）
疏风活络丸（片） （142）
疏风解毒胶囊 （109）
疏血通注射液 （137）

13 画

蓝芩口服液 （113）
蒲参胶囊 （152）
槐耳颗粒 （158）
槐角丸 （131）
感冒清热胶囊 （108）
感冒清热颗粒 （108）
感冒清胶囊（片） （108）
感冒疏风颗粒（胶囊、片） （108）
感咳双清胶囊 （109）
雷公藤口服制剂 （147）
暖宫七味丸（散） （173）
锡类散 （153）
愈风宁心丸（颗粒、胶囊、片、滴丸） （137）
愈心痛胶囊 （133）
愈伤灵胶囊 （168）
腰痛宁胶囊 （169）
腰痹通胶囊 （169）
解毒生肌膏 （153）
痹祺胶囊 （150）
瘀血痹颗粒（胶囊、片） （148）
痰咳净散（片） （120）
痰热清注射液 （115）
新生化颗粒（片） （160）
新雪丸（颗粒、胶囊、片） （114）
新清宁胶囊（片） （114）
新癀片 （114）
慈丹胶囊 （156）
滇白珠糖浆 （138）
裸花紫珠栓 （132）
裸花紫珠颗粒（胶囊、片） （132）
障眼明胶囊（片） （164）

14 画

槟榔四消丸（片） （141）
豨红通络口服液 （137）
豨莶通栓丸（胶囊） （137）
稳心颗粒（胶囊、片） （130）
鼻炎片 （165）
鼻炎康片 （165）
鼻炎滴剂 （165）
鼻咽清毒颗粒 （165）
鼻渊通窍颗粒 （165）
鼻渊舒胶囊（口服液） （165）
鼻窦炎口服液 （165）
慢肝养阴胶囊（片） （128）
精乌胶囊 （131）
蜜炼川贝枇杷膏 （121）
熊胆眼药水 （163）
缩泉丸（胶囊） （124）

15 画

镇咳宁糖浆（颗粒、胶囊、口服液） （119）

镇脑宁胶囊 (143)
摩罗丹 (140)
澳泰乐颗粒（胶囊、片） (115)
薯蓣皂苷口服制剂 (134)
颠茄片 (140)
橘红丸（颗粒、胶囊、片） (120)
橘红痰咳煎膏（颗粒、液） (119)

16 画

醒脑再造丸（胶囊） (138)
醒脑静注射液 (123)
醒脾养儿颗粒 (125)
癃闭舒胶囊（片） (150)
癃清胶囊（片） (149)
糖脉康颗粒（胶囊、片） (129)
避瘟散 (111)

17 画

螺旋藻胶囊（片） (158)
黛蛤散 (114)
藤黄健骨丸（胶囊、片） (171)

18 画

礞石滚痰丸 (123)
礞石滚痰片 (123)

19 画

藿香正气丸（水） (110)
藿香正气颗粒（胶囊、软胶囊、片、口服液） (110)
藿胆丸（片、滴丸） (165)
鳖甲煎丸 (138)
蟾酥锭 (153)
癣湿药水 (172)

21 画

癫痫平片 (144)
癫痫康胶囊 (144)
麝香保心丸 (132)
麝香追风膏 (147)
麝香海马追风膏 (145)
麝香通心滴丸 (136)
麝香痔疮栓 (154)
麝珠明目滴眼液 (164)

中成药中文药名拼音索引

A

阿拉坦五味丸 (172)
艾迪注射液 (156)
艾附暖宫丸 (161)
爱活尿通片 (148)
安多霖胶囊 (157)
安宫降压丸 (143)
安宫牛黄丸 (123)
安宫止血颗粒 (160)
安康欣胶囊 (157)
安坤颗粒 (162)
安坤赞育丸 (162)
安脑丸（片） (123)
安神补脑颗粒（胶囊、片、液） (131)
安神补心丸（颗粒、胶囊、片） (130)
安替可胶囊 (156)
安胃疡胶囊 (125)
澳泰乐颗粒（胶囊、片） (115)

B

八宝丹（八宝丹胶囊） （116）
八宝眼药 （163）
八珍丸（颗粒、胶囊、片） （126）
八珍益母丸（胶囊、片） （161）
八正颗粒（胶囊、片） （148）
巴特日七味丸 （172）
拔毒膏 （153）
拔毒生肌散 （153）
白百抗痨颗粒 （119）
白带丸 （160）
白灵胶囊（片） （171）
白脉软膏 （172）
百合固金丸（颗粒、片） （127）
百乐眠胶囊 （131）
百癣夏塔热胶囊（片） （172）
柏子养心丸（胶囊、片） （130）
斑秃丸 （171）
板蓝根滴眼液 （163）
板蓝根颗粒 （112）
板蓝根片（口服液） （113）
半夏天麻丸 （144）
保妇康栓 （161）
保和丸（颗粒、片） （141）
保济口服液 （110）
保济丸 （110）
保利尔胶囊 （136）
葆宫止血颗粒 （160）
鼻窦炎口服液 （165）
鼻咽清毒颗粒 （165）
鼻炎滴剂 （165）
鼻炎康片 （165）
鼻炎片 （165）
鼻渊舒胶囊（口服液） （165）
鼻渊通窍颗粒 （165）
荜铃胃痛颗粒 （140）
萆薢分清丸 （150）
痹祺胶囊 （150）
避瘟散 （111）
便通胶囊（片） （111）
表虚感冒颗粒 （110）
鳖甲煎丸 （138）
槟榔四消丸（片） （141）
冰黄肤乐软膏 （172）
冰硼散 （166）
拨云退翳丸 （163）
补肺活血胶囊 （127）
补脑安神胶囊（片） （131）
补脾益肠丸 （125）
补肾固齿丸 （127）
补肾益脑丸（胶囊、片） （128）
补心气口服液 （132）
补血益母丸（颗粒） （159）
补中益气合剂（片、口服液） （124）
补中益气丸（颗粒） （124）

C

苍苓止泻口服液 （117）
柴胡滴丸（口服液） （109）
柴胡舒肝丸 （139）
柴胡注射液 （108）
柴黄胶囊（片） （109）
柴黄颗粒 （139）
柴银口服液 （109）
蟾酥锭 （153）
产复康颗粒 （162）
肠舒通栓 （111）
朝阳丸（胶囊） （139）
沉香化滞丸 （141）
齿痛冰硼散 （167）
虫草菌发酵制剂 （158）
川贝枇杷颗粒（胶囊、片） （120）
川芎茶调口服液 （142）
川芎茶调丸（散、颗粒、片） （142）
穿心莲胶囊（片） （112）
穿心莲内酯滴丸 （113）
穿心莲丸 （113）

喘可治注射液 (122)
创灼膏 (155)
垂盆草颗粒(片) (116)
慈丹胶囊 (156)
刺五加颗粒(胶囊、片) (125)
刺五加脑灵液 (130)
刺五加注射液 (125)
苁蓉通便口服液 (111)
苁蓉益肾颗粒 (127)

D

大补阴丸 (127)
大柴胡颗粒 (152)
大黄䗪虫丸(胶囊、片) (138)
大黄利胆胶囊(片) (116)
大黄通便颗粒(胶囊、片) (111)
大活络丸(胶囊) (145)
代温灸膏 (156)
黛蛤散 (114)
丹参合剂(颗粒、胶囊、片、滴丸、口服液) (135)
丹参舒心胶囊 (135)
丹参酮胶囊 (153)
丹参注射液 (134)
丹灯通脑胶囊(片) (137)
丹莪妇康煎膏 (159)
丹红化瘀口服液 (164)
丹红注射液 (135)
丹黄祛瘀胶囊(片) (159)
丹蒌片 (138)
丹鹿通督片 (135)
丹七胶囊(片) (135)
丹七软胶囊 (134)
丹田降脂丸 (151)
丹葶肺心颗粒 (122)
丹膝颗粒 (144)
丹香清脂颗粒 (151)
丹珍头痛胶囊 (143)
丹栀逍遥胶囊(片) (139)
丹栀逍遥丸 (139)
胆康胶囊(片) (152)
胆宁片 (152)
胆石利通胶囊(片) (152)
胆石通胶囊 (152)
胆舒胶囊(片) (152)
当飞利肝宁胶囊(片) (116)
当归补血丸(颗粒、胶囊、口服液) (126)
当归苦参丸 (171)
当归龙荟丸(胶囊、片) (112)
导赤丸 (148)
得力生注射液 (157)
得生丸 (159)
灯盏花素片 (137)
灯盏生脉胶囊 (137)
灯盏细辛注射制剂 (137)
地奥心血康胶囊 (133)
地榆槐角丸 (153)
地榆升白片 (126)
滇白珠糖浆 (138)
颠茄片 (140)
癫痫康胶囊 (144)
癫痫平片 (144)
调经活血胶囊(片) (159)
跌打片 (168)
跌打七厘散(片) (168)
跌打丸 (167)
跌打万花油 (169)
丁细牙痛胶囊 (167)
定喘膏 (122)
定坤丹 (162)
冬凌草胶囊(片) (113)
都梁软胶囊(滴丸) (142)
独活寄生丸(合剂、颗粒) (150)
独一味丸(颗粒、胶囊、片) (172)
杜仲颗粒 (151)
断血流颗粒(胶囊、片、口服液) (132)
盾叶冠心宁片 (134)

E

儿脾醒颗粒 (125)
儿泻康贴膜 (118)
儿泻停颗粒 (117)
耳聋丸(胶囊) (165)
耳聋左慈丸 (165)
二陈丸 (119)
二妙丸 (146)
二母宁嗽丸(颗粒、片) (121)
二十味沉香丸 (145)
二十五味珊瑚丸(胶囊) (172)
二十五味松石丸 (172)
二十五味珍珠丸 (172)
二至丸 (127)

F

防风通圣丸(颗粒) (110)
肺力咳合剂(胶囊) (120)
风湿二十五味丸 (172)
风湿骨痛颗粒(胶囊、片) (146)
风湿马钱片 (147)
风湿祛痛胶囊 (146)
风湿液 (150)
枫蓼肠胃康颗粒(胶囊、片) (117)
肤痒颗粒 (171)
扶正化瘀胶囊(片) (135)
妇科调经颗粒(胶囊、片) (159)
妇科千金胶囊(片) (160)
妇科十味片 (159)
妇乐颗粒(胶囊、片) (160)
妇女痛经丸(颗粒) (159)
妇炎平胶囊 (160)
妇炎舒胶囊(片) (160)
妇炎消胶囊 (160)
附桂骨痛颗粒(胶囊、片) (146)
附子理中丸(片) (117)
复方阿胶浆 (126)
复方斑蝥胶囊 (157)
复方鳖甲软肝片 (138)
复方陈香胃片 (140)
复方川贝精胶囊(片) (122)
复方川芎胶囊(片) (135)
复方苁蓉益智胶囊 (128)
复方丹参颗粒(胶囊、片、滴丸) (133)
复方丹参丸 (134)
复方胆通胶囊(片) (152)
复方地龙胶囊(片) (132)
复方杜仲健骨颗粒 (170)
复方风湿宁颗粒(胶囊、片) (147)
复方感冒灵颗粒(胶囊、片) (109)
复方红豆杉胶囊 (157)
复方红曲口服制剂 (151)
复方黄连素片 (117)
复方金钱草颗粒 (149)
复方苦参注射液 (157)
复方罗布麻颗粒(片) (144)
复方木尼孜其颗粒 (172)
复方南星止痛膏 (169)
复方青黛丸(胶囊、片) (171)
复方沙棘籽油栓 (161)
复方伤痛胶囊 (168)
复方石淋通胶囊(片) (149)
复方双花颗粒(片、口服液) (113)
复方田七胃痛胶囊(片) (140)
复方土槿皮酊 (171)
复方胃痛胶囊 (118)
复方夏枯草膏 (156)
复方夏天无片 (144)
复方雪莲胶囊 (146)
复方血栓通胶囊 (164)
复方血栓通颗粒(片) (164)
复方牙痛酊 (167)
复方益肝灵胶囊(片) (115)
复方益母颗粒(胶囊、片) (159)
复方皂矾丸 (158)
复方珍珠口疮颗粒 (166)
复明颗粒(胶囊、片) (164)

G

甘桔冰梅片　(166)
甘露消毒丸　(111)
肝达康颗粒（胶囊、片）　(140)
肝复乐胶囊（片）　(157)
肝苏丸（颗粒、胶囊、片）　(115)
肝泰舒胶囊　(116)
感咳双清胶囊　(109)
感冒清胶囊（片）　(108)
感冒清热胶囊　(108)
感冒清热颗粒　(108)
感冒疏风颗粒（胶囊、片）　(108)
肛安栓　(155)
肛泰软膏（栓）　(155)
葛根芩连丸（颗粒、胶囊、片、口服液）　(117)
葛根汤颗粒（片）　(108)
葛兰心宁软胶囊　(136)
蛤蚧定喘胶囊　(122)
蛤蚧定喘丸　(122)
更年安片　(161)
更年安丸（胶囊）　(162)
宫颈炎康栓　(161)
宫瘤宁颗粒（胶囊、片）　(162)
宫瘤清颗粒（胶囊、片）　(162)
宫瘤消胶囊　(162)
宫血宁胶囊　(160)
宫炎平胶囊（片）　(161)
狗皮膏　(169)
狗皮膏（改进型）　(169)
骨刺宁胶囊（片）　(169)
骨刺丸（胶囊、片）　(170)
骨康胶囊　(170)
骨龙胶囊　(145)
骨疏康颗粒（胶囊）　(170)
骨松宝颗粒（胶囊）　(170)
骨通贴膏　(169)
骨痛灵酊　(169)
骨仙片　(170)
骨友灵擦剂　(170)
骨愈灵胶囊（片）　(170)
骨折挫伤胶囊　(168)
骨质宁搽剂　(170)
固本咳喘胶囊（片）　(122)
固本丸　(129)
固本益肠胶囊（片）　(124)
固肠止泻丸（胶囊）　(124)
固经丸　(161)
固肾定喘丸　(122)
瓜霜退热灵胶囊　(123)
关节克痹丸　(147)
关节止痛膏　(146)
冠脉宁胶囊（片）　(134)
冠心丹参颗粒（胶囊、片、滴丸）　(134)
冠心宁注射液　(137)
冠心舒通胶囊　(134)
冠心苏合丸（胶囊、软胶囊）　(136)
归脾颗粒（胶囊、片）　(126)
归脾丸（合剂）　(126)
桂附地黄丸（颗粒、胶囊、片）　(128)
桂附理中丸　(118)
桂林西瓜霜（指散剂）　(166)
桂龙咳喘宁胶囊（片）　(122)
桂龙咳喘宁颗粒　(122)
桂芎镇痫片　(116)
桂枝茯苓丸（胶囊、片）　(159)
桂枝颗粒　(108)

H

海珠喘息定片　(122)
寒喘祖帕颗粒　(172)
寒湿痹颗粒（片）　(146)
和血明目片　(164)
荷丹胶囊（片）　(151)
荷叶丸　(132)
黑豆馏油软膏　(171)
黑骨藤追风活络胶囊　(147)

黑锡丹 (122)
红花清肝十三味丸 (172)
红花逍遥颗粒(胶囊、片) (139)
红花注射液 (136)
红药胶囊(片) (168)
红药贴膏(气雾剂) (168)
厚朴排气合剂 (111)
虎黄烧伤搽剂 (153)
虎力散(胶囊、片) (147)
琥珀消石颗粒 (155)
护肝颗粒(胶囊、片) (115)
护肝宁丸(胶囊、片) (115)
护肝丸 (115)
花红颗粒(胶囊、片) (161)
华蟾素胶囊(片) (157)
华蟾素注射液 (156)
华佗再造丸 (145)
化风丹 (144)
化积口服液 (141)
化滞柔肝颗粒 (151)
槐耳颗粒 (158)
槐角丸 (131)
黄根片 (135)
黄葵胶囊 (148)
黄连上清丸(颗粒、胶囊、片) (112)
黄连羊肝丸 (163)
黄芪建中丸 (118)
黄芪颗粒(片) (125)
黄芪注射液 (158)
黄氏响声丸 (166)
黄杨宁片 (134)
茴香橘核丸 (156)
活力苏口服液 (131)
活络丸 (142)
活血解毒丸 (113)
活血通脉胶囊(片) (138)
活血止痛膏 (170)
活血止痛散(胶囊、片) (169)
藿胆丸(片、滴丸) (165)
藿香正气颗粒(胶囊、软胶囊、片、口服液) (110)
藿香正气丸(水) (110)

J

吉祥安坤丸 (172)
急支颗粒 (120)
急支糖浆 (120)
季德胜蛇药片 (153)
济生肾气丸(片) (128)
加味天麻胶囊 (147)
加味逍遥丸(颗粒、胶囊、片) (139)
加味左金丸 (140)
健儿清解液 (113)
健儿消食口服液 (125)
健脾生血颗粒(片) (125)
健脾丸 (125)
健脾益肾颗粒 (158)
健脾止泻宁颗粒 (125)
健胃消炎颗粒 (140)
健胃愈疡颗粒(胶囊、片) (140)
降脂灵颗粒(胶囊、片) (151)
降脂通便胶囊 (111)
降脂通脉胶囊 (151)
绞股蓝总苷[甙]颗粒(胶囊、片) (152)
接骨七厘胶囊(片) (167)
接骨七厘丸(散) (168)
洁白丸(胶囊) (172)
结核丸 (127)
结石通胶囊(片) (155)
解毒生肌膏 (153)
金胆片 (152)
金复康口服液 (158)
金刚藤丸(糖浆、颗粒、胶囊、片) (161)
金骨莲胶囊(片) (147)
金喉健喷雾剂 (166)
金花明目丸 (164)

金黄利胆胶囊 （116）
金鸡颗粒（胶囊、片） （161）
金匮肾气丸（片） （128）
金莲花颗粒（胶囊、片） （113）
金莲清热颗粒（胶囊） （113）
金龙胶囊 （157）
金芪降糖丸（颗粒、胶囊、片） （129）
金钱草颗粒（胶囊、片） （155）
金荞麦胶囊（片） （119）
金嗓开音丸（颗粒、胶囊、片） （166）
金嗓散结丸（颗粒） （166）
金锁固精丸 （124）
金天格胶囊 （151）
金乌骨通胶囊 （146）
金振口服液 （120）
津力达颗粒 （129）
京万红 （153）
经舒颗粒（胶囊） （159）
荆防合剂（颗粒） （108）
荆肤止痒颗粒 （171）
荆花胃康胶丸 （140）
精乌胶囊 （131）
颈复康颗粒 （169）
颈舒颗粒 （169）
颈痛颗粒 （169）
九华膏 （155）
九华痔疮栓 （155）
九味肝泰胶囊 （139）
九味羌活片 （108）
九味羌活丸（颗粒） （108）
九味双解口服液 （110）
九一散 （153）
局方至宝丸 （123）
橘红痰咳煎膏（颗粒、液） （119）
橘红丸（颗粒、胶囊、片） （120）

K

开喉剑喷雾剂 （166）
开胸顺气丸（胶囊） （141）
康艾注射液 （158）
康妇消炎栓 （161）
康妇炎胶囊 （161）
康复新液 （153）
康莱特软胶囊 （157）
康莱特注射液 （157）
康力欣胶囊 （158）
康肾颗粒 （148）
抗病毒丸（颗粒、胶囊、片、口服液） （113）
抗宫炎颗粒（胶囊、片） （161）
抗骨髓炎片 （113）
抗骨增生丸（颗粒、胶囊、片） （170）
抗骨质增生丸 （170）
壳脂胶囊 （152）
咳喘宁合剂（颗粒、胶囊、片、口服液） （122）
咳喘顺丸 （122）
克咳胶囊（片） （119）
口腔溃疡散 （167）
口腔炎喷雾剂 （167）
口炎清颗粒 （167）
苦参软膏 （161）
苦碟子注射液 （136）
苦黄颗粒 （116）
苦黄注射液 （116）
快胃片 （140）
宽胸气雾剂 （136）
坤复康胶囊（片） （159）
坤宁口服液 （159）
坤泰胶囊 （162）

L

蓝芩口服液 （113）
乐脉丸（颗粒、胶囊、片） （134）
雷公藤口服制剂 （147）
理中片 （118）
理中丸 （117）
利胆排石胶囊（片） （155）

利胆排石散（颗粒）（152）
利胆片（116）
利肺片（119）
利肝隆颗粒（胶囊、片）（115）
利脑心胶囊（片）（134）
利舒康胶囊（128）
连柏烧伤膏（153）
连花清瘟颗粒（胶囊、片）（114）
连翘败毒丸（膏、片）（153）
莲必治注射液（113）
良附丸（118）
苓桂咳喘宁胶囊（122）
流感丸（172）
六合定中丸（111）
六君子丸（125）
六神胶囊（166）
六神软膏（153）
六神丸（166）
六味安消散（胶囊、片）（173）
六味地黄颗粒（胶囊、片）（127）
六味地黄丸（127）
六味能消丸（胶囊）（173）
六味香连胶囊（117）
六应丸（153）
龙胆泻肝丸（颗粒、胶囊、片）（116）
龙心素胶囊（137）
龙血竭散（胶囊、片）（168）
龙珠软膏（153）
癃闭舒胶囊（片）（150）
癃清胶囊（片）（149）
罗浮山风湿膏药（146）
螺旋藻胶囊（片）（158）
裸花紫珠颗粒（胶囊、片）（132）
裸花紫珠栓（132）

M

麻黄止嗽丸（胶囊）（108）
麻仁润肠丸（软胶囊）（111）
麻仁丸（胶囊）（111）
麻仁滋脾丸（111）
马应龙八宝眼膏（163）
马应龙麝香痔疮膏（154）
迈之灵片（马栗种子提取物片）（148）
麦味地黄丸（胶囊、片）（127）
脉管复康胶囊（片）（137）
脉君安片（143）
脉络宁颗粒（口服液）（135）
脉络宁注射液（135）
脉络舒通丸（颗粒）（148）
脉络通颗粒（胶囊、片）（132）
脉平片（136）
脉血康胶囊（片）（137）
慢肝养阴胶囊（片）（128）
梅花点舌丸（胶囊、片）（166）
礞石滚痰片（123）
礞石滚痰丸（123）
泌淋颗粒（胶囊）（149）
泌淋清胶囊（149）
蜜炼川贝枇杷膏（121）
明目地黄丸（164）
明目蒺藜丸（163）
明目上清片（163）
明目上清丸（163）
摩罗丹（140）
木丹颗粒（132）
木瓜丸（片）（146）
木香槟榔丸（141）
木香顺气丸（颗粒）（140）

N

脑安颗粒（胶囊、片、滴丸）（133）
脑得生丸（颗粒、胶囊、片）（134）
脑立清丸（胶囊、片）（144）
脑脉泰胶囊（133）
脑栓通胶囊（138）
脑心清胶囊（片）（136）
脑心通丸（胶囊、片）（133）
脑血康丸（颗粒、胶囊、片、滴丸、口服

液）（138）
内消瘰疬片 （156）
内消瘰疬丸 （156）
尿毒清颗粒 （148）
尿感宁颗粒 （149）
尿塞通胶囊（片） （150）
尿石通丸 （155）
宁泌泰胶囊 （149）
牛黄抱龙丸 （143）
牛黄降压丸（胶囊、片） （143）
牛黄解毒丸（胶囊、软胶囊、片） （112）
牛黄清感胶囊 （109）
牛黄清火丸 （112）
牛黄清胃丸 （112）
牛黄上清丸（胶囊、片） （112）
牛黄蛇胆川贝散（胶囊、片、滴丸、液）（119）
牛黄醒消丸 （154）
牛黄至宝丸 （112）
女金丸（胶囊、片） （162）
女珍颗粒 （162）
暖宫七味丸（散） （173）
诺迪康颗粒（胶囊、片） （173）
诺迪康口服液 （133）

P

排石颗粒 （155）
盘龙七片 （148）
培元通脑胶囊 （135）
盆炎净颗粒（胶囊、片） （161）
皮肤康洗液 （171）
枇杷叶膏 （121）
枇杷止咳颗粒（胶囊） （121）
平肝舒络丸 （139）
平消胶囊（片） （156）
平眩胶囊 （144）
蒲参胶囊 （152）
普济痔疮栓 （155）
普乐安胶囊（片） （150）

Q

七厘散（胶囊） （168）
七味红花殊胜丸（散） （173）
七叶神安片 （131）
七制香附丸 （159）
芪参胶囊 （133）
芪参益气滴丸 （133）
芪冬颐心口服液 （129）
芪胶升白胶囊 （128）
芪苈强心胶囊 （135）
芪蓉润肠口服液 （111）
芪蛭降糖胶囊（片） （129）
气滞胃痛颗粒（胶囊、片） （139）
杞菊地黄丸（胶囊、片） （127）
启脾丸（口服液） （125）
千金止带丸 （162）
前列安栓 （149）
前列安通胶囊（片） （149）
前列倍喜胶囊 （149）
前列癃闭通颗粒（胶囊、片） （150）
前列平胶囊 （149）
前列舒乐颗粒（胶囊、片） （150）
前列舒通胶囊 （149）
前列舒丸 （151）
前列泰丸（颗粒、胶囊、片） （149）
前列通胶囊（片） （149）
前列欣胶囊 （150）
茜芷胶囊（片） （160）
强肝丸（颗粒、胶囊、片） （129）
强骨胶囊 （171）
强力定眩胶囊（片） （143）
强力枇杷露（胶囊） （121）
强力天麻杜仲丸（胶囊） （144）
秦归活络口服液 （142）
青黛散 （166）
青龙蛇药片 （154）
青鹏软膏（青鹏膏剂） （173）
清肺消炎丸 （121）

清肺抑火丸（胶囊、片） （114）
清肝降压胶囊 （143）
清感九味丸 （173）
清喉咽颗粒 （166）
清开灵颗粒（胶囊、片） （112）
清开灵注射液 （123）
清咳平喘颗粒 （121）
清脑复神液 （130）
清脑降压颗粒（胶囊、片） （143）
清宁丸 （112）
清气化痰丸 （121）
清热八味丸（散、胶囊） （173）
清热解毒颗粒（胶囊、片） （113）
清热解毒口服液 （113）
清热解毒注射液 （113）
清热散结胶囊（片） （113）
清热通淋丸（胶囊、片） （149）
清瘟解毒丸（片） （113）
清心沉香八味丸（散） （173）
清宣止咳颗粒 （119）
清咽滴丸 （166）
清咽润喉丸 （166）
清音丸 （166）
祛风止痛丸（胶囊、片） （142）
祛痰灵口服液 （120）
祛痰止咳胶囊 （120）
祛痰止咳颗粒 （119）
全天麻胶囊（片） （143）

R

热毒宁注射液 （113）
热淋清颗粒（胶囊、片） （149）
人参归脾丸 （129）
人参健脾丸（片） （125）
人参养荣丸 （129）
人参再造丸 （145）
仁青芒觉（胶囊） （173）
肉蔻五味丸 （173）
如意金黄散 （154）
如意珍宝丸 （173）
乳核散结胶囊（片） （162）
乳康丸（颗粒、胶囊、片） （163）
乳块消丸（颗粒、胶囊、片） （163）
乳宁丸（颗粒） （163）
乳癖散结颗粒（胶囊、片） （163）
乳癖消颗粒（胶囊、片） （162）
乳增宁胶囊（片） （163）
润肺膏 （121）
润燥止痒胶囊 （171）

S

三拗片 （122）
三黄膏 （154）
三黄胶囊（片） （111）
三黄丸 （111）
三金胶囊（片） （148）
三金颗粒 （149）
三九胃泰胶囊 （140）
三九胃泰颗粒 （140）
三七胶囊（片） （131）
三七伤药颗粒（胶囊、片） （167）
三七血伤宁胶囊 （132）
三七皂苷口服制剂 （137）
三七皂苷注射制剂 （137）
散风活络丸 （145）
散结镇痛胶囊 （159）
桑菊感冒丸（颗粒、片） （109）
涩肠止泻散 （124）
山绿茶降压胶囊（片） （144）
伤科接骨片 （168）
伤科灵喷雾剂 （168）
上清丸（胶囊、片） （112）
少腹逐瘀丸（颗粒、胶囊） （160）
蛇胆陈皮口服液 （120）
蛇胆陈皮散（胶囊、片） （119）
蛇胆川贝枇杷膏 （120）
蛇胆川贝散（胶囊） （120）
蛇胆川贝液 （119）

麝香保心丸 （132）
麝香海马追风膏 （145）
麝香通心滴丸 （136）
麝香痔疮栓 （154）
麝香追风膏 （147）
麝珠明目滴眼液 （164）
参丹散结胶囊 （157）
参附注射液 （118）
参桂胶囊 （135）
参莲胶囊 （156）
参苓白术胶囊（片） （124）
参苓白术丸（散、颗粒） （124）
参麦注射液 （130）
参芪扶正注射液 （158）
参芪肝康胶囊（片） （116）
参芪降糖颗粒（胶囊、片） （129）
参芪十一味颗粒、十一味参芪胶囊（片）
（124）
参芪五味子颗粒（胶囊、片） （131）
参芍胶囊（片） （132）
参蛇花痔疮膏 （154）
参松养心胶囊 （132）
参苏丸（胶囊、片） （110）
神农镇痛膏 （168）
沈阳红药（胶囊、片） （168）
肾安胶囊 （149）
肾复康胶囊（片） （149）
肾康宁颗粒（胶囊、片） （151）
肾康注射液 （148）
肾石通丸（颗粒、片） （156）
肾舒颗粒 （150）
肾衰宁颗粒（胶囊、片） （133）
肾炎康复片 （151）
肾炎舒颗粒（胶囊、片） （148）
肾炎四味胶囊（片） （147）
肾炎四味丸（颗粒） （148）
肾炎消肿片 （148）
升血小板胶囊 （126）
生化丸 （160）
生肌玉红膏 （154）
生脉饮（颗粒、胶囊） （130）
生脉饮（片）（党参方） （129）
生脉注射液 （130）
生血宝合剂（颗粒） （158）
生血宁片 （126）
湿毒清胶囊（片） （171）
湿热痹颗粒（胶囊、片） （147）
湿润烧伤膏 （154）
十滴水 （111）
十灰丸（散） （132）
十味蒂达胶囊 （173）
十味龙胆花颗粒（胶囊） （173）
十味玉泉胶囊 （129）
十香返生丸 （123）
石斛明目丸 （164）
石斛夜光颗粒 （164）
石斛夜光丸 （164）
石榴健胃丸（散、胶囊、片） （173）
石龙清血颗粒 （144）
舒胆胶囊（片） （116）
舒尔经颗粒（胶囊、片） （160）
舒肝健胃丸 （140）
舒肝解郁胶囊 （139）
舒肝丸（散、颗粒、片） （139）
舒肝止痛丸 （140）
舒筋活血丸（胶囊、片） （169）
舒眠胶囊（片） （131）
舒心口服液 （133）
疏风定痛丸 （147）
疏风活络丸（片） （142）
疏风解毒胶囊 （109）
疏血通注射液 （137）
薯蓣皂苷口服制剂 （134）
双丹颗粒（胶囊、片） （135）
双虎清肝颗粒 （115）
双黄连滴眼剂 （164）
双黄连合剂（颗粒、胶囊、片） （108）
双黄连口服液 （109）

双黄连注射液［含注射用冻干粉针］（109）
双料喉风散（166）
双苓止泻口服液（117）
四君子丸（颗粒）（125）
四妙丸（147）
四磨汤口服液（142）
四逆散（139）
四逆汤（118）
四神丸（片）（128）
四物膏（颗粒、胶囊、片）（126）
松龄血脉康胶囊（143）
苏合香丸（123）
苏黄止咳胶囊（120）
苏子降气丸（122）
速效救心丸（133）
速效牛黄丸（123）
速效心痛滴丸（136）
速效牙痛宁酊（167）
缩泉丸（胶囊）（124）

T

泰脂安胶囊（152）
痰咳净散（片）（120）
痰热清注射液（115）
糖脉康颗粒（胶囊、片）（129）
烫疮油（154）
烫伤油（154）
藤黄健骨丸（胶囊、片）（171）
天丹通络胶囊（片）（137）
天和追风膏（145）
天黄猴枣散（144）
天菊脑安胶囊（143）
天麻钩藤颗粒（143）
天麻素注射液（144）
天麻丸（胶囊、片）（145）
天麻壮骨丸（151）
天麦消渴片（129）
天芪降糖胶囊（129）
天舒胶囊（片）（144）
天王补心丸（片）（130）
天智颗粒（144）
田七痛经胶囊（160）
甜梦胶囊（口服液）（131）
通痹胶囊（片）（151）
通便灵胶囊（112）
通便宁片（112）
通络骨质宁膏（147）
通络开痹片（145）
通络祛痛膏（148）
通脉养心丸（126）
通窍鼻炎颗粒（胶囊、片）（165）
通窍耳聋丸（165）
通塞脉颗粒（胶囊、片）（135）
通天口服液（142）
通心络胶囊（片）（132）
通宣理肺口服液（119）
通宣理肺丸（颗粒、胶囊、片）（119）
通滞苏润江胶囊（片）（173）
痛风定胶囊（片）（147）
痛经宝颗粒（160）
痛舒胶囊（片）（169）
痛血康胶囊（169）
头风痛丸（胶囊）（143）
头痛宁胶囊（145）
脱牙敏糊剂（167）

W

外用溃疡散（173）
外用紫金锭（154）
万氏牛黄清心丸（片）（123）
万通筋骨片（146）
万应胶囊（114）
尪痹颗粒（胶囊、片）（150）
王氏保赤丸（142）
威麦宁胶囊（157）
维血宁颗粒（126）
维C银翘颗粒（胶囊、片）（109）

胃肠安丸 (140)
胃复春胶囊（片） (125)
胃康胶囊 (141)
胃康灵丸（颗粒、胶囊、片） (141)
胃力康颗粒 (141)
胃苏颗粒 (140)
胃疼宁片 (141)
胃痛宁片 (141)
温胃舒颗粒（胶囊、片） (118)
稳心颗粒（胶囊、片） (130)
翁沥通颗粒（胶囊、片） (150)
乌鸡白凤颗粒（口服液） (162)
乌鸡白凤丸（胶囊、片） (162)
乌灵胶囊 (131)
乌梅丸 (118)
乌蛇止痒丸 (171)
五福化毒丸（片） (154)
五海瘿瘤丸 (156)
五黄膏 (154)
五加生化胶囊 (159)
五粒回春丸 (109)
五苓散（胶囊、片） (148)
五味麝香丸 (173)
五酯丸（颗粒、胶囊、片） (115)
武力拔寒散 (146)

X

西黄丸（胶囊） (156)
西帕依固龈液 (173)
矽肺宁片 (121)
锡类散 (153)
豨红通络口服液 (137)
豨莶通栓丸（胶囊） (137)
喜炎平注射液 (114)
夏枯草膏（颗粒、胶囊、片、口服液） (114)
夏天无眼药水 (164)
仙灵骨葆胶囊 (170)
仙灵骨葆颗粒（片） (171)
痫愈胶囊 (124)
香丹注射液 (133)
香菊胶囊（片） (165)
香连化滞丸（片） (117)
香连丸（胶囊、片） (117)
香砂理中丸 (118)
香砂六君片 (125)
香砂六君丸 (125)
香砂平胃丸（散、颗粒） (118)
香砂养胃丸（颗粒、胶囊、片） (118)
香砂枳术丸 (141)
逍遥胶囊（片） (139)
逍遥丸（颗粒） (139)
消癌平丸（胶囊、片） (157)
消癌平注射液 (157)
消风止痒颗粒 (171)
消积洁白丸 (142)
消咳喘颗粒（胶囊、片） (119)
消咳喘糖浆 (120)
消渴康颗粒 (128)
消渴丸 (129)
消朦眼膏 (164)
消乳散结胶囊 (163)
消栓颗粒（肠溶胶囊） (133)
消栓通络颗粒（胶囊、片） (137)
消栓再造丸 (138)
消痛贴膏 (174)
消眩止晕片 (143)
消炎利胆颗粒（胶囊、片） (152)
消炎止痛膏 (155)
消银颗粒（胶囊、片） (171)
消瘀康胶囊（片） (138)
消痔灵注射液 (154)
消痔软膏（栓） (155)
消痔丸 (155)
消肿止痛酊 (168)
小败毒膏 (154)
小柴胡丸（颗粒、胶囊、片） (110)
小儿宝泰康颗粒 (109)

小儿柴桂退热颗粒（口服液） (110)
小儿肠胃康颗粒 (116)
小儿豉翘清热颗粒 (110)
小儿导赤片 (112)
小儿肺咳颗粒 (122)
小儿腹泻贴 (118)
小儿感冒片 (108)
小儿化毒散（胶囊） (114)
小儿化食丸（口服液） (142)
小儿金丹片 (121)
小儿咳喘灵颗粒 (121)
小儿七星茶口服液 (142)
小儿清热利肺口服液 (115)
小儿清热止咳口服液 (121)
小儿热速清颗粒（口服液） (109)
小儿生血糖浆 (126)
小儿双清颗粒 (110)
小儿香橘丸 (141)
小儿消积止咳口服液 (120)
小儿消食颗粒（片） (142)
小儿泻速停颗粒 (116)
小儿咽扁颗粒 (114)
小儿至宝丸 (108)
小活络丸（片） (145)
小建中颗粒（胶囊、片） (118)
小金丸（胶囊、片） (156)
小青龙颗粒（胶囊） (119)
泻停胶囊 (117)
心安胶囊 (136)
心宝丸 (136)
心达康胶囊（片） (138)
心可宁胶囊 (136)
心可舒丸（颗粒、胶囊、片） (134)
心脉通胶囊（片） (136)
心脑康胶囊（片） (138)
心脑宁胶囊 (134)
心脑舒通胶囊（片） (138)
心脑欣丸（胶囊、片） (128)
心通颗粒（口服液） (129)
心血宁胶囊（片） (136)
心元胶囊 (136)
心悦胶囊 (133)
辛芩颗粒 (165)
辛芩片 (165)
辛夷鼻炎丸 (165)
新癀片 (114)
新清宁胶囊（片） (114)
新生化颗粒（片） (160)
新雪丸（颗粒、胶囊、片） (114)
醒脑静注射液 (123)
醒脑再造丸（胶囊） (138)
醒脾养儿颗粒 (125)
杏苏止咳糖浆（颗粒、口服液） (119)
芎菊上清丸（颗粒、片） (109)
熊胆眼药水 (163)
虚寒胃痛颗粒（胶囊） (118)
虚汗停胶囊 (130)
宣肺止嗽合剂 (120)
玄麦甘桔颗粒（胶囊） (167)
癣湿药水 (172)
眩晕宁颗粒（片） (128)
雪山金罗汉止痛涂膜剂 (174)
血府逐瘀颗粒（口服液） (134)
血府逐瘀丸（胶囊、片） (134)
血尿安胶囊（片） (150)
血栓心脉宁胶囊（片） (132)
血脂康胶囊 (151)
血滞通胶囊 (152)

Y

鸦胆子油乳注射液 (157)
鸦胆子油软胶囊（口服乳液） (157)
咽立爽口含滴丸 (167)
岩鹿乳康胶囊（片） (163)
炎消迪娜儿糖浆 (174)
阳和解凝膏 (156)
养胃颗粒（片） (126)
养胃舒颗粒（胶囊） (126)

养心达瓦依米西克蜜膏　(174)
养心定悸颗粒（胶囊）　(129)
养心生脉颗粒　(130)
养心氏片　(133)
养血安神丸（糖浆、颗粒、片）　(131)
养血清脑丸（颗粒）　(145)
养血荣筋丸　(145)
养血饮口服液　(126)
养阴清肺膏（糖浆、颗粒、口服液）　(121)
养阴清肺丸　(121)
养阴生血合剂　(126)
养正消积胶囊　(158)
腰痹通胶囊　(169)
腰痛宁胶囊　(169)
野菊花栓　(150)
一捻金［指：散剂］（胶囊）　(142)
一清颗粒（胶囊、片）　(112)
乙肝健胶囊（片）　(115)
乙肝宁颗粒（片）　(116)
乙肝清热解毒颗粒（胶囊、片）　(115)
乙肝养阴活血颗粒　(128)
乙肝益气解郁颗粒　(139)
益胆胶囊（片）　(153)
益肝灵胶囊（片）　(115)
益母草（含鲜益母草）膏（颗粒、胶囊、片）　(159)
益脑胶囊（片）　(130)
益气复脉颗粒（胶囊）　(130)
益气维血颗粒（胶囊、片）　(126)
益肾蠲痹丸　(151)
益心巴迪然吉布亚颗粒　(174)
益心宁神片　(130)
益心舒丸（颗粒、胶囊、片）　(133)
益心丸（颗粒、胶囊）　(133)
益血生胶囊　(158)
阴虚胃痛颗粒（胶囊、片）　(128)
茵陈五苓丸　(117)
茵莲清肝颗粒　(115)
茵芪肝复颗粒　(117)
茵栀黄胶囊（片）　(117)
茵栀黄颗粒（口服液）　(116)
茵栀黄注射液　(116)
银丹心脑通软胶囊　(134)
银丹心泰滴丸　(135)
银花泌炎灵片　(150)
银黄颗粒（胶囊、片）　(114)
银黄丸（口服液）　(115)
银黄注射液　(115)
银蒲解毒片　(114)
银翘解毒合剂（软胶囊、液）　(109)
银翘解毒丸（颗粒、胶囊、片）　(109)
银杏叶口服制剂　(136)
银杏叶注射制剂　(137)
银盏心脉滴丸　(138)
右归丸（胶囊）　(128)
瘀血痹颗粒（胶囊、片）　(148)
鱼鳞病片　(172)
鱼腥草滴眼液　(164)
鱼腥草注射液　(115)
玉屏风胶囊　(110)
玉屏风颗粒　(110)
玉泉丸（颗粒、胶囊、片）　(129)
玉枢散　(110)
玉叶解毒颗粒　(114)
愈风宁心丸（颗粒、胶囊、片、滴丸）　(137)
愈伤灵胶囊　(168)
愈心痛胶囊　(133)
元胡止痛颗粒（胶囊、片、滴丸）　(140)
元胡止痛口服液　(141)
越鞠保和丸　(142)
越鞠丸　(139)
云南白药膏（酊、气雾剂）　(168)
云南白药（胶囊、片）　(168)
孕康颗粒　(162)

Z

再造生血胶囊（片）　(126)

再造丸　(145)
枣仁安神颗粒（胶囊）　(130)
泽桂癃爽胶囊（片）　(150)
扎冲十三味丸　(174)
粘膜溃疡散　(114)
展筋活血散　(170)
湛江蛇药　(154)
障眼明胶囊（片）　(164)
贞芪扶正颗粒（胶囊、片）　(158)
珍宝丸　(174)
珍黄安宫片　(123)
珍菊降压片　(143)
珍珠明目滴眼液　(164)
振源胶囊（片）　(130)
镇咳宁糖浆（颗粒、胶囊、口服液）　(119)
镇脑宁胶囊　(143)
正柴胡饮颗粒　(108)
正骨水　(170)
正红花油　(170)
正清风痛宁胶囊（片）　(147)
正清风痛宁注射液　(147)
正天丸（胶囊）　(144)
正心泰颗粒（胶囊、片）　(136)
知柏地黄颗粒（胶囊、片）　(127)
知柏地黄丸　(127)
脂康颗粒　(152)
止喘灵口服液　(123)
止喘灵注射液　(123)
止咳橘红丸（颗粒、胶囊）　(121)
止咳丸（片）　(120)
止嗽化痰颗粒（胶囊、丸）　(121)
止痛化癥颗粒（胶囊、片）　(163)
枳实导滞丸　(142)
枳术宽中胶囊　(141)
枳术丸（颗粒）　(141)
治咳川贝枇杷露（滴丸）　(120)
治糜灵栓　(161)
治伤软膏　(170)
致康胶囊　(132)
痔疮胶囊（片）　(155)
痔疮栓　(155)
痔康胶囊（片）　(155)
痔血丸　(154)
智托洁白丸　(174)
中风回春丸（颗粒、胶囊、片）　(145)
中满分消丸　(141)
肿节风颗粒（胶囊、片）　(114)
肿节风注射液　(114)
肿痛安胶囊　(145)
肿痛气雾剂　(168)
重感灵胶囊（片）　(109)
朱砂安神丸（片）　(131)
珠黄散　(167)
珠珀猴枣散　(121)
猪苓多糖注射液　(158)
逐瘀通脉胶囊　(138)
注射用丹参多酚酸盐　(137)
壮骨关节胶囊　(143)
壮骨关节丸　(171)
壮骨麝香止痛膏　(170)
壮骨伸筋胶囊　(151)
壮腰健肾丸（片）　(151)
追风透骨丸（胶囊、片）　(146)
滋肾育胎丸　(162)
滋心阴颗粒（胶囊、口服液）　(127)
紫地宁血散　(132)
紫金锭（散）　(111)
紫龙金片　(157)
紫雪（颗粒、胶囊）　(123)
祖卡木颗粒　(174)
祖师麻膏药　(146)
祖师麻片　(146)
祖师麻注射液　(146)
左归丸　(127)
左金丸（胶囊、片）　(141)
坐珠达西　(174)